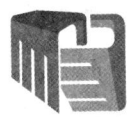

"十二五"职业教育国家规划教材

经全国职业教育教材审定委员会审定

北京大学医学远程教育系列教材

Introduction to Common Diseases

临床常见疾病概述

(第2版)

主　编　姚景鹏　宫恩聪
副主编　刘　虹
编　委（按姓名汉语拼音排序）
　　　　陈卫红　杜军保　范孜轶　高淑能　宫恩聪　景红梅
　　　　李　坚　李　军　李湘萍　刘　虹　刘　彦　毛节明
　　　　王筱宏　王宜芝　吴光煜　肖菊青　姚景鹏　曾　辉
　　　　赵友文

北京大学医学出版社

LINCHUANG CHANGJIAN JIBING GAISHU

图书在版编目（CIP）数据

临床常见疾病概述/姚景鹏，宫恩聪主编. —2 版. —北京：北京大学医学出版社，2014.7
北京大学医学远程教育系列教材
ISBN 978-7-5659-0830-9

Ⅰ.①临… Ⅱ.①姚…②宫… Ⅲ.①常见病 - 诊疗 - 远程教育 - 教材 Ⅳ.① R4

中国版本图书馆 CIP 数据核字（2014）第 064700 号

临床常见疾病概述（第 2 版）

主　　编：	姚景鹏　宫恩聪
出版发行：	北京大学医学出版社
地　　址：	（100191）北京市海淀区学院路 38 号　北京大学医学部院内
电　　话：	发行部 010-82802230；图书邮购 010-82802495
网　　址：	http://www.pumpress.com.cn
E-mail：	booksale@bjmu.edu.cn
印　　刷：	北京佳信达欣艺术印刷有限公司
经　　销：	新华书店
责任编辑：	靳新强　　责任校对：金彤文　　责任印制：张京生
开　　本：	787mm×1092mm　1/16　印张：19.25　字数：340 千字
版　　次：	2014 年 7 月第 2 版　2014 年 7 月第 1 次印刷
书　　号：	ISBN 978-7-5659-0830-9
定　　价：	36.00 元

版权所有，违者必究

（凡属质量问题请与本社发行部联系退换）

再版前言

《临床常见疾病概述》是北京大学医学网络教育学院网络课程的配套教材。也是继《医学概述——走近医学》之后，将远程教育规律与医学专业知识相结合的再一次探索。

针对在职学习者的特点，在遵循科学性和严谨性的基础上，本书在学习内容的选择上突出了实用性、系统性和综合性，围绕疾病的基本概念和诊治原则为学习者精心选择了以下内容：

第一部分：疾病总论

介绍了疾病的定义，发生的原因，发生发展的规律，常见的病理类型及疾病的诊断和治疗方法。

第二部分：疾病各论

介绍了成人的人体各系统常见疾病的定义、病因及发病机制、主要的临床表现、诊断标准和治疗原则，近年来影像学发展快，故在CT、磁共振、超声检查等作了些修改，常见病中对冠心病临床分型及慢性心力衰竭发病机制等增加了新的内容。并简要介绍了儿科疾病及传染病的临床诊治预防特点。

在教学设计方面，本书坚持"以学习者为中心"，方便读者自学，设计了内容导航、学习目标、学有所思、相关链接、疾病选读和自测练习题等栏目，体现了助学和导学。

由于本书内容的跨学科性，在教材酝酿之初即得到了多方面专家的支持，前后共有18位作者参加了编写，还有数位专家参与了审校。在此感谢北京大学第一医院的马明信教授对本书的指导，感谢北京大学第三医院的魏媛副主任医师和肖春雷副主任医师对生殖系统疾病的审阅。在本书完成的过程中，北医网络学院的刘彦老师在文字校对和教学设计方面做了大量工作；花泽和董芳老师在图片描绘和版面设计方面耐心推敲，精益求精；张翼和范孜轶老师在教材出版和组织协调作者方面做了很多重要而琐碎的工作。在此，对课程小组全体人员为本书所付出的心血表示深深的感谢。

由于编者的水平有限和缩写时间仓促，欠缺和不当之处，敬请医学和远程教育专家批评指正。

编　者

目　录

第1章　疾病的定义及发生原因 …… 1
1.1 疾病的定义 …………………… 2
1.2 疾病发生的原因 ……………… 2
1.3 疾病发生发展的一般规律 …… 5
1.4 疾病的经过与转归 …………… 7

第2章　疾病的病理学知识 ……… 9
2.1 炎症 …………………………… 10
2.1.1 炎症的定义 ……………… 10
2.1.2 炎症的原因 ……………… 10
2.1.3 炎症的基本病理变化 …… 11
2.1.4 炎症的局部表现和全身反应 … 12
2.1.5 炎症的结局 ……………… 12
2.1.6 炎症的临床分型 ………… 13
2.2 肿瘤 …………………………… 14
2.2.1 肿瘤的定义、分类和发病情况 …………………… 14
2.2.2 肿瘤对机体的影响 ……… 14
2.2.3 癌前疾病、癌前病变和原位癌 ………………… 15
2.2.4 肿瘤的命名和分类 ……… 16
2.2.5 肿瘤的病理诊断 ………… 16
2.3 遗传病 ………………………… 17
2.3.1 遗传病的概念和分类 …… 17
2.3.2 遗传病的临床特点及诊断治疗 … 18
2.4 先天畸形 ……………………… 19
2.4.1 先天畸形的概念 ………… 19
2.4.2 先天畸形的成因 ………… 19
2.4.3 先天畸形的诊断和治疗 … 20

第3章　疾病诊断和治疗 ………… 22
3.1 疾病的诊断 …………………… 23
3.2 问诊 …………………………… 23
3.2.1 问诊的定义 ……………… 23
3.2.2 问诊的内容 ……………… 24
3.3 体格检查 ……………………… 25
3.3.1 望（视）诊 ……………… 25
3.3.2 触诊 ……………………… 26
3.3.3 叩诊 ……………………… 26
3.3.4 听诊 ……………………… 26
3.4 实验室检查 …………………… 26
3.4.1 血液学检验 ……………… 27
3.4.2 生物化学检查 …………… 27
3.4.3 免疫学检查 ……………… 28
3.4.4 体液和排泄物检验 ……… 28
3.4.5 微生物学检查 …………… 29
3.4.6 基因诊断 ………………… 29
3.5 影像学检查 …………………… 29
3.5.1 X线检查 ………………… 29
3.5.2 CT ………………………… 30
3.5.3 磁共振成像 ……………… 30
3.5.4 介入放射学 ……………… 30
3.5.5 超声检查 ………………… 31
3.5.6 核医学检查 ……………… 31
3.6 其他检查 ……………………… 32
3.6.1 心电图 …………………… 32
3.6.2 脑电图 …………………… 32
3.6.3 内镜检查 ………………… 32
3.7 治疗方法 ……………………… 33

第4章　临床常见疾病 …………… 36
4.1 呼吸系统疾病 ………………… 37
4.1.1 常见症状 ………………… 38
4.1.2 肺炎 ……………………… 39

4.1.3 慢性阻塞性肺疾病 ………… 45
　　4.1.4 支气管哮喘 ………………… 49
　　4.1.5 慢性肺源性心脏病 ………… 54
　　4.1.6 肺结核 ……………………… 58
　　4.1.7 呼吸衰竭 …………………… 64
4.2 循环系统疾病 …………………… 69
　　4.2.1 常见症状 …………………… 70
　　4.2.2 心力衰竭 …………………… 71
　　4.2.3 休克 ………………………… 79
　　4.2.4 心律失常 …………………… 83
　　4.2.5 心搏骤停 …………………… 89
　　4.2.6 冠状动脉粥样硬化性心脏病 … 94
　　4.2.7 高血压病 …………………… 102
4.3 消化系统疾病 …………………… 108
　　4.3.1 常见症状 …………………… 109
　　4.3.2 慢性胃炎 …………………… 110
　　4.3.3 上消化道出血 ……………… 113
　　4.3.4 急性胰腺炎 ………………… 130
　　4.3.5 炎症性肠病 ………………… 133
　　疾病选读 …………………………… 142
4.4 泌尿生殖系统疾病 ……………… 146
　　4.4.1 常见症状 …………………… 147
　　4.4.2 肾小球疾病 ………………… 149
　　4.4.3 肾盂肾炎 …………………… 160
　　4.4.4 肾衰竭 ……………………… 163
　　疾病选读 …………………………… 168
4.5 血液系统疾病 …………………… 183
　　4.5.1 贫血 ………………………… 184
　　4.5.2 白血病 ……………………… 197
　　4.5.3 特发性血小板减少性紫癜 … 208
　　4.5.4 血栓性疾病 ………………… 211
4.6 内分泌代谢性疾病 ……………… 215
　　4.6.1 甲状腺功能亢进症 ………… 216
　　4.6.2 糖尿病 ……………………… 221

　　4.6.3 高脂血症 …………………… 228
　　疾病选读 …………………………… 234
4.7 风湿性疾病 ……………………… 240
　　4.7.1 系统性红斑狼疮 …………… 241
　　4.7.2 类风湿关节炎 ……………… 244
　　疾病选读 …………………………… 248
4.8 神经精神疾病 …………………… 251
　　4.8.1 脑血管疾病 ………………… 252
　　4.8.2 抑郁症 ……………………… 264
　　疾病选读 …………………………… 270

第 5 章　儿科疾病与用药特点 … 274
5.1 基础医学特点 …………………… 275
　　5.1.1 解剖学特点 ………………… 275
　　5.1.2 生理生化特点 ……………… 275
　　5.1.3 免疫学特点 ………………… 276
　　5.1.4 病理学特点 ………………… 276
5.2 临床医学特点 …………………… 276
　　5.2.1 疾病种类 …………………… 276
　　5.2.2 临床表现 …………………… 277
　　5.2.3 年龄与诊断的关系 ………… 277
　　5.2.4 治疗的特点 ………………… 278
　　5.2.5 预后 ………………………… 278
　　5.2.6 儿科疾病的预防 …………… 278
　　5.2.7 成人疾病与儿科的关系 …… 278
5.3 儿科用药特点 …………………… 279
　　5.3.1 药物选择原则 ……………… 279
　　5.3.2 给药方法 …………………… 281
　　5.3.3 药量计算 …………………… 282

第 6 章　传染性疾病 ……………… 285
6.1 传染病总论 ……………………… 286
　　6.1.1 传染病定义 ………………… 286
　　6.1.2 传染病的流行过

程及影响因素…………… 286
6.1.3 传染病的特征 …………… 287
6.1.4 传染病的诊断 …………… 289
6.1.5 传染病的治疗原则 ………… 290
6.1.6 传染病的预防 …………… 291
6.2 病毒性肝炎 …………………… 292
6.3 艾滋病 ………………………… 295
6.4 狂犬病 ………………………… 296

第 1 章
疾病的定义及发生原因

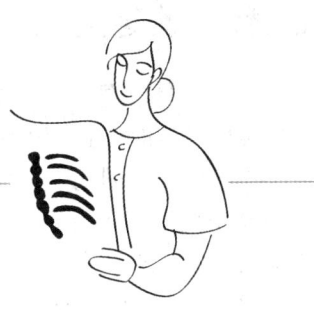

内容导航
1.1 疾病的定义
1.2 疾病发生的原因
1.3 疾病发生发展的一般规律
1.4 疾病的经过与转归

学习目标
通过对本章节的学习,希望你能达到以下要求:
1. 简要叙述疾病的定义。
2. 简要列举引起疾病的生物性因素。
3. 简要列举三个与免疫因素相关的疾病名称。
4. 简要叙述什么是药物诱发性疾病。
5. 理解损伤与抗损伤,因果转化在疾病发生发展中所起的作用。
6. 简要叙述疾病发生发展的分期。

■ 疾病的定义及发生原因

1.1 疾病的定义

疾病是机体在外界和体内某些致病因素作用下，发生的生命活动障碍。当疾病发生时，致病因素与机体相互作用，体内发生着损伤与抗损伤的过程，出现一系列功能、代谢和形态的改变。这些过程的失衡和体内一系列的改变往往是患者自己不能察觉的，患者能感觉到的是各种不舒服，也就是我们常说的症状。

以我们都患过的感冒为例，患者能感到的是发热、乏力、流涕等症状；医生通过体格检查可以发现咽部充血、扁桃体肿大等体征；而根本的原因是病原侵入上皮细胞内进行增殖，破坏细胞，产生细胞因子，对机体造成损伤；而机体也会调动免疫系统进行抵抗，如通过升高体温增加抗感染能力等。

> 疾病是机体在外界和体内某些致病因素作用下，发生的生命活动障碍。

1.2 疾病发生的原因

我们将能引起或促进疾病发生的原因称为病因。病因分为外界因素（外因）和机体内部因素（内因）两方面。病因之间可以相互作用，共同决定疾病的产生、演变和转归。

疾病发生的外界因素包括生物性因素、物理性因素、化学性因素、营养性因素和社会因素；内因包括神经内分泌、免疫、遗传和精神心理因素。

1. 生物性因素 包括微生物（细菌、病毒、立克体、支原体、螺旋体、真菌）和寄生虫（原虫、蠕虫和一些昆虫）两大类。

微生物在自然界广泛存在，江河湖海，空气土壤，人的体表和呼吸道、消化道、泌尿生殖道等与外界相通的腔道中，也有微生物存在。自然界中大多数的微生物对人类的生存有益，像我们熟悉的酵母菌、酸奶制品中的乳酸菌、双歧杆菌均是人体的健康之友。此外，在抗生素、维生素、辅酶等物质的工业生产中也离不开微生物的协助。

正常情况下，人体内存在着许多对健康至关重要的正常菌群，帮助人体执行生理、营养、免疫等功能，拮抗病原微生物。例如，寄生在人类肠道中的大肠埃希菌，在分解食物残渣的同时还能合成多种有益于人体的维生素和氨基酸；它们的存在还会制约一些致病细菌的繁衍生存，保护肠道不被致病菌侵害。

自然界中也存在一部分可以导致疾病的病原微生物，由它们引发的疾病称为感染性疾病。

生物性因素的致病性取决于病原生物的数量、侵袭力、毒力以及机体状态与免疫力等因素。病原生物可以侵入机体，生长繁殖，损害细胞及组

> 病因：能引起或促进疾病发生的原因。

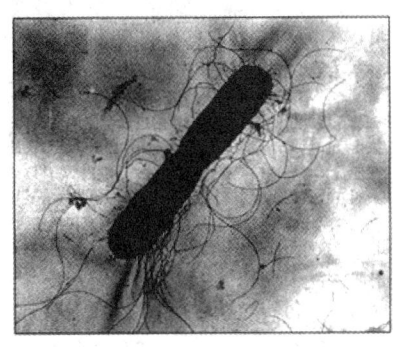

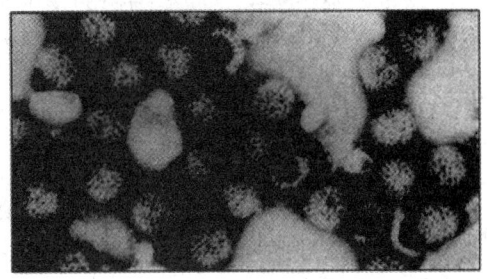

B 轮状病毒 ×150000

A 破伤风梭状芽胞杆菌的周身鞭毛

（透射电镜 ×16000）

图 1-2-1　细菌和病毒的电镜图

织的结构与功能，产生有害的代谢产物，导致机体功能的障碍。

感染性疾病多具有规律的潜伏期，明确的感染途径，一定的作用部位、病理变化及临床表现。

2．物理性因素　包括机械力、温度、电流、光线、声波、电离辐射、气压改变等。例如：机械力可以引起创伤、震荡、骨折；高温、高辐射可以导致中暑或灼伤；夏日海滩暴晒易导致日光性皮炎；常年暴露在青藏高原强烈紫外线下的牧民可以发生失明；气压改变过快时可以引起减压病（血液中氮气过多）或高山病（血液中氧分压过低）；噪声强度超过 65～80dB（A）时将引起听觉伤害。

3．化学性因素　强酸、强碱、重金属元素、有害气体及蛇毒、蕈毒等生物毒素构成了化学性病因。

化学性因素引起机体的伤害可以分为急性中毒、慢性危害和长远作用几类。部分化学物可以诱发基因突变及染色体畸变，具有致畸、致突变和致癌作用。科学家们估计 80%~90% 的癌症与环境因素有关，其中又以化学因素为主。

4．营养性因素　营养素是指食物中能被人体消化、吸收和利用的有机物质和无机物质，包括糖、蛋白质、脂肪、维生素、无机盐、水和膳食纤维等七大类。营养物质摄入不足或过剩都可以引起疾病。如维生素 D 缺乏可以引起佝偻病，蛋白质与能量缺乏可以导致营养不良，长期缺碘可以导致地方性甲状腺肿；铁、锌、硒等微量元素的缺乏会引起贫血和营养不良。肥胖症、高脂血症等代谢性疾病常与不良饮食习惯引起的营养过剩有关。

5．神经内分泌因素　当垂体-肾上腺皮质功能过低时，机体防御能力降低，易发生炎症。而溃疡病的发生与迷走神经长期过度兴奋有一定关联。雌激素水平绝对或相对过高可能是女性乳腺增生、乳腺癌、子宫内膜癌、卵巢癌发生的原因之一。

6. 免疫因素　免疫系统发挥着重要的防御作用，它能够抵抗致病因子的侵袭，并通过自身稳定和监视作用，消除衰老、损伤或突变的细胞。当免疫功能低下时，容易发生各种感染和肿瘤；当免疫系统对某些抗原刺激发生过度强烈的反应时，又会产生变态反应或过敏反应。儿童的免疫功能发育不成熟，因此感染性疾病是儿童常见的疾病类型。

自身免疫性疾病和免疫缺陷病是两类常见的免疫系统疾病。

自身免疫性疾病是机体对自身成分发生免疫应答而导致的疾病状态。在疾病情况下，免疫系统可以针对自身细胞膜、细胞核、细胞的表面受体及细胞外成分发生免疫应答，造成疾病。如系统性红斑狼疮、类风湿关节炎。

免疫缺陷病是由于机体免疫功能不足或缺陷所引起的疾病，有先天性和后天性之分。其中对人类威胁最大的是获得性免疫缺陷综合征（acquired immunodeficiency syndrome, AIDS）——艾滋病。

7. 遗传因素　上代双亲的生殖细胞发生基因突变或染色体畸变造成遗传物质的缺陷，可以直接引起子代遗传病，如唐氏综合征（先天愚型）、血友病等。另外，遗传物质的缺陷可以使子代具有发生某些疾病的倾向，称为遗传易感性。这种遗传易感性在精神分裂症、糖尿病等疾病的发生中起到重要作用。

8. 精神心理因素　在社会-心理-生物的新型医学模式下，精神心理因素在疾病发生中所起的作用日益受到人们的重视。精神因素不仅与抑郁症、精神分裂症等精神科疾病的发生相关，而且在高血压、肿瘤、溃疡病的发生和发展中也起到重要的作用。

人生活在社会中，各种不良刺激（如考试的压力、失业、家庭矛盾）都可以造成情绪压抑和紧张，通过神经、内分泌系统而引起异常生理或病理反应，促进疾病的发生。另外人的性格与健康和疾病之间存在一定关系。例如不少研究表明富有闯劲、雄心勃勃、竞争性强、比较急躁的A型性格的人心理素质较脆弱，易患心血管病，如冠心病。

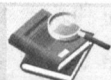 **相关链接——医源性疾病和药源性疾病**

医源性疾病是指由于医疗卫生服务不当引起的疾病，包括医院获得性感染、药源性疾病、医源性营养不良、医务人员职业病等。造成

医源性疾病的因素可以来自患者在医院就诊的各个环节。如有创伤的检查、误诊误治等。其中，由药物引起的疾病备受关注，称为药物诱发的疾病（drug induced diseases，DIDs）。

药物既可以治病也可以"致病"。当人们利用药物预防、诊断或治疗疾病时，药物本身或者药物相互之间的作用有时会引起不良反应，它包括药物的副作用、毒性反应、后遗反应、停药反应、变态反应、特异反应等。这些与治疗目的无关的不良反应，可使机体的某一（几）个器官或某一（几）种组织产生功能性或器质性损害，引起疾病。

目前全球各类药品已达数万种之多，且用量不断扩大，药源性疾病的发生比原来明显增多，日益受到重视。除了药物本身的原因以外，病人本身的特异体质、年龄、性别、饮食习惯也与疾病的发生密切相关。常见的引起药源性疾病的药物有抗生素类药物、解热镇痛药、肾上腺皮质激素类、心血管系统用药及抗癌药等。

 **学有所思**

以下是在文中出现的一些疾病，请找出它们各自密切相关的病因。

高山病	药物因素
蛔虫病	营养因素
唐氏综合征	物理因素
药物性肝炎	遗传因素
维生素 D 缺乏性佝偻病	生物因素

1.3　疾病发生发展的一般规律

各种不同的疾病在发生发展过程中遵循着一些普遍的共同的基本规律。

1. 损伤与抗损伤

损伤与抗损伤的斗争贯穿于疾病的始终，它们之间的联系和相互抗衡，是推动疾病发展和引起各种临床表现的基本动力。

以化脓性脑膜炎为例，细菌从上呼吸道经血液到达脑脊膜，直接和间接地引起组织的破坏属于损伤性变化；受损部位的血管充血，血液成分渗出，对损伤因子进行稀释、杀伤和包围，这属于抗损伤；然而，当脑膜血管严重充血，蛛网膜下腔渗出物堆积，影响脑脊液吸收时，将发生颅内压升高，严重时可以发生脑疝，此时抗损伤因素转变为损伤因素。因此，损伤与抗损伤反应的抗衡以及它们之间的力量对比将影响疾病的发展方向和疾病发生发展的规律有：
1. 损伤与抗损伤
2. 因果转化
3. 局部和整体

转归，而且损伤与抗损伤之间可以相互转化。

当对疾病进行治疗时，应该尽量支持和加强抗损伤反应，减轻和消除损伤反应。一旦抗损伤反应转化为损伤反应时，应该尽力消除或抑制它，控制病情向好的方向转化。

2．因果转化

在疾病的发生发展过程中，原因和结果可以相互交替和转化。只有了解各种病理现象之间的因果联系，才能对疾病的发展趋向和发病的主导环节做到心中有数，并予以有效的治疗。

当原始致病因素作用于机体后，机体产生一定的变化。这些变化在一定的条件下又会引起一些新的变化。换句话说，由原始致病因素引起的后果，可以作为原因去引起机体新的变化。由于原因和结果互相转化和交替，即使原始病因已不存在，上述的因果交替依然可以推动疾病过程不断发展。

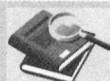

相关链接——因果转化与感染性休克

休克早期，机体在细菌毒素的作用下，交感神经-肾上腺髓质系统兴奋，加上血管紧张素Ⅱ等体液因素的参与，血管发生收缩，导致微循环灌注量的减少，组织发生缺血和缺氧。随着病情发展，缺氧将导致酸性代谢产物的大量堆积，使微动脉及毛细血管前括约肌扩张，微静脉仍处于收缩状态，导致大量血液淤滞，有效循环血量骤减，动脉血压下降。如果病情仍不能得到控制，由于微循环内血液淤滞及液体向组织间外渗，造成血液浓缩和血液黏滞性增高，酸性代谢产物不断堆积，血管内皮细胞广泛损伤，导致弥散性血管内凝血。

这种因果交替的过程是疾病发展的重要形式，常可以形成恶性循环，使疾病不断恶化，直到死亡。治疗的目的就是为了打破这种恶性循环，形成良性循环，使疾病朝有利于康复的方向发展，促进机体的康复。

3．局部和整体

一方面，机体局部的病变可以通过神经和体液的途径影响整体，所谓牵一发而动全身。例如，当皮肤发生疖（毛囊炎）时，感染的毛囊在局部引起充血、水肿等炎症反应，造成红肿热痛的症状。如果治疗不及时或机体抵抗力低下，细菌及其毒素可以通过神经体液途径影响全身，引起白细胞升高、发热、寒战等全身性表现。

另一方面，机体的全身功能状态也可以通过神经体液免疫等途径影响局部病变的发展和经过。我们仍然以"疖"为例,在某些抗感染治疗效果不好的病例,局部的疖仅仅是全身代谢障碍性疾病——糖尿病的局部表现。单纯治疗局部的毛囊炎就显得头痛医头,脚痛医脚。此时,只有在治疗糖尿病后局部的疖才会得到控制。

临床医生在诊治患者时,常强调"一元论"。指的是当患者病情复杂,有多个器官和系统受累时,尽量用一个疾病去解释患者的症状。这体现了对疾病发生发展过程中的因果交替及局部和整体关系的重视。从中我们也可以体会到,临床医生只有对疾病的本质有了深入的了解,才能有效地对患者进行治疗。

1.4 疾病的经过与转归

疾病的发生和发展有其自然进程,大致可以分为易感期、发病前期、临床期和转归期。这在急性传染病中比较明显,有些疾病(如某些恶性肿瘤等)的分期不明显。

患者所能觉察的是临床期和转归期,而易感期和潜伏期是悄悄来临的。

易感期是指在发病前已经具备发病基础和条件的时期,是预防疾病的最佳时期。

发病前期是指从病因开始到出现症状体征前的时期,这一期因疾病的不同而长短不同。这一时期的及时发现有利于疾病的早期诊断、早期治疗。

临床期是指机体出现了相应的症状体征,疾病处于显露和高潮的时期。这个时期的特殊症状和体征往往是疾病诊断的重要依据,临床期长短不一,表现有轻有重,主要取决于疾病的特异性和机体的反应性。

在疾病进程的后期,疾病的转归可以有以下几种形式:完全康复;不完全康复;迁延不愈或转为慢性;蔓延扩散;合并症、继发症和后遗症;死亡。

下面的图表将帮助你理解疾病的自然进程与转归。

> 疾病的发生和发展有其自然进程,大致可以分为易感期、发病前期、临床期和转归期。

 **学有所思**

疾病的发生发展分哪几期?

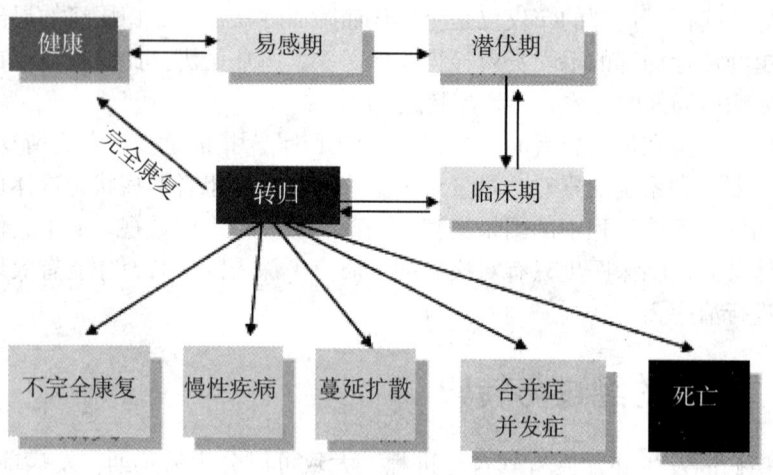

图 1-4-1 疾病发展和转归的示意图

练习题

选择题

1. 疾病处于显露和高潮的时期是
   A．易感期　　　　　　　C．潜伏期
   B．临床期　　　　　　　D．转归期
2. 有关药源性疾病的说法错误的是
   A．病人本身的特异体质、年龄、性别、饮食习惯也与其发生密切相关
   B．药源性疾病可以使机体的某一（几）个器官或某一（几）种组织产生功能性或器质性损害
   C．药物种类的不断增加使药源性疾病日益受到重视
   D．药源性疾病不包括药物的后遗反应和停药反应

参考答案

选择题

1. B 2. D

（刘　虹　宫恩聪）

第 2 章
疾病的病理学知识

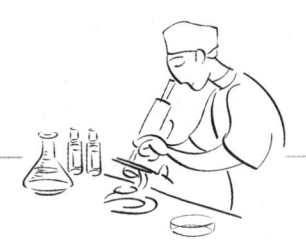

内容导航

2.1 炎症

    2.1.1 炎症的定义

    2.1.2 炎症的原因

    2.1.3 炎症的基本病理变化

    2.1.4 炎症的局部表现和全身反应

    2.1.5 炎症的结局

    2.1.6 炎症的临床分型

2.2 肿瘤

    2.2.1 肿瘤的定义、分类和发病情况

    2.2.2 肿瘤对机体的影响

    2.2.3 癌前疾病、癌前病变和原位癌

    2.2.4 肿瘤的命名和分类

    2.2.5 肿瘤的病理诊断

2.3 遗传病

    2.3.1 遗传病的概念和分类

    2.3.2 遗传病的临床特点及诊断治疗

2.4 先天畸形

    2.4.1 先天畸形的概念

    2.4.2 先天畸形的成因

    2.4.3 先天畸形的诊断和治疗

学习目标

通过对本章节的学习，希望你达到下列学习目标：

1. 简单列举引起炎症的原因；复述炎症的三种基本病变；复述炎症典型的局部表现。
2. 简要解释良性肿瘤与恶性肿瘤的区别。
3. 列举三种可以引起先天畸形的药物。

疾病的病理学知识

人体各器官有着各自不同的形态、结构和功能。当疾病发生时，人体出现的症状也各不相同。但在病理学上，某些疾病有着相似的病变特点和规律，这些相似点决定了同类疾病在临床表现、发展经过、治疗原则和预后上具有一定的规律性。从病理学的角度，我们可以将人体各系统不同的疾病大致分为炎症、肿瘤、遗传性疾病和先天性疾病等几种类型。

> 从病理学的角度，我们可以将人体各系统不同的疾病大致分为炎症、肿瘤、遗传性疾病和先天性疾病等几种类型。

2.1 炎症

炎症性疾病是临床上的常见病，很多以"炎"字结尾的疾病都属于炎症性疾病。如皮肤的炎症性疾病——疖、痈；消化系统的炎症性疾病——胃炎、阑尾炎、肝炎、肠炎；呼吸系统的炎症性疾病——咽炎、气管炎、肺炎等。这些发生于身体不同部位的炎症有哪些共同的特点？它们对身体有好处吗？

2.1.1 炎症的定义

炎症是具有血管系统的活组织对各种原因造成的损伤所发生的以防御反应为主的基本病理过程。换句话说，炎症是活组织的一种自我保护的反应，它的基本病理变化是局部组织的变质、渗出和增生。机体通过炎性充血和渗出反应，局限、消灭或排除损伤因子，稀释或中和毒素，清除异常物质；同时通过实质细胞和间质细胞的再生使受到损伤的组织得以修复和愈合。因此炎症过程是损伤和修复密切联系的过程。

> 炎症是具有血管系统的活组织对各种原因造成的损伤所发生的以防御反应为主的基本病理过程。

2.1.2 炎症的原因

我们将那些能够引起组织损伤而导致炎症反应的因素统称为致炎因子，大致可以归纳为以下几大类：

1. 物理因子　高热、低温、电击、电离辐射、放射线、紫外线、切割、撞击、挤压等造成组织损伤以后均可以引起炎症。

2. 化学因子　可以引起炎症的化学因子包括外源性及内源性两种。

外源性化学因子有强酸、强碱等腐蚀性物质、松节油及用于化学武器的芥子气等。临床常用的一些药物也可以引起炎症，如治疗结核时常用的异烟肼和利福平就可以引起肝的炎症改变，造成肝功能的损伤。因此在应用这些药物治疗时，医生常叮嘱患者监测肝功能，就是要及时发现这些损伤。

内源性化学因子常见的有坏死组织的分解产物、体内堆积的代谢产物等，它们同样可以引起炎症。例如在肾衰竭时，尿素在体内的堆积可引起肺炎改变。胆道阻塞时淤积的胆汁可以引起肝损伤和炎症。上述这些因子所引起的炎症多为非感染性炎症。

3. 生物性因子　由生物因子感染机体引起的炎症可能是大家所最熟悉的，也称为感染。常见的生物因子有细菌、病毒、支原体、立克次体、真菌、螺旋体和寄生虫等。生物因子的致病作用，与病原体的数量、毒力及机体的反应性有关。

当病原体在体内繁殖，它们不但可以直接或间接地损伤细胞，而且还可以通过释放毒素或通过免疫反应损伤组织，引起炎症。

4. 免疫反应　Ⅰ～Ⅳ型超敏反应都可以对机体造成损伤引起炎症。如我们熟悉的蚊虫叮咬后由毒液引起的皮疹、花粉等过敏原引起的支气管哮喘就属于Ⅰ型超敏反应。此外，像类风湿关节炎、系统性红斑狼疮等自身免疫性疾病也常引起机体的炎症反应。

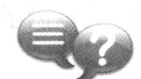 **学有所思**

文中列举了几种引起炎症的原因？

2.1.3　炎症的基本病理变化

如果我们将炎症的部位取出进行病理学检查，将发现不同致炎因子在不同的机体组织中造成炎症时，病理变化不尽相同，但都会发生以下三种基本病变，那就是变质、渗出和增生。其中变质为损伤过程，渗出和增生为抗损伤过程。通常情况下，在炎症早期，变质渗出比较明显；到炎症后期增生比较显著。下面我们来具体看看这三种基本病变。

> 炎症的基本病理变化是变质、渗出和增生。

1. 变质　变质是指炎症局部组织的变性和坏死，发生变质的细胞可以是实质细胞，也可以是间质细胞。炎症的严重程度不同，局部组织变质改变的轻重程度不同。实质和间质的变质可引起器官的功能障碍，严重时可引起器官的急性衰竭。如急性重症肝炎，可引起肝功能衰竭。

2. 渗出　渗出是指炎症局部组织血管内的液体、蛋白质、炎细胞通过血管壁进入周围组织的过程。渗出的液体、蛋白质、细胞统称为渗出物。以血管反应为基础的渗出病变是炎症的重要标志。我们都有这样的经历，皮肤的炎症如疖和痈都会伴有患处的肿痛，而引起"肿"的根本原因就是渗出。

3. 增生　增生是指炎症区域内的细胞主要为内皮细胞、成纤维细胞和实质细胞的增生，另外，常伴有淋巴细胞及巨噬细胞的增生。

 **学有所思**

炎症的基本病理变化是什么？

2.1.4 炎症的局部表现和全身反应

> 炎症局部的典型临床表现是红、肿、热、痛和功能障碍。

炎症可以引起人体局部和全身的反应。炎症局部的典型临床表现是红、肿、热、痛和功能障碍。导致"红"的原因是充血;"肿"是渗出物所致,特别是炎性水肿;患处的"热"——皮肤温度增高是由于血管扩张、血流加速所致;引起"痛"的原因是离子、炎症介质和渗出物刺激压迫神经末梢。功能障碍则是由于实质细胞变质、代谢异常、机械性阻塞、压迫和疼痛导致的。

炎症时的全身反应主要包括发热、白细胞增多和实质器官的病变。

1. 发热 发热是炎症常见的临床表现,是外源性及内源性致热原共同作用的结果。所谓外源性致热原常见的有细菌毒素、病毒和寄生虫。内源性致热原主要有前列腺素 E、白细胞介素 -1 和肿瘤坏死因子。这些因子可以使皮肤血管收缩,使机体的散热能力降低,导致体温升高。

2. 白细胞增多 白细胞增多是机体防御功能的一种表现。当发生急性炎症,特别是细菌感染时,末梢血中的白细胞数可达 $15 \times 10^9/L$ 以上,而且不成熟的杆状中性粒细胞所占的比例增加。这就是为什么临床医生常用白细胞计数和分类,作为鉴别细菌或病毒感染的参考指标的原因。但并不是所有的细菌感染都会引起白细胞增多,如伤寒杆菌感染时,血中白细胞总数和中性粒细胞所占的比例常减少,单核巨噬细胞增生,并伴有肝、脾和局部淋巴结肿大。

3. 实质器官的病变 当炎症较严重时,心脏、肝、肾等器官的实质细胞可以发生不同程度的变性、坏死和功能障碍。

 **学有所思**

炎症典型的局部表现是什么,为什么会出现这些表现?

2.1.5 炎症的结局

在炎症过程中,致炎因子的性质,机体抵抗力及反应性的差异,以及治疗措施是否及时、得当等诸多因素都将影响炎症的经过与结局。在病因消除和适当的治疗措施下,大多数的炎症病变经过对坏死组织清除、吸收,周围健康组织增生修复,可以达到痊愈。少数病例由于致炎因子的长期存在,病程迁延不愈。在极少数的情况下,由于病原微生物毒力强、数量多,机体抵抗力低,治疗不及时或不到位,炎症可以蔓延扩散,形成败血症、脓毒血症,严重时甚至危及生命。在你的生活和工作经历中,可能对上述几个有关炎症结局的名称有所耳闻，以下是对它们较为详细的解释。

1. 完全痊愈　是指发生炎症的组织完全恢复其正常结构和功能。
2. 不完全痊愈　是指炎症灶坏死范围广泛，坏死的组织由新生的纤维组织修补、机化或包裹，并可伴有钙化。
3. 转为慢性　是指当机体抵抗力低下，致炎因子持续存在时，炎症病变可以迁延多年不愈。
4. 蔓延播散　是指在病人抵抗力低下，或病原微生物毒力强、数量多的情况下，病原微生物可以不断繁殖并直接沿组织间隙向周围组织、器官蔓延，或向全身扩散。
5. 淋巴道播散　是指病原体经淋巴管到达局部淋巴结，引起局部淋巴结炎。如肺结核可合并肺门淋巴结结核。
6. 血行播散　是指由于病原体或毒素进入血液循环而引起的一系列表现，包括：

（1）菌血症：指细菌进入血液但无全身中毒现象；

（2）毒血症：指细菌毒素进入血液引起全身中毒症状；

（3）败血症：指当毒性强的细菌进入血液，在血液中大量繁殖并产生毒素，出现中毒症状；

（4）脓毒血症：指化脓菌引起的败血症，可以发展为更严重的脓毒败血症。化脓菌团可以随血流运动，栓塞于多个器官，导致全身多处组织器官出现多发性小脓肿。

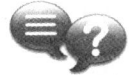 **学有所思**

菌血症、毒血症和败血症有什么区别？

2.1.6　炎症的临床分型

按照炎症持续时间的长短，临床上常将炎症分为超急性炎症、急性炎症、慢性炎症和亚急性炎症四种类型。

1. 超急性炎症　超急性炎症呈暴发性经过，整个病程数小时至数天，炎症反应非常急剧，在短期内即可以引起组织和器官的严重损害，甚至导致机体死亡。此类病变多见于变态反应性损害和器官移植时的超急性排斥反应。
2. 急性炎症　急性炎症的病程一般在 1 个月之内。起病急，症状明显。局部病变常以变质、渗出过程为主，伴有中性粒细胞浸润。临床常见的有急性阑尾炎、急性细菌性痢疾等。

> 按照炎症持续时间的长短，临床上常常将炎症分为超急性炎症、急性炎症、慢性炎症和亚急性炎症四种类型。

3. 慢性炎症 慢性炎症的病程常在半年以上甚至持续数年，可以由急性炎症转变而来，也可以因为致炎因子长期的刺激所致。临床症状常不明显，炎症局部病变多以增生变化为主，浸润的炎细胞主要为淋巴细胞和浆细胞。当机体免疫力低下，病原体繁殖和活动时，慢性炎症也可以呈急性发作，即在慢性炎症的基础上转化为急性炎症，例如慢性阑尾炎的急性发作。

4. 亚急性炎症 亚急性炎症的病程介于急性与慢性炎症之间，如亚急性重型肝炎，亚急性感染性心内膜炎等。亚急性炎症的病变特点是坏死和增生改变均较明显。

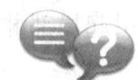

学有所思

炎症的临床分型是什么？

2.2 肿瘤

2.2.1 肿瘤的定义、分类和发病情况

> 肿瘤是指机体在各种致癌因素的作用下，局部组织的细胞基因突变，导致细胞异常增生所形成的新生物，通常形成肿块。

肿瘤是指机体在各种致癌因素的作用下，局部组织的细胞基因突变，导致细胞异常增生所形成的新生物，通常形成肿块。肿瘤细胞具有异常的形态、代谢和功能，失去了分化成熟的能力，生长旺盛，并具有相对的自主性。

根据生物学特性及对机体的危害性，可以将肿瘤分为良性和恶性两大类。良性肿瘤疗效较好，对机体影响较小，预后一般较好。

恶性肿瘤又称癌症，在早期即可发生浸润和转移，疗效较差，是严重危害人类健康的常见病、多发病，在死亡的排行榜上名列第二位。全世界每年新发癌症病例约 870 万，每年死亡病例约 690 万；我国每年新发病例约 100 万，每年死亡病例约 90 万。食管癌、胃癌、肺癌、肝癌、大肠癌、鼻咽癌、乳腺癌、子宫颈癌、白血病和恶性淋巴瘤是我国常见的恶性肿瘤类型，是肿瘤防治的重点。早期的诊断和治疗往往是战胜癌症的关键。早期的宫颈癌、食管癌、胃癌的 5 年存活率分别为 100%、90%、95%；即使恶性度很高的肝癌，早期治疗的 5 年存活率也可达 56%。因此，防止癌症的发生，早期对癌症进行诊断和治疗，具有重大的意义。

2.2.2 肿瘤对机体的影响

1. 良性肿瘤 良性肿瘤生长缓慢，不浸润，不转移，对机体影响较小。

良性肿瘤的主要表现是对组织局部的压迫和阻塞，对机体的危害与发生部位有密切关系。当良性肿瘤生长在体表时，很少引起症状；如果良性肿瘤发生在重要器官时，也可以有生命危险。如颅内肿瘤将压迫脑组织、阻塞脑室系统引起颅内压升高。此外，良性肿瘤还可以发生恶性变，变为恶性肿瘤。

2．恶性肿瘤　恶性肿瘤分化差，生长快，浸润破坏器官，易发生坏死、溃疡、穿孔、出血和感染。恶性肿瘤细胞还可以浸润和压迫神经引起顽固性疼痛，给患者造成巨大痛苦。恶性肿瘤还可以在早期发生转移，有数据表明85%以上的癌症患者死于转移。在晚期，恶性肿瘤还可以引起恶病质，表现为严重消瘦、无力、贫血和全身衰竭。

 **学有所思**

请根据所学的知识，在提示的基础上完成下表：

良性肿瘤与恶性肿瘤的区别

	良性肿瘤	恶性肿瘤
分化	（1）	分化差
生长方式	膨胀性生长或外生性生长，有包膜或境界清楚	浸润性生长或外生性生长，无包膜，境界不清
生长速度	缓慢	（2）
继发改变	（3）	出血、坏死、溃疡多见
转移	（4）	转移
对机体影响	较小	（5）
治疗效果	手术后常不复发	（6）

提示：（1）分化好
　　　（2）迅速
　　　（3）出血、坏死少见
　　　（4）不转移
　　　（5）较大、甚至死亡
　　　（6）常复发

2.2.3　癌前疾病、癌前病变和原位癌

从正常的组织发展到癌组织，有一个逐渐变化的过程。如果能在这个变化的早期及时发现并给以一定措施制止或随访，对患者将是巨大的福音。癌前疾病及癌前病变就是指一类癌变潜能较高的疾病及病变。虽然不是所有的癌前病变都能癌变，但是对癌前疾病和病变予以及时的诊断、治疗和随访，在肿瘤防治中具有重要意义。

> 从正常的组织发展到癌组织，有一个逐渐变化的过程。

常见的癌前病变有：伴有上皮非典型增生的黏膜白斑及子宫颈糜烂、乳腺非典型增生病变、大肠腺瘤、家族性结肠腺瘤、慢性溃疡性结肠炎、慢性萎缩性胃炎和交界痣等。

由癌前病变发展为癌，遵循这样一个慢性演变过程：上皮增生→非典型增生→原位癌→浸润癌。非典型增生是真正的癌前病变，在这个演变过程中，异乎常态增生的上皮细胞逐渐增多，侵及的范围逐渐扩大，发展到原位癌即是最早期的癌。这时癌细胞占据上皮全层，但基膜完整，无间质浸润。如子宫颈原位癌、食管原位癌、乳腺导管内癌等。这时癌症尚未发生转移，治疗效果好。

2.2.4　肿瘤的命名和分类

几乎所有的组织和器官都可以发生肿瘤，人们往往谈"肿瘤"而色变。如果肿瘤的名字以"瘤"结尾，往往是良性的，如脂肪瘤、腺瘤、乳头状瘤等。如果肿瘤的名字中带有"癌"、"肉瘤"、"恶性"，一般表明该肿瘤是恶性的。

> 上皮组织发生的恶性肿瘤被统称为癌。

1. 癌　上皮组织发生的恶性肿瘤被统称为癌。命名时直接在起源组织的名称后加"癌"，如鳞状细胞癌、胃癌等。

> 间叶组织的恶性肿瘤称为肉瘤。

2. 肉瘤　间叶组织的恶性肿瘤称为肉瘤，命名时直接在起源组织的名称后加"肉瘤"，如纤维肉瘤、脂肪肉瘤、骨肉瘤和血管肉瘤等。

遇到肿瘤成分复杂或组织来源不清的恶性肿瘤，可以在肿瘤名称前加"恶性"，如恶性畸胎瘤，恶性淋巴瘤。

此外，还有一些以人名命名、或称为瘤或病的恶性肿瘤，如霍奇金淋巴瘤、伯基特淋巴瘤、白血病、黑色素瘤、精原细胞瘤（睾丸生殖细胞恶性肿瘤的一种）、骨髓瘤（浆细胞的恶性肿瘤）等。

当肿瘤组织中既有癌的成分又有肉瘤的成分时，被称为癌肉瘤。

3. 交界性肿瘤　是指介于良性和恶性之间的肿瘤，多见于卵巢，如交界性黏液性乳头状囊腺瘤。

有些疾病虽然以"瘤"结尾，但不是真正的肿瘤，如炎性假瘤是指在致炎因子的作用下，局部组织细胞增生所形成的一个境界清楚的瘤样肿块；结核瘤是一个孤立的有包裹、境界清楚的球形干酪样坏死灶。

2.2.5　肿瘤的病理诊断

肿瘤的病理诊断是临床诊断的依据，它可以确定肿瘤的性质（良性或恶性）、组织来源和累及范围，为医生选择治疗方法提供依据。下面介绍几种常用的病理学检查方法：

1. 脱落细胞学检查　从人体的各种分泌物和各体腔中，可以获取机体的脱落细胞，进行病理学检查，筛查被检查器官有无肿瘤细胞。常见的有阴道涂片、痰涂片、胸水和腹水涂片、尿液离心涂片、食管拉网涂片、胃冲洗液离心涂片及各种内窥镜细胞涂片等。

2. 针吸细胞学和组织学检查　临床医生可以应用细针对可疑组织进行穿刺，吸取肿块内少量细胞、组织，进行细胞涂片乃至组织切片检查，进一步确定肿块性质。该方法始于对乳腺肿块的检查，达到 80% 的确诊率。近年来，对体内深部肿块，如存在于甲状腺、肝和前列腺的肿块，更加广泛开展了在 B 型超声引导下的微创穿刺病理组织学活检。

3. 活体组织检查　可以经内镜（纤维胃镜、纤维结肠镜、纤维支气管镜、膀胱镜、阴道镜和腹腔镜等）取出小块组织或在手术中切除小块组织进行病理检查。在手术过程中，还可以进行冰冻切片检查，在 1h 内获得较为准确的诊断，为进一步治疗提供诊断依据。

 学有所思

请列举几种肿瘤病理学诊断的方法。

2.3　遗传病

遗传性疾病是人体生殖细胞或受精卵的遗传物质发生改变而引起的疾病，具有垂直传递的特征，可以从亲代传至子代，具有先天性、终生性和家族性的特点。遗传性疾病可以分为染色体病，单基因遗传病和多基因遗传病。

2.3.1　遗传病的概念和分类

概念

遗传病是遗传性疾病的简称，是指因为生殖细胞或受精卵的遗传物质在数量、结构和功能上发生改变所引起的疾病。通常具有垂直传递的特征。这个定义强调了遗传病的三个方面：①遗传性疾病是由于遗传物质改变而造成的疾病，遗传物质包括基因及其载体染色体。其中，由基因突变引起的疾病称为基因病，由染色体畸变引起的疾病被称为染色体病；②这些发生了改变的遗传物质存在于生殖细胞或受精卵中；③遗传性疾病通常在上、下代之间按一定方式垂直传递，也就是在亲、子代之间代代相传。

> 遗传病是遗传性疾病的简称，是指因为生殖细胞或受精卵的遗传物质在数量、结构和功能上发生改变所引起的疾病。

根据遗传物质改变和传递的不同情况，遗传病可以被分为染色体病和基因病。基因病又分为单基因病和多基因病。

分类

根据遗传物质改变和传递的不同情况，遗传病可以被分为染色体病和基因病。基因病又分为单基因病和多基因病。

1. **染色体病**　我们知道，人体有46条染色体，它们是遗传物质的载体，当这些载体的数目发生改变或结构出现异常（畸变）时，基因组平衡被破坏，将导致的疾病。迄今为止，世界上已鉴定的染色体数目、结构异常约900种以上，被确定的染色体病超过100种。染色体疾病往往具有多种临床表现，又称为染色体异常（畸变）综合征，分为常染色体异常综合征和性染色体异常综合征两大类。我们所熟悉的21-三体综合征，也被称为先天愚型或唐氏综合征，是人类发现最早而且最为常见的常染色体病。这个病的主要特征是智力低下、特殊面容和生长发育迟缓，并可以伴有多种畸形，如先天性心脏病和消化道畸形等。

2. **单基因病**　单基因遗传病简称单基因病，主要是受一对等位基因所控制的疾病，即由于一对染色体（同源染色体）上单个基因或一对等位基因发生突变所引起的疾病。据McKusick统计，至1993年11月，人类的单基因病及异常性状已达6457种。人群中约有4%～5%受累于单基因病。

3. **多基因病**　由两对或两对以上（即若干对）基因和环境因素共同作用所致的疾病，称为多基因病，又称多因子病。人群中约有15%～20%的人受累于某种多基因病，目前已认识的多基因病，估计不少于100种。

　**学有所思**

请回顾遗传性疾病的分类？

2.3.2　遗传病的临床特点及诊断治疗

患有遗传病的患者常有明显的家族史，并按一定的方式在家族中传递。此病在单卵双生同胞中的发病率大于异卵双生同胞。当父母是近亲婚配时，子女患同一种疾病的几率增高。但当疾病是由突变所致时可以散发。

遗传性疾病常有特殊症状体征，如先天畸形、智能落后、发育异常、代谢紊乱和皮肤纹理异常等，常在儿童期就引起家长的注意。当怀疑患者有遗传性疾病的可能时，应系统分析家系发病情况，并结合细胞遗传学、生物化学、基因分析等特殊方法做出诊断。临床常做的检查有染色体分析、血液、尿液等代谢物检测以及酶活性测定和基因检查。

遗传病的治疗比较困难。当遗传性疾病伴有代谢障碍时，应积极改善机体内外环境，纠正代谢紊乱，改善症状。常用的有饮食、药物、手术、支持、酶补充疗法以及脏器移植等方法。

对于致病基因结构清楚的单基因病，可以用人工方法改造和修补有缺陷的基因，改变遗传信息的表达，产生所需要的酶和蛋白质，到达治疗疾病的目的。但目前多数遗传病的基因治疗尚在实验研究阶段，未在临床中应用。

2.4 先天畸形

2.4.1 先天畸形的概念

畸形是指器官或组织的体积、形态、部位或结构的异常或缺陷。先天畸形是指出生时即存在这些畸形，有单发畸形（如唇裂、多指等）和多发畸形之分。当许多种多发畸形组合发生时，就形成畸形综合征，目前已经识别诊断的畸形综合征已达250余种。临床常见的先天畸形有神经管畸形和先天性心脏病等。

> 畸形是指器官或组织的体积、形态、部位或结构的异常或缺陷。

2.4.2 先天畸形的成因

先天畸形是一组来源不同的疾病。有些先天畸形的发生与单个基因或染色体异常有关，有些是外界致畸因素作用于胚胎的结果。那些能引起先天畸形发生的物质被称为致畸因子或致畸原，包括化学性物质、物理性物质或生物性物质等。下面让我们来关注一下具体的原因。

1. **遗传因素** 器官组织的形成发生是受遗传因素控制的，这些神奇的编码掌控着小生命的发育。所以我们不难理解，先天畸形的发生绝大多数与遗传有关，如染色体畸变、单基因遗传、多基因遗传等。

2. **物理因素** 科学家们发现，环境中的很多物理因素可以造成胎儿畸形。常见的致畸因子有：如 α、β、γ 和 X 射线等电离辐射因子具有较强的辐射作用，可以影响分裂细胞，包括杀伤细胞、抑制有丝分裂、改变细胞的正常迁移和彼此联系，以及造成染色体畸变和基因突变等。而非电离性辐射，包括短波、微波及紫外线等的致畸作用较弱。

3. **病毒和感染** 目前明确可以导致畸形的病毒有风疹病毒、巨细胞病毒、水痘病毒等。以风疹为例，如果孕妇在怀孕的最初四周受到感染，致畸危险将高达61%。风疹综合征的畸形包括眼、耳、心、造血系统、中枢神经系统经，患儿可能会出现小头畸形、智力低下、视网膜病变、白内障、青光眼和小眼球等。

4. **化学因素** 已知很多药物可以造成先天畸形，所以孕妇在怀孕期间如果需要用药,要特别告知医生怀孕的情况,以便医生能选择对胎儿发育影响小的药物。以下向大家介绍一些常见的致畸药物。

一些抗癫痫药可以导致畸形。如苯妥英钠可以导致轻、中度生长发育及智力障碍;三甲双酮(抗癫痫药)会造成胎儿智力低下、发育缓慢、面部发育不良、唇腭裂、房间隔缺损及两性畸形。

抗凝剂丙酮苄羟香豆素,可引起胎儿软骨发育不良,表现为低出生体重及智力低下。

抗生素类药物在临床非常常见,也是引起畸形的常见原因。如四环素可与骨盐形成复合物,使牙变色;链霉素可以致胎儿耳聋;喹诺酮类药物可以导致胎儿肢体畸形等。

激素类药物的致畸作用。雄激素去甲睾酮衍生物在用于避孕的过程中,出现了使女胎男性化的现象;雌激素复合物氯苯酚胺可以使胎儿出现椎骨、心脏、肢体的畸形;皮质激素有诱发缺肢、先天性心脏病的报道。

目前对一些致畸作用不甚明了的药物,科学家们和临床医生多持非常谨慎的态度。因为某些对动物胚胎未发现致畸作用的药物可以对人类造成伤害,如上世纪中叶的沙利度胺(反应停)。

 学有所思

请列举四种可以引起先天畸形的药物名称。

2.4.3 先天畸形的诊断和治疗

由于畸形是指器官或组织的体积、形态、部位或结构的异常或缺陷,而体积、形态、部位和结构大多是可以观察和测量的,所以先天畸形的诊断并不困难。特别是当畸形位于体表时,如肢体畸形和唇裂等。当内部脏器发生先天畸形时,无法用肉眼直接观察到,但可以借助医学影像学的技术进行诊断。如很多先天性心脏病可以借助超声心动图进行诊断。

由于此类疾病发生的是结构异常,所以应用药物进行矫正的可能性不大。当先天畸形对人体的功能产生影响或对美观造成损害时,多采用外科手术的方法或介入疗法进行治疗。

练习题

简答题

1. 炎症的基本病理改变是什么?
2. 炎症的局部表现有哪些?
3. 炎症的结局有哪些?
4. 良性肿瘤与恶性肿瘤有哪些区别?
5. 什么是原位癌?
6. 根据遗传物质改变和传递的不同情况,遗传病可被分为哪几类?
7. 最常见的常染色体疾病有哪些?

(参考答案:略)

(宫恩聪 刘 虹)

第 3 章

疾病诊断和治疗

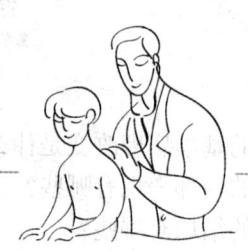

内容导航

3.1 疾病的诊断
3.2 问诊
    3.2.1 问诊的定义
    3.2.2 问诊的内容
3.3 体格检查
    3.3.1 望（视）诊
    3.3.2 触诊
    3.3.3 叩诊
    3.3.4 听诊
3.4 实验室检查
    3.4.1 血液学检验
    3.4.2 生物化学检查
    3.4.3 免疫学检查
    3.4.4 体液和排泄物检验
    3.4.5 微生物学检查
    3.4.6 基因诊断
3.5 影像学检查
    3.5.1 X 线检查
    3.5.2 CT
    3.5.3 磁共振成像
    3.5.4 介入放射学
    3.5.5 超声检查
    3.5.6 核医学检查
3.6 其他检查
    3.6.1 心电图
    3.6.2 脑电图
    3.6.3 内镜检查
3.7 治疗方法

学习目标

通过对本章节的学习，希望你能达到以下要求：
1. 简要叙述问诊的意义和内容。
2. 简要叙述体格检查的方法和内容。
3. 简要叙述实验室检查的分类。
4. 简要叙述影像学检查的分类。
5. 举例说明治疗方法的分类。

3.1 疾病的诊断

疾病在人体内的发生发展规律和病理学改变是患者难以观察到的，人们对疾病的重视更多的是始于各种不适，也就是医学上所说的症状。患者由于身体的不适（也就是症状）而求助于临床医生，医生的重要任务就是要对疾病作出诊断和治疗方案。

诊断需要建立在以下基础上：

1．通过问诊全面系统地掌握患者的症状；
2．通过体格检查全面系统地掌握患者的体征；
3．必要时进行实验室、影像学及其他辅助检查。

诊断就是通过对疾病的症状、体征和其他辅助检查的表现来识别疾病。在这个识别过程中，临床医生将依据理论知识，运用诊断方法，通过临床思维来判断疾病。要实现这一过程，不仅需要有系统的医学知识，还应具备熟练的临床技能和一定的临床经验。

> 诊断需要建立在以下基础上：
> 病史＋体征＋辅助检查

 **相关链接——临床诊断**

临床诊断也不是一次就能完成的，由于疾病是一个动态发展的过程，同一疾病在不同发展阶段可能出现不同的临床症状和体征，很多疾病早期的表现都很近似，容易混淆，只有随着疾病的进展，主要特征才会突出表现出来。例如阑尾炎，一开始可能仅有些类似感冒发烧、畏寒和（或）胃肠不适的症状，渐渐才发展到转移性右下腹疼痛，此时方可明确诊断。因此有时临床诊断是要随病程进展来逐步完成的。尤其是当遇到复杂疾病的时候，允许对患者不断进行询问、查体，必要时可以进行反复的辅助检查，以达到正确诊断的目的。

3.2 问诊

3.2.1 问诊的定义

问诊是指医生以对话方式向病人或知情人了解疾病的发生、发展情况，做过何种辅助检查，医生曾给过何种诊断及治疗，以往健康状况等。经过分析、综合，提出初步临床判断的一种诊断方法，是诊断疾病的第一个重要步骤。有些疾病通过问诊就可以做出初步诊断，如：上感、消化性溃疡、糖尿病等。

在问诊中获取的有关疾病信息的数量和质量，将直接影响到医生的诊断治疗。如果忽视问诊，病史不详，常会造成漏诊或误诊。

3.2.2 问诊的内容

问诊内容包括一般项目、主诉、现病史、既往史、个人史、婚姻史、月经史、生育史、家族史。此外，临床各专科常根据各自对诊断的需要增加有关项目，如儿科常需询问患者的分娩史、喂养史和生长发育史；妇科则常着重询问患者的婚育史，月经史。内科则会对患者的遗传病史、急慢性病史特别关注。

1. 一般项目　包括患者的姓名、性别、年龄、籍贯、出生地、民族、婚姻、现住址、工作单位、职业、入院日期、记录日期以及病史叙述者和可靠程度等。患者的性别、年龄、籍贯和民族，往往与很多疾病的发生具有一定的相关性。如系统性红斑狼疮多见于女性患者，红细胞葡萄糖-6-磷酸脱氢酶缺乏症多见于长江流域及以南各省籍贯的患者。

2. 主诉　为病人最主要的感受，即最明显的症状或体征及持续时间，是医生对病人就诊原因的高度概括，通常只用简短的一两句话来表达，如"右下腹疼痛8小时"，"劳累后心悸气短半年，双下肢水肿两周"等。主诉带有显著的意向性，应该是现病史中需要深入询问的主题和线索。

3. 现病史　包括疾病的发生、发展及演变的全过程，是问诊中的重点内容，也是疾病诊治的重要依据。现病史中需要包含起病的情况（缓急）、时间及主要症状的特点。例如患者出现上腹疼痛时，应该详细询问疼痛所在的部位、性质、放射区域、发作频度、持续时间、强度、引起发作、加重或缓解的因素，伴随的其他症状，有临床意义的阴性症状（辅助鉴别诊断的有力证据），治疗经过以及患病以来的精神状态、食欲、体重改变、睡眠及大小便等情况。

4. 既往史　包括病人既往的健康状况和过去曾患过的疾病以及外伤手术、预防注射、过敏史及与现在疾病有密切关系的疾病史。通过既往史，医生可以估计病人的体质和健康状态，也可了解患者过去的疾病是否与现在所患的疾病有关联。例如，对冠状动脉粥样硬化性心脏病患者，应该询问患者过去是否患有高血压和糖尿病等，因为高血压和糖尿病是冠心病发生的危险因素。

5. 个人史　可以反映与健康和疾病有关的个人资料，包括出生地、居住地、烟酒嗜好、饮食习惯、受教育程度、居住条件、工作性质和环境、性格和婚姻情况。很多地方病（如克汀病、地方性甲状腺肿）和职业病（如肺尘埃沉着症、慢性铅中毒等）的发生往往与患者所居住的地域、饮食的习惯及从事职业有密切关系。婚姻史包括婚否、结婚年龄、性生活情况和夫妻关系等。

对青春期以后的女性患者还需要询问月经和生育史,包括月经初潮年龄,月经周期和行经天数,经血量、色和性状,经期症状,末次月经。对已经绝经的妇女还应该询问开始绝经的年龄。生育史包括妊娠、生育次数和年龄,人工和自然流产次数,有无死产、手术产、产褥热,计划生育情况,避孕措施等。

6. 家族史　是指病人家族中包括双亲、兄弟、姐妹及子女的健康及所患疾病情况,特别应该关注家族中是否有与患者同样的疾病,有无与遗传有关疾病,如白化病、血友病、先天性球形细胞增多症、糖尿病和精神病等。对已经死亡的直系亲属要问明死因与年龄。

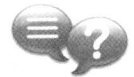 **学有所思**

你能否举例说明问诊在疾病诊断过程中所具有的意义?

3.3　体格检查

3.3.1　望(视)诊

望诊是依靠视觉来观察患者全身或局部表现的诊断方法。通过望诊,医生可以观察患者的发育、营养、意识、表情、体位、姿势和步态等全身情况和体征;也可以观察患者身体各部分的改变,如皮肤的颜色,舌苔的有无,头颈、胸廓、四肢、肌肉、骨骼和关节的外形有无异常等。

> 望诊是依靠视觉来观察患者全身或局部表现的诊断方法。

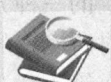 **相关链接——特殊体位与面容**

某些疾病可以迫使患者表现出特殊的体位。肾或胆绞痛的患者常辗转不安或翻滚于床上;全腹膜炎的患者为了减轻腹痛,常采取屈膝仰卧,尽量使腹肌松弛。

还有些疾病具有特殊的面容,往往在视诊时可以由第一印象而得到,如甲状腺功能亢进患者常有面容惊愕、眼球凸出、目光炯炯的表现;与此形成鲜明对比的是甲状腺功能低下的患者,他们看上去睑厚面宽、目光呆滞、反应迟钝。

3.3.2 触诊

触诊是指医生用手的触觉来感知被检查者身体某部位有无异常的诊断方法。触诊可以遍及身体的各部位，用以进一步明确望诊所不能明确的体征。通过触诊，可以感受身体的温度、震颤、波动、摩擦感，并可以发现肿物。例如患者肿大的肝或腹部其他肿物往往先由医生通过触诊被发现，再进行影像学检查以进一步明确大小和性质。又例如很多乳腺癌是在乳房的触诊中被发现筛查出的。当医生发现有肿大的脏器或新生物时，将仔细记录被触物的大小、形态、质地、压痛和表面性质等，为诊断、鉴别诊断及下一步的辅助检查提供重要线索。

3.3.3 叩诊

在叩诊中医生用手指叩击身体表面的某部位，使之震动产生音响，然后根据震动和声响的特点来判断被检查部位的脏器状态是否正常。被叩击部位产生的音响因被叩击部位组织器官的密度、弹性、含气量以及与体表的距离不同而不同。医生根据声音强弱和频率的不同，需要判断出它们是鼓音？过清音？清音？浊音？还是实音？这将对病情的分析判断有很大帮助。叩诊的应用范围很广，最常用于胸腹部脏器的检查。举例来讲，腹水可以在腹腔中移动，如果令患者改变体位进行腹部叩诊，同一部位可因腹水的有无出现浊音到鼓音的变化，医生常用这种简单易行的方法判断是否存在腹水。

3.3.4 听诊

听诊是利用听觉来获取身体各部位发出的声音进行体格检查的一种方法。在体检中，医生用耳或听诊器听取身体内气体或血流活动时所发出的声音，以识别正常与病理状态，帮助诊断疾病。听诊常用于心血管、肺及胃肠道等部位的检查。举例来说，听诊可以发现心脏跳动节律和心音的强弱是否正常，还可以发现特征性的心脏杂音，对某些心脏病的诊断有重要参考意义。

3.4 实验室检查

实验室检查是利用现代医学的知识和技术，通过物理、化学、生物和免疫等实验方法，为疾病的诊断和病情的判断提供客观依据的重要方法。随着现代科学技术的不断发展，自动化分析仪、电子计算机、放射性核素标记和激光等技术在实验室检查领域中的广泛应用，实验室检查的项目众多，在疾病诊断过程中起到了举足轻重的作用。实验中所应用的标本可以采自病人的血液、尿液、脑脊液等体液和病人的分泌物、排泄物以及组织标本和细胞取样等。

有些实验室检查结果可以作为临床确诊的依据。例如在患者的血液中找到疟原虫，就可以诊断疟疾；如果在脑脊液中发现脑膜炎球菌，也可以诊断化脓性脑膜炎等。但是在更多的情况下，由于标本、操作技术和仪器等因素的影响，实验结果可能产生差异。另外，由于机体一直处于连续不断的代谢过程，一次检验只能反映某一时间或某一局部的情况；而且由于个体之间存在差异，对同一疾病的反应可能不同。因此，在解释检验结果时，必须与临床病史和查体的情况相结合，才能做出系统、全面的分析或进行必要的复查。

下面重点介绍临床上常用的最基本的一些检查方法。

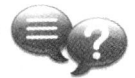 学有所思

在物理诊断中有哪几种常用的诊断方法？

3.4.1 血液学检验

血液检验是医学检验发展史上最早建立，应用最广，对辅助临床诊断最有价值、不可缺少的检验，包含的检测项目有：血液一般检验如外周血细胞计数及形态学检查和血沉，骨髓细胞学检查，溶血的实验室诊断，出血与血栓性疾病的实验室诊断，血型及输血。

这部分检验针对的是血细胞的数目、形态、质量、血型及出凝血功能，可以对多种原发于血液系统和累及血液系统的疾病，如造血系统的肿瘤和各类贫血进行诊断。

3.4.2 生物化学检查

人体无时无刻不在进行着新陈代谢，组织、细胞通过合成代谢和分解代谢的动态平衡维持各自成分的恒定，以保证机体处于健康状态。生化检查的任务就是要分析体液中各种成分的组成和浓度，如糖、脂类和各种电解质。各种体液是指血液、尿液、脑脊液、浆液腔积液、胃液、十二指肠液、羊水、唾液、汗液和组织液等。

临床常见的生化检验项目包括血浆蛋白质测定、非蛋白氮类测定、肝

> 生化检查的任务就是要分析体液中各种成分的组成和浓度，如糖、脂类和各种电解质。

肾功能检测、无机元素（如钾、钠、氯等）测定，酶及激素的测定、糖及其代谢物的测定、血气分析及酸碱平衡诊断等。

3.4.3 免疫学检查

常用于检测体内、外的致病原（抗原），研究机体的病理生理变化。免疫学检查具有高度灵敏和特异的特点，被用于测定体内极微量物质，如各种激素、抗原抗体、神经递质、淋巴因子、细胞表面的受体，以及一些活性肽等。

临床常用的免疫学检查项目有免疫球蛋白，细胞免疫功能，补体、自身抗体、肿瘤的标志物测定（如甲胎蛋白和癌胚抗原测定）等。

3.4.4 体液和排泄物检验

医生常应用各种排泄物和可以得到的体液进行多项检查期望获得有用的信息来帮助诊断和治疗。

1．尿液检验　尿液是人体的排泄物，含有多种代谢产物，如蛋白质、无机盐、解毒产物以及一些异常物质如蛋白、糖、胆红素、细胞、管型等。测定这些物质，不仅可以反映出泌尿系统是否存在疾患，还可间接获取肝、内分泌及其他脏器的功能状态，协助诊断某些代谢性疾病，如糖尿病、苯丙酮尿症和肝胆疾病等。

2．粪便检验　粪便的检查包括便常规、便培养、便潜血和寄生虫的检测，对消化系统的炎症、出血和寄生虫感染的诊断有重要意义。

3．痰液检查　痰是肺泡、支气管和气管的分泌物，痰的检验对肺结核、支气管炎、肺炎、肺吸虫病等肺部疾病和肺部肿瘤的诊断有一定意义。

4．胃液及十二指肠液检验　胃液量的多少代表胃的分泌功能和排空功能，通过对胃液的化学检测协助诊断胃部疾病检查；十二指肠液的检查可以帮助了解肝胆系统有无梗阻、炎症、结石、肿瘤等。

5．脑脊液检查　脑脊液由各脑室的脉络丛产生，可以保护脑和脊髓免受外来的机械性震荡的损伤，调节颅内压，供给神经、脑细胞的营养物质和排泄废物。当脑组织和脑膜发生感染、外伤或肿瘤等疾病时，脑脊液的压力、颜色、透明度、细胞及各种化学成分可以发生改变。医生常应用腰椎穿刺的方法获得脑脊液进行相关检查，提供客观依据，对疾病做出诊断和鉴别诊断，指导用药。

此外，人体内的其他多种体液都可以用来帮助对相应的疾病进行诊断。这些体液包括精液、前列腺液及腹腔和心包腔内的浆膜腔液，关节内的滑膜腔液等。

3.4.5 微生物学检查

微生物学检查的目的是查明标本中的病原微生物并对其进行种属鉴定，必要时还将进行药物敏感试验和耐药性检查。这对感染性疾病明确致病原、选择敏感的抗感染药物有重要意义。

微生物学检查方法常用的有：
1. 通过光学显微镜对标本中的病原体进行形态学检查；
2. 对病原体进行分离培养和鉴定；
3. 抗微生物学药物敏感试验；
4. 某些细菌对特殊抗菌药物的耐药性检查。

3.4.6 基因诊断

基因诊断是运用现代分子生物学和分子遗传学方法检查基因的结构及其表达功能是否正常，从而对人体状态和疾病做出诊断方法。目前，基因诊断主要用于遗传病的研究、肿瘤基因研究、DNA 指纹谱、性别鉴定、基因治疗等。

 学有所思

除血液以外，临床医生可以利用哪些标本进行实验室检查？

3.5 影像学检查

影像学检查是一种特殊的检查方法，借助不同的成像手段使人体内部器官和结构显出影像，从而了解体内的形态结构、生理功能及病理变化，达到诊断目的。影像学检查主要包括普通 X 线诊断，电子计算机 X 线断层成像（CT），磁共振成像（MRI），超声成像及介入放射学等。目前，医学影像学不仅可以为诊断服务，还可以对某些疾病进行治疗。

> 影像学检查主要包括普通 X 线诊断，电子计算机 X 线断层成像（CT），磁共振成像（MRI），超声成像及介入放射学等。

3.5.1 X 线检查

当强度均匀的 X 线穿透人体组织时，由于组织结构和器官厚度的不同，形成从黑到白不同灰度的影像。

X 线检查包括透视、摄片、体层摄影和造影检查。透视是最简单的方

法，可以了解器官的动态变化如心、大血管的搏动、膈肌运动及胃肠蠕动等。由于透视过程中 X 线对人体照射量较大，对人体有损害作用，又缺乏客观记录，这种方法目前已不常使用。

摄片的对比度和清晰度好，广泛应用于骨骼肌肉组织和胸部的检查。造影检查则是将造影剂引入器官内或其周围，人为地使之产生密度差别的显影方法，如用钡剂进行胃肠透视，用碘剂进行泌尿系统检查等。

3.5.2　CT

CT 是以 X 线来从多个方向沿着体部某一选定体层层面进行照射，测定透过的 X 线量，数字化后经过计算机得出该层面组织各个单位容积的吸收系数，然后重建图像的一种成像技术。其图像是断面图像，以不同的灰度来表示，反映器官和组织对 X 线的吸收程度。与 X 线图像相比，CT 图像分辨力高，可显示 X 线照片无法显示的器官和病变，特别是可以更好地显示由软组织构成的器官如脑、脊髓、纵隔、肺、肝、胆、胰及盆腔器官等。CT 发展很快，现在有普通 CT、螺旋 CT、电子束 CT 及高分辨率 CT、CT 血管造影（CTA），作为无创技术用于冠状动脉造影、内脏和肢体血管造影等。

3.5.3　磁共振成像

磁共振成像技术（magnetic resonance imaging, MRI）是在磁共振频谱学与 CT 基础上发展起来的生物磁学核自旋成像技术，自 80 年代开始在临床使用。这种技术可以任意选择扫描平面和方向，显示组织内氢离子和其他原子的磁共振波谱，具有安全、清晰的特点，并有提供人体化学信息的潜力。

与 CT 相比，MRI 的图像对比及分辨率好，特别是神经系统、尿路系统和胆管系统，图像更加清晰。可以有效地检测坏死组织，局部缺血、各种恶性肿瘤。MRI 几乎可用于身体的各个部位检查，但价格比较昂贵。MRI 机的磁场强度很强，对体内的金属制品、人工关节、动脉瘤手术的金属夹、起搏器有很大吸引力，可使它们移位发生危险。因此，体内有这些物品的患者不宜行 MRI 检查。

3.5.4　介入放射学

介入放射学是诊断放射学的发展和延伸，属微创医学的范畴。它以医学影像学为基础，在影像设备的导向下，利用经皮穿刺和导管技术，对一些疾病进行非手术治疗或者用来获取组织、细胞、细菌性、生理和生化标本进行检验，以明确病变性质。介入放射学的技术包括：成形术、栓塞术、动脉内药物灌注术、经皮穿刺体腔减压术、经皮穿刺活检术和消融术。按照介入的途径不同，可以分为血管和非血管性介入技术。

血管介入技术是指在血管内进行的治疗和诊断性操作，可以对出血、动静脉血管畸形、动脉瘤、血管狭窄等血管性疾病进行有效治疗；对实体良、恶性肿瘤进行术前栓塞或姑息性治疗；对血栓进行溶栓和消除，进行多种先天性心脏病的治疗。

非血管介入技术指在血管外进行的治疗和诊断性操作，以经皮穿刺体腔减压术和经皮针刺活检术为基础，常见的有经皮穿刺胆道引流术、取石术、经皮肾穿刺引流术等。

3.5.5 超声检查

超声检查是运用超声波的物理特性和人体组织声学特性相互作用后产生的回声信息，并将其接受、放大和信息处理后形成的图形、曲线或其他数据，用作诊断疾病的一种方法。它的优点是操作简便，可多次重复，能及时获得结论，无特殊禁忌证及无创伤性。

超声检查的用途广泛，可以检测实质脏器及含液器官的大小、形态和有无肿物；可有用于心脏及大血管的结构、功能与血流动力学状态的检测；也可以发现心包腔积液、胸腔积液、腹水的存在与否、引导穿刺、活检或导管置入等，在影像学检查中占有重要地位。超声诊断技术始于20世纪40年代、50年代在临床得到普及应用，经历了A型、B型、M型、D型多普勒的不断改进。从静态图像发展到动态图像，从黑白图像变为彩色血流图像，从二维走向三维。80年代以后发展起来的介入性超声，使医生可以在超声的监视下完成穿刺活检，造影或插管、注药等治疗，用射频消融等微创技术代替外科手术。高分辨的超声探头还可以放入体腔内，帮助医生及早地发现和诊断妇产科、前列腺等多种疾病。

3.5.6 核医学检查

核医学是核技术与医学相结合的产物，可以被用于疾病的诊断、治疗和基础医学的研究中。诊断核医学包括体内诊断法和体外诊断法两种。体内诊断法以脏器显像和功能测定为主要内容；体外诊断法以体外放射分析为主，属于实验室检查的范畴。在核医学的影像学检查中，通过探测接收和记录引入人体内靶组织器官的放射性示踪物发射的射线，形成影像，不仅可以显示脏器或病变的位置、形态、大小等解剖学结构，还可以提供血流、功能、代谢（分子水平的诊断）等方面的化学信息，有助于对疾病的早期诊断，也使人类认识人体和疾病的深度达到了更高层次。由于所用的核素物理半衰期短，化学量极微，对患者造成毒副作用的几率也极低。

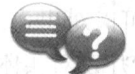 **学有所思**

请回顾文中提到了哪几类影像学检查的方法？

3.6 其他检查

3.6.1 心电图

心脏细胞可以产生电激动，引起心肌的机械收缩。这些在激动过程中产生的微弱电流，可以传至体表，在不同部位产生不同的电位变化。如果将这些电位变化通过心电图机记录下来，将形成动态曲线，就是我们熟知的心电图。心电图可以检查心跳的快慢、节律是否正常、心肌的供血状态和是否肥大、某些药物（如洋地黄、抗心律失常药物等）和电解质紊乱、酸碱失衡对心肌的影响等。心电图具有检查方便、无创伤和价格便宜的特点，对心律失常和心肌梗死等疾病具有重要的诊断价值。

3.6.2 脑电图

脑细胞也能产生微弱的电流，运用脑电图描记仪可以将这些微弱的生物电放大约100万倍，描记于纸上，成为一种曲线图。癫痫、颅内占位性病变、颅脑损伤、脑血管畸形等疾病可以在脑电图上表现出相应的波形改变，是脑部疾病的重要辅助诊断方法之一。

3.6.3 内镜检查

现在几乎所有与体外相通的空腔脏器都可以用内窥镜来检查。呼吸道有纤维支气管镜；消化道有纤维胃镜、纤维小肠镜和纤维直肠镜；泌尿系统有纤维膀胱镜；生殖系统有纤维阴道镜和宫腔镜等。这些器械使医生的视线深入人体内，发现隐匿的病灶。在检查过程中还可以在可疑之处取下部分组织，做成切片，获得病理学的诊断依据。

这些纤维内镜的共同特点是采用光学纤维传像，镜管弯曲性能好，视野大，图像清晰，操作方便，患者痛苦小。

3.7 治疗方法

按照治疗的目的，治疗可以分为支持疗法、病因治疗、对症疗法和预防治疗。

支持疗法是一种从生理和心理方面支持机体战胜疾病的治疗方法。包括休息，营养，调整环境，调节心理状态等，以增强患者内在的抗御疾病的能力。

病因疗法是一种以去除发病因素为目标的治疗方法，在感染性疾病和过敏性疾病的治疗中有重要意义。使用奎宁治疗疟疾，使用氯霉素治疗伤寒，使用青霉素治疗梅毒，都是病因疗法。

对症疗法是指缓解患者的病痛与不适，或间接地增强患者的恢复能力的治疗方法。由于多数疾病的病因并未明确，所以与病因疗法相比，对症疗法应用得更多。例如，我们常在感冒时服用阿司匹林，这并不是因为它能消灭病毒，而是因为它能起到降热止痛、缓解病痛的效果。这就是一种对症治疗。

预防疗法是对于易患某种疾病危险人群，或患过某种疾病容易复发的患者进行的一种预防发病或复发的治疗方法。例如，医生常建议肥胖者通过控制饮食、加强运动而减轻体重，来预防心脑血管疾病和糖尿病的发生；遇到外伤的患者常需注射破伤风免疫血清防止发生破伤风，都属于预防疗法。

按照治疗手段，治疗可以分为物理治疗、药物治疗、手术治疗等等。

物理疗法是应用热、冷、光、电、放射线和机械运动作用于患者的病变部位治疗疾病的方法，如酒精擦浴、新生儿光疗、超声雾化和肿瘤放疗等。物理疗法具有一定的消炎、镇痛、镇静安眠、改善血液循环、调节自主神经及内脏功能、软化瘢痕的功效。

化学疗法是应用化学合成物质，即药物治疗疾病的方法，包括中药疗法、西药疗法及中西药结合疗法。应用化学疗法，要根据对因（症）、适量、足程的原则，严格掌握适应证，注意药物的副作用和不良反应的发生。

手术疗法是指运用手术器械治疗疾病的方法，可以用于外伤、感染、肿瘤、畸形、某些功能性疾病和器官移植或置换等六个方面的治疗。

心理疗法又称精神疗法，是通过语言或非语言的沟通方式来改善病人的情绪，提高病人的认识，解除顾虑，增强战胜疾病的信心和能力，以期减轻或消除症状，促进疾病的治愈和康复。

饮食疗法是指根据不同病种、病情及体质，将经过合理配制的饮食或其制品，通过各种途径供给人体，以期增强体质和防治疾病的一种手段。按照不同的形态，饮食有普通饮食、软食、半流食及流食之分；按照营养成分，饮食又可以分为高（低）蛋白饮食、高（低）脂肪饮食、高（低）糖饮食、多（少、无）纤维素饮食等；按照摄入途径，有经鼻饲注入、经造瘘口注入及胃肠外途径输入的营养；此外，还有针对特殊疾病配制的饮食，如糖尿病饮食、溃疡病饮食等。

血液净化疗法是指应用净化技术，从肾外途径排除循环血液中代谢废物、药物及其他有害或过剩物质的治疗方法，主要用于急、慢性肾衰竭，重症肝炎，肝功能衰竭，某些风湿性疾病，重症药物、毒物中毒，某些代谢异常等疾病的治疗。

中医疗法是采用传统的中医药手段治疗疾病的一种治疗方法，包括药物内服疗法、针刺疗法、灸法、推拿疗法、气功疗法、拔罐疗法、敷贴疗法等。

 **学有所思**

请举例说明什么是病因疗法，什么是对症疗法？

练习题

病例分析 1

8个月男婴，因"低热3天，咳嗽喘息逐渐加重"到儿科门诊就诊。医生在对患儿进行体格检查后写下了简单的查体记录，请你分析：下面的体征中哪些是通过望诊得到的？哪些是通过触诊得到的？哪些是通过叩诊得到的？哪些是通过听诊得到的？

T37.8℃，呼吸60次/分，心率155次/分。烦躁不安，鼻翼扇动，口周发绀。双肺可闻及大量喘鸣音，中等量中小水泡音，呼气延长。叩诊心界不大，心音低钝。腹胀，可见肠型，无包块，肝肋下2.0cm，移动性浊音阴性。

病例分析 2

患者，男性，某医药公司销售副总，56岁。近些天因销售业绩不佳而心情不快，3天来时感胸痛。昨日凌晨2时突然感到心前区疼痛难忍，家人连忙将他送到急诊室。

接诊医生通过详细的问诊提到以下信息：患者于入院前3日开始出现劳累后的心前区闷痛，休息后可以缓解，每日发作3～4次，每次持续5～8分钟。3小时前突发心前区压榨样疼痛，持续不缓解，并向左肩和背部放射，伴大汗。

由于考虑到患者极有可能是心肌梗死，所以医生特别询问了有关信息，结果发现患者无高血压和冠心病的病史，但是有高脂血症，并有吸烟的习惯。

问题1：在医生所获得信息中，哪些属于现病史，哪些属于既往史，哪些属于个人史？

在询问病史以后，医生又对患者进行了详细的查体，发现患者的体温是36.5℃，脉搏是84次/分，呼吸是20次/分，血压是150/90mmHg。患者面容痛苦，口唇发绀，叩诊心界不大，心律整齐，心音低钝，腹部平软，肝脾未触及。

问题2：上述体征分别是通过望触叩听哪种手段获得的？

医生经过对病史和体征的分析，考虑到患者很可能是心肌梗死，又针对性地做了一些辅助检查，结果如下：

患者的血常规和尿常规检查是正常的。血心肌酶是增高的，心电图出现了支持心肌梗死的特征性图形。胸片结果未见明显异常。结合辅助检查，诊断被确定下来，患者患了"急性下后壁心肌梗死"。

问题3：医生为患者进行了哪几种辅助检查？

（参考答案：略）

（刘　虹）

第 4 章
临床常见疾病

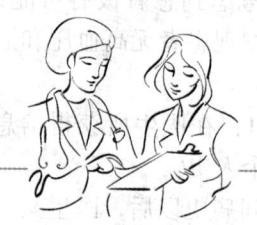

4.1 呼吸系统疾病
4.2 循环系统疾病
4.3 消化系统疾病
4.4 泌尿生殖系统疾病
4.5 血液系统疾病
4.6 内分泌代谢性疾病
4.7 风湿性疾病
4.8 神经精神疾病

4.1 呼吸系统疾病

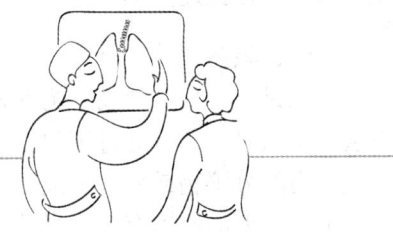

内容导航

4.1.1 常见症状

4.1.2 肺炎

    肺炎链球菌肺炎

    革兰阴性杆菌肺炎

    军团菌肺炎

4.1.3 慢性阻塞性肺疾病

4.1.4 支气管哮喘

4.1.5 慢性肺源性心脏病

4.1.6 肺结核

4.1.7 呼吸衰竭

学习目标

通过对本章节的学习，希望你达到以下要求：

1. 简述肺炎的概念、列举肺炎常见的病因和肺炎常见的临床表现。
2. 解释慢性阻塞性肺疾病的概念和可能的病因，说出其标志性症状。
3. 掌握慢性阻塞性肺疾病急性加重期的治疗原则。
4. 简单列举引起哮喘的环境因素，理解肺功能检查对哮喘患者的意义。
5. 理解 $β_2$ 受体激动剂、糖皮质激素在哮喘治疗中的地位，列举常用药物名称。
6. 简要解释慢性肺源性心脏病的概念，列举引起肺心病最多见的病因，理解肺动脉高压在肺心病发生过程中所起的作用，简述慢性肺源性心脏病的临床特点。
7. 简述肺结核病的临床表现和化疗原则，列举常用的抗结核药物的特点和副作用。
8. 简述呼吸衰竭的定义，解释Ⅰ型呼吸衰竭和Ⅱ型呼吸衰竭的血气标准，简述呼吸衰竭的治疗原则。

4.1.1 常见症状

咳嗽、咳痰

咳嗽是一种反射活动，为暴发性的呼气动作，因咳嗽感受器受刺激所引起。咳嗽时，气流通过声门喷射而出，发出特别声响，咽喉部、气管及大气管内的分泌物或异物也随之排出体外。因此咳嗽是机体的重要防御功能。引起咳嗽的原因有：①炎性刺激，如急、慢性呼吸道感染、肺炎、肺水肿等；②机械性刺激，吸入尘埃、异物、气管支气管受压或牵拉以及支气管平滑肌痉挛，如气管异物、支气管肺癌、支气管哮喘；③化学性刺激，如各种烟雾吸入；④过冷或过热的空气等。

痰为从声门排出的喉以下呼吸道和肺泡的分泌物，由黏液、浆液、细胞（白细胞、巨噬细胞等）、纤维蛋白、微生物、坏死组织、尘埃及异物等构成。痰量及其性状对诊断肺部感染和推测可能的病原体有帮助。

痰的颜色因其所含的物质而不同。无色透明痰多见于病毒感染；痰呈黄色提示有化脓菌感染；翠绿色痰多为铜绿假单胞菌感染；红棕色胶冻状痰多与肺炎杆菌感染有关；血痰要警惕肺癌；灰黑色痰多与大气污染或尘肺有关。

咯血

喉以下呼吸道或肺组织的出血，经口腔咯出称为咯血。咯血大多数是由于呼吸系统和心血管系统疾病引起。咯血量的多少与受损血管的性质及数量有直接关系，而与疾病严重程度不完全相关。大量咯血可引起休克，甚至窒息致死，必须及时抢救。

引起咯血常见的病因有以下几类，但国内以肺结核、支气管扩张及支气管肺癌最常见。

（1）呼吸系统疾病：支气管及肺的急、慢性感染；支气管肺癌、异物、外伤、结石等。

（2）心血管疾病：风湿性心脏病二尖瓣狭窄、左心衰竭、肺动脉栓塞或梗死、主动脉瘤破入支气管或肺实质常可引起致死性大咯血。

（3）其他疾病：传染病（如流行性出血热、钩端螺旋体病等）、血液病（血小板减少性紫癜、急性白血病等）及子宫内膜异位症等。

呼吸困难

呼吸困难是指呼吸时有一种异常的不舒适感，病人主观上感到空气不足、发憋、呼吸费力，客观可有呼吸节律、频率的改变及辅助呼吸肌参与呼吸运动等体征。根据临床特点可以分为吸气性呼吸困难、呼气性呼吸困难和混合性呼吸困难。

吸气性呼吸困难，以吸气显著困难为其特点，发生常与大气道狭窄梗阻有关。呼气性呼吸困难，以呼气明显费力、呼气相延长伴有广泛哮喘音为特点，其发生与支气管痉挛、狭窄、肺组织弹性减弱，影响肺通气功能有关。典型疾病为支气管哮喘和阻塞性肺气肿。混合性呼吸困难，为吸气和呼气均感费力，呼吸浅而快。多见于重症肺炎、广泛肺纤维化、大面积肺不张、大量胸腔积液和气胸等疾患。

呼吸系统以外的疾病也可以引起呼吸困难，如心功能不全、中毒、重症颅脑疾患（如脑血管意外、脑炎、脑肿瘤、脑外伤），重症肌无力等肌肉疾患，甚至重度贫血。

4.1.2 肺 炎

肺炎是指终末气道、肺泡及肺间质的炎症，是呼吸系统常见病。可以由病原微生物、理化因素、免疫损伤、过敏及药物所致，其中细菌性肺炎最为常见。肺炎的临床表现主要有咳嗽、咳痰及呼吸困难等。下面给大家介绍一下肺炎的分类及特点。

解剖学分类

1．大叶性（肺泡性）肺炎 病原菌先在肺泡引起炎症，经肺泡间孔向其他肺泡蔓延，致使肺段的一部分或整个肺段、肺叶发生炎症，表现为肺实质炎症。

2．小叶性肺炎（支气管肺炎） 最常见病原菌是肺炎链球菌，病原体经支气管入侵，引起细支气管、终末细支气管及肺泡的炎症，常继发于其他疾病，如支气管炎、支气管扩张、上呼吸道病毒感染以及长期卧床的危重病人。

3．间质性肺炎 以肺间质为主的炎症，病变主要累及支气管壁及其周围组织。

病因分类

1．细菌性肺炎 致病菌包括：①需氧革兰阳性球菌：如肺炎链球菌、金黄色葡萄球菌等；②革兰阴性杆菌：如肺炎克雷伯杆菌、流感嗜血杆菌等；③厌氧杆菌。

2．病毒性肺炎 如冠状病毒、腺病毒、流感病毒等。

3．非典型病原体所致肺炎 由军团菌、支原体和衣原体引起。

4．真菌性肺炎 如白念珠菌、曲菌、放线菌等。

5．其他病原体所致肺炎 如立克次体、弓形体、卡氏肺孢子菌、寄生虫（如肺包虫、肺吸虫）等。

6．理化因素及过敏所致肺炎 如放射性肺炎、过敏性肺炎等。

> 肺炎是指终末气道、肺泡及肺间质的炎症，是呼吸系统常见病。
>
> 肺炎的临床表现主要有咳嗽、咳痰及呼吸困难等。

患病环境分类

1. 社区获得性肺炎是指在医院外罹患的感染性肺实质炎症，包括具有明确潜伏期的病原体感染而入院后在平均潜伏期内发病的肺炎。主要病原菌为肺炎链球菌、流感嗜血杆菌等。

2. 医院获得性肺炎是指患者入院时不存在、也不处于感染潜伏期，而在入院 48 小时后在医院（包括老年护理院、康复院）内发生的肺炎。多发生在老年、体弱、慢性病或危重症患者，临床症状常不典型、治疗困难、预后差、死亡率高。常见致病菌为革兰阴性杆菌，其次为金黄色葡萄球菌、真菌等。

 **学有所思**

引起大叶性肺炎最常见的病原菌是什么？医院获得性肺炎与社区获得性肺炎相比，有哪些特点？常见的病原菌有哪些？

肺炎链球菌肺炎

定义及发病情况

> 肺炎链球菌肺炎是由肺炎链球菌（肺炎球菌）所引起的肺炎。

肺炎链球菌肺炎是由肺炎链球菌（肺炎球菌）所引起的肺炎。通常急性起病，以寒战、高热、咳嗽、咳铁锈色痰及胸痛为特征，X 线胸片呈肺段或肺叶的急性炎性实变。发病率占社区获得性肺炎的首位。由于抗生素的广泛应用，发病率逐渐下降，不典型病例较前增多。

病因和发病机制

肺炎链球菌为革兰阳性球菌。机体免疫力正常的情况下，它多寄生在人体的上呼吸道。当机体免疫功能受损时，毒力强的细菌侵入人体而致病。发病以冬季及初春多见。患者多为无基础疾病的青壮年或老年人以及婴儿，男性多于女性。肺炎链球菌的多糖荚膜对组织有侵袭作用，首先引起肺泡壁水肿，出现白细胞、红细胞及纤维蛋白渗出，含菌的渗出液经肺泡孔向中央部分扩散，可累及几个肺段或整个肺叶。

临床表现

1. **症状** 常有受凉、淋雨、疲劳、酗酒等病史，多有上呼吸道感染的前驱症状。多急骤起病，出现寒战、高热，体温通常在 39～40℃。咳嗽，痰不多，可带血，典型者为铁锈色痰，现已不多见。可有胸痛。还可以伴有食欲缺乏、恶心、呕吐、腹痛、腹泻等。感染严重者可并发感染性休克，尤其是老年人，表现为血压降低、心动过速、四肢厥冷、发绀、烦躁不安、意识模糊等。

2．体征 患者呈急性热病容，口角可有单纯疱疹，病变广泛者可出现发绀。早期肺部可无异常体征。肺实变时体征为：患侧语颤增强、叩诊浊音、听诊可闻及支气管呼吸音及湿性啰音。

本病自然病程1～2周。使用有效抗菌药物后，体温于1～3日内恢复正常，其他症状及体征也随之消失。

辅助检查

1．血象 白细胞总数多在（10～30）×10^9/L，中性粒细胞增高，伴有核左移，胞质内可见中毒颗粒。免疫功能低下者，可仅有中性粒细胞增高。

2．痰液检查 痰涂片作革兰染色及荚膜染色镜检，如发现革兰染色阳性、带荚膜的双球菌或链球菌，可初步诊断。痰培养24～48h可确定病原体。

3．免疫学检查 PCR检测和荧光标记抗体检测可提高病原学诊断率。

4．X线检查 早期可仅见肺纹理增强，或受累肺段、叶略显模糊，随着病变进展可出现大片炎症渗出影或者肺实变影，病变不超过叶间胸膜，但近年来典型病变已不多见。

诊断要点

根据典型的病史，体征，结合胸部X线检查可做出初步诊断。病原学检查为确诊的主要依据。

治疗要点

1．抗感染治疗 首选青霉素G，用药途径及剂量取决于病情轻重及有无并发症，轻症者可用青霉素80万单位/次，3次/日，肌内注射，稍重者可用480万U/d，分3～4次静脉滴注，滴注时每次量尽可能在1小时内滴完，以达到有效血浓度。对青霉素过敏者，可选用红霉素静脉点滴，或选用喹诺酮类药物。重症者可用头孢菌素类抗生素。如治疗有效，24～72小时后体温即可恢复正常。抗菌药物标准疗程为14天，或热退后3天停药或由静脉用药改为口服，维持数日。

2．对症及支持治疗 注意补充足够的蛋白质和维生素，注意水电解质平衡，防止休克发生。根据患者症状给予对症处理。尽量不用退热剂，避免大量出汗，影响临床判断。咳嗽剧烈者应用镇咳药。胸痛剧烈者可酌情应用少量镇痛剂。有低氧血症者，应予以吸氧。

3．并发症的处理 经抗生素治疗后如果体温仍持续不降，除考虑有耐青霉素的肺炎链球菌或者混合细菌感染外，要考虑有无并发症的发生。合并有胸腔积液或者脓胸，除全身抗菌治疗，还要积极引流积液或积脓。重症有肺水肿或者呼吸衰竭时，要积极提供呼吸支持如机械通气，同时可酌情给予糖皮质激素治疗。

 **学有所思**

治疗肺炎链球菌肺炎首选的抗生素是什么？

革兰阴性杆菌肺炎

定义及发病情况

革兰阴性杆菌肺炎的常见致病菌有肺炎克雷伯杆菌、铜绿假单胞菌（绿脓杆菌）、流感嗜血杆菌、大肠埃希菌、不动杆菌等。常好发于老年人、营养不良、酗酒、有慢性肺病、糖尿病或长期使用肾上腺皮质激素、免疫抑制剂的病人以及全身衰竭的病人。院内获得性肺炎的比例远高于院外获得性肺炎。感染途径主要有经口误吸、机械通气、采用雾化吸入装置及各种导管引起的感染。

诊断要点

1. **临床表现** 常有受寒、劳累等诱因，多伴有慢性阻塞性肺病、心力衰竭等基础疾病。多数起病急骤，部分隐匿。常见症状有发热、咳嗽、咳痰和胸痛。早期多为干咳，以后咳痰量多少不一，常为脓痰。肺炎克雷伯杆菌肺炎痰可为红色胶冻样，而铜绿假单胞菌感染多有灰绿色脓痰。查体可有肺部湿啰音。重症患者可并有呼吸衰竭。

2. **痰液检查** 采用正确取痰方法作痰培养，以明确诊断。条件允许可考虑经纤维支气管镜吸痰、防污染毛刷取样等方法作细菌培养。也可采集血及胸水标本做培养，特异性高，培养阳性也具有诊断意义。

3. **胸部X线检查** X线表现多呈两肺多发的、小斑片状病灶，病灶融合可呈大片状阴影。

4. **血液检查** 血白细胞总数可以升高，也可不高，但是中性粒细胞通常增多并伴核左移，而白细胞减少通常提示病情严重。重症患者可有低氧血症。

治疗要点

选用有效抗菌药物是治疗革兰阴性杆菌肺炎的关键，治疗前尽可能作药物敏感试验，以选用有效药物，抗生素宜剂量充分、长疗程、联合用药。肺炎克雷伯杆菌肺炎的治疗为第二、三代头孢菌素联合氨基糖苷类抗生素。铜绿假单胞菌肺炎的有效抗菌药为β内酰胺类、氨基糖苷类、氟喹诺酮类等。疗程应个体化。

其他治疗包括保持气道通畅、氧疗、纠正水电解质和酸碱失衡及支持疗法等。

军团菌肺炎

定义及发病情况

军团菌肺炎是由革兰染色阴性嗜肺军团菌引起的一种以肺炎为主的全身性疾病。嗜肺军团菌存在于水和土壤中,常经供水系统、空调或雾化吸入引起呼吸道感染,可呈小的暴发流行。年老体弱、慢性疾病、恶性肿瘤或接受免疫抑制剂治疗者易患本病,病死率高。夏季或初秋为多发季节。

诊断要点

1. 临床表现　潜伏期2～10天。前驱症状为全身不适、食欲减退、乏力、低热,1～2天后出现寒战、高热、头痛、肌痛、咳嗽、咳痰,痰黏稠、量少,可带血丝或呈血痰,一般不呈脓性痰,严重者有呼吸困难,甚至发生呼吸衰竭。消化系统症状常较明显,有恶心、呕吐和水样腹泻。神经系统症状常有谵妄、定向障碍、神志迟钝等。体征可有急性病容、肺部有湿音,重症者肺部出现实变体征。

2. 胸部X线　早期可仅有局部肺纹理增粗、模糊,病变进展迅速,多个肺叶或段呈斑片状浸润阴影,并可有叶、段肺实变征象(单侧或双侧),可伴空洞或肺脓肿。病变吸收较一般肺炎慢,在临床治疗有效时,其X线表现病变仍呈进展状态,为其特征之一。

3. 实验室检查　白细胞计数及中性粒细胞增高、核左移。血军团菌抗体测定恢复期较急性期增高4倍以上,或恢复期单份血清滴度1∶256以上,则有诊断价值。痰、胸腔积液特殊培养获得嗜肺军团菌可确定诊断。

治疗要点

除支持治疗外,抗菌治疗首选红霉素,1～2g/d,静滴或口服,疗程2～3周,以防复发。必要时加用利福平。

预防

加强对医院、旅馆等环境和水源的监控,是控制本病可能发生流行的关键。

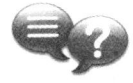 学有所思

有哪些因素可以诱发革兰阴性杆菌肺炎?肺炎克雷伯杆菌肺炎和军团菌肺炎治疗时首选的抗生素各是什么?

练习题

填空题

1. 肺炎链球菌肺炎的治疗首选 _____。
2. 革兰阴性杆菌肺炎的感染途径主要是 _____。
3. 社区获得性肺炎的常见病原菌有 _____。

选择题

1. 易于诱发革兰阴性杆菌肺炎的因素错误的是
A．慢性疾病
B．长期使用肾上腺皮质激素、免疫抑制剂
C．使用机械呼吸器、雾化吸入器
D．静脉输液
2. 关于医院获得性肺炎的概念错误的是
A．是指患者入院时不存在
B．不处于感染潜伏期
C．在入院 24 小时后发生的肺炎
D．可在康复医院内发生
3. 军团菌肺炎首选抗生素为
A．青霉素
B．红霉素
C．庆大霉素
D．链霉素

参考答案

填空题

1. 青霉素
2. 经口误吸
3. 肺炎链球菌

选择题

1. D
2. C
3. B

4.1.3 慢性阻塞性肺疾病

定义及发病情况

慢性阻塞性肺疾病（英文简称 COPD）是一种具有气流受限特征的肺部疾病，气流受限不完全可逆，呈缓慢进行性发展。确切病因还不十分清楚，但认为与肺部对有害气体或有害颗粒的异常炎症反应有关。COPD 是呼吸系统疾病中的常见病和多发病，患病率和病死率均高。

COPD 与慢性支气管炎或（和）肺气肿密切相关。当慢性支气管炎或（和）肺气肿患者肺功能检查出现气流受限并且不完全可逆时，则诊断为 COPD。如患者只有慢性支气管炎或（和）肺气肿，而无气流受限，则不能诊断 COPD，而视为 COPD 的高危期。

> 慢性阻塞性肺疾病（英文简称 COPD）是一种具有气流受限特征的肺部疾病，气流受限不完全可逆，呈缓慢进行性发展。

相关链接——慢性支气管炎

慢性支气管炎（简称慢支）是指支气管壁的慢性非特异性炎症。临床上以咳嗽、咳痰或伴有喘息及反复发作的慢性过程为特征。如患者每年发病持续 3 个月以上，连续 2 年或更长，并排除其他已知原因的慢性咳嗽，即可诊断为慢性支气管炎。慢性支气管炎长期反复发作可并发阻塞性肺气肿，甚至发展为慢性肺源性心脏病。

阻塞性肺气肿（简称肺气肿）系指终末细支气管远端部分（包括呼吸性细支气管、肺泡管、肺泡囊和肺泡）出现异常持久的扩张、充气和肺容量增大并伴有气道壁的破坏。

病因和发病机制

到目前为止 COPD 病因尚未阐明，一般认为与下列危险因素有关：

1. **吸烟** 吸烟为重要的发病因素，因烟草中的焦油、尼古丁等化学物质可损伤气道上皮细胞，黏液分泌增多，气道净化能力下降，容易继发感染。烟草、烟雾还可使氧自由基产生增多，诱导中性粒细胞释放蛋白酶，并抑制抗蛋白酶系统，促进肺气肿形成。烟龄越长，吸烟量越大，COPD 患病率越高。

2. **感染** 是 COPD 发生、发展的重要因素之一。病毒、细菌和支原体感染是 COPD 急性加重的重要原因。

3. **大气污染** 大气中的有害气体如二氧化硫、二氧化氮、氯气及臭氧等，对气道黏膜的损伤和本身的细胞毒作用，使纤毛清除功能降低，黏液分泌增加，增加感染机会。

4. **职业性粉尘和化学物质** 如烟雾、工业废气、过敏原、室内空气污染等，浓度过大或接触时间过长，均可能与COPD产生有关。

5. **蛋白酶－抗蛋白酶失衡** 蛋白水解酶对肺组织有损伤、破坏作用；而抗蛋白酶对弹性蛋白酶等多种蛋白酶具有抑制作用，蛋白酶增加或抗蛋白酶不足均可导致肺组织损伤、结构破坏，发生肺气肿。

6. **其他** 如遗传因素、自主神经功能失调，营养缺乏、气温突变等都可能与COPD的发生、发展有关。

 学有所思

请说出COPD的定义，并结合病因进行思考，如何减低患COPD的风险？

临床表现

1. **症状** 缓慢起病，病程较长。主要症状有：

（1）慢性咳嗽：随病情发展可终身不愈，常晨起时明显，有夜间阵咳和排痰。

（2）咳痰：一般为白色黏液泡沫状，偶可带血丝，清晨较多。急性加重时，痰量增多，可有脓痰。

（3）气短或呼吸困难：逐渐加重的气短或呼吸困难是COPD的标志性症状。初期仅发生在活动时，随病情发展，甚至可出现在静息状态。急性加重时，呼吸困难加重。

（4）全身症状：晚期可有乏力、食欲缺乏、体重下降、精神抑郁和（或）焦虑等。严重时可出现呼吸功能衰竭的症状，如发绀、头痛、嗜睡、神志恍惚等。

2. **体征** 早期可无异常体征，随病情进展可出现典型肺气肿体征：视诊为桶状胸，胸部呼吸运动减弱，触觉语颤减低或消失；叩诊过清音，肺下界及肝浊音界下移，心浊音界缩小或消失；听诊两肺呼吸音减弱，部分患者可闻及散在的干、湿性音，心音遥远。

3. **并发症** 可有慢性呼吸衰竭、自发性气胸、慢性肺源性心脏病等。

辅助检查

1. **肺功能检查** 是判断气流受限的主要客观指标，对COPD诊断、严重程度分级、疾病进展、判断预后及治疗效果等均有重要意义。

（1）第一秒用力呼气容积占用力肺活量百分比（FEV_1/FVC），是评价气流受限的一项敏感指标。

第一秒用力呼气容积占预计值百分比（FEV_1/预计值），是评估COPD

严重程度的良好指标。它变异性小,易于操作。

吸入支气管舒张剂后 $FEV_1/FVC < 70\%$ 及 $FEV_1 < 80\%$ 预计值者,可确定为不完全可逆的气流受限。作为辅助检查,支气管舒张试验有一定价值。

(2) 肺总量(TLC)、功能残气量(FRC)和残气量(RV)增高、肺活量(VC)减低,表明肺过度充气,有参考价值。

2. 胸部影像学检查　COPD 早期胸部 X 线片可无变化,疾病反复发作可出现肺气肿改变。

3. 动脉血气分析　有助于确定低氧血症、高碳酸血症、酸碱平衡失调及判断呼吸衰竭类型。

诊断要点

1. 诊断依据　主要根据吸烟等高危因素史、临床症状、体征及肺功能检查等进行综合分析确定。不完全可逆性的气流受限是诊断 COPD 的必备条件。吸入支气管舒张剂后 $FEV_1/FVC < 70\%$ 及 $FEV_1 < 80\%$ 预计值可确定为不完全可逆性气流受限。

2. COPD 严重程度分级　根据症状,FEV1/FVC 及 FEV1% 预计值进行分级。

3. COPD 病程分期

(1) 急性加重期(慢性阻塞性肺疾病急性加重):在疾病过程中,短期内咳嗽、咳痰、气短和(或)喘息加重、痰量增多,痰呈脓性或黏液脓性,可伴发热等症状。

(2) 稳定期:患者咳嗽、咳痰、气短等症状稳定或轻微。

 学有所思

COPD 的诊断要点有哪些?(提示:可以从病史、典型症状、体征和辅助检查几方面去思考)。

治疗要点

1. 急性加重期

(1) 吸氧:发生低氧血症时,可根据患者情况选择不同方式吸氧,原则为持续低流量吸氧。一般吸入氧浓度控制在 28%～30%,估算公式为吸入氧浓度(%)=21 + 4× 氧流量(L/min)。目标是维持 $PaO_2 > 60mmHg$ 或者 $SaO_2 > 90\%$,以避免组织缺氧。应避免吸入氧浓度过高引起二氧化碳潴留。

(2) 抗生素治疗:急性加重最多见的原因是细菌或病毒感染。对于细菌感染应根据致病菌的类型及药物敏感程度选择抗菌药物,在未确定病原

菌之前，则根据经验用药。较轻患者，多选择口服抗菌药物，对于较重患者，多选用抗菌谱较广的抗菌药物并静脉注射用药。常用的药物有β内酰胺类/β内酰胺酶抑制剂；第二代头孢菌素、大环内酯类或喹诺酮类药物，如阿莫西林、头孢噻肟、头孢曲松钠等。

(3) 支气管扩张药：

1) 茶碱类：茶碱控释片，0.2g，早晚各一次；氨茶碱，0.1g，每日3次。

2) β_2肾上腺素受体激动剂：主要有沙丁胺醇（salbutamol，舒喘灵）气雾剂，吸入后数分钟内开始起效，15～30分钟达到峰值，持续4～5小时。常用剂量为100～200微克/次（每喷100μg），3～4次/日，每日不超过8～12喷。喘息症状严重者可用适量生理盐水稀释后雾化吸入。

3) 抗胆碱能药：主要有异丙托溴铵（ipratropium，异丙托品）气雾剂，常用量为每次吸入40～80μg（每喷20μg），3～4次/日。

此外，尚有长效β_2肾上腺素受体激动剂如沙美特罗和福莫特罗等目前应用亦较多。

(4) 祛痰药：对痰不易咳出者可应用祛痰药。常用的药物有盐酸氨溴索或羧甲司坦等。对痰液黏稠者也可采用生理盐水等气雾湿化吸入，有利于排痰。

(5) 糖皮质激素：必要时可考虑口服泼尼松龙30～40mg/d，或者静脉给予甲基强的松龙，连续5～7天。

2．稳定期

(1) 支气管扩张药及祛痰药：常用药物同急性加重期。支气管扩张药长期规则应用可预防和减轻症状。

(2) 长期家庭氧疗（LTOT）：对COPD慢性呼吸衰竭患者可以提高生存率及生活质量，改善活动能力、睡眠和认知能力。一般推荐氧流量为1.0～2.0L/min，每天超过15小时，目标使$PaO_2 \geqslant 60mmHg$和（或）使SaO_2升至90%。

(3) 戒烟。

(4) 营养治疗：以改善营养状况，增强机体免疫功能。

(5) 呼吸肌功能锻炼和体育锻炼　可作腹式呼吸、缩唇呼气和气功、太极拳、定量行走或登梯练习等运动，以加强呼吸肌的活动能力和运动耐力，改善呼吸功能。

 **学有所思**

对COPD的病人来说，急性加重意味着生命受到威胁。在急性加重期应如何治疗？当患者处于稳定期时，在家庭中应怎样进行吸氧治疗？

练习题

填空题

1. COPD 的标志性症状是 _____。
2. COPD 的常见并发症是 _____、_____ 和 _____ 等。
3. 长期家庭氧疗氧流量是 ___/min，吸氧时间应在每日 ___ 小时以上。

选择题

1. 下列哪项不是 COPD 可能的发病因素
   A. 吸烟
   B. 感染
   C. 大气污染
   D. 运动
2. 诊断 COPD 的肺功能标准是
   A. 吸入支气管舒张剂后，$FEV_1/FVC < 70\%$ 且 FEV_1 占预计值 $< 80\%$
   B. 吸入支气管舒张剂后，FEV_1 占预计值 $< 70\%$
   C. 吸入支气管舒张剂后，$FEV_1/FVC > 70\%$
   D. 吸入支气管舒张剂后，FEV_1 占预计值 $> 70\%$

参考答案

填空题

1. 逐渐加重的气短或呼吸困难
2. 慢性呼吸衰竭　自发性气胸　慢性肺源性心脏病
3. 1.0～2.0L　15

选择题

1. D　2. A

4.1.4 支气管哮喘

定义及发病情况

支气管哮喘（简称哮喘）是由多种细胞（如嗜酸性粒细胞、肥大细胞、T 淋巴细胞、中性粒细胞和气道上皮细胞等）参与的气道慢性炎症性疾病。这种慢性炎症导致气道反应性的增高，引起反复发作的喘息、气急或胸闷、咳嗽等症状，常在夜间或清晨发作或加剧，可自行缓解或经过治疗后缓解，治疗不当或不及时可导致气道发生不可逆的狭窄。

哮喘是常见病，其患病率在全球呈上升趋势，严重危害人类健康。为此，世界各国的哮喘防治专家共同起草并不断更新了全球哮喘防治创议

> 哮喘是由各种细胞参与的气道慢性炎症性疾病。

（GINA）。GINA 已成为目前防治哮喘的重要指南。

病因和发病机制

哮喘是一种有明显家族聚集倾向的多基因遗传性疾病，环境因素在发病中也起到重要作用。环境因素主要包括各种激发因素，如尘螨、花粉、真菌、动物毛屑、二氧化硫和氨气等各种特异和非特异性吸入物；感染（包括细菌、病毒、寄生虫等）、药物（如阿司匹林、普萘洛尔）、运动、气候变化、妊娠以及心理因素。

哮喘的发病机制不完全清楚。变态反应、气道炎症、气道反应性增高及神经调节等因素及其相互作用被认为与哮喘的发病关系密切。

临床表现

哮喘典型的表现是发作性伴有哮鸣音的呼气性呼吸困难或发作性胸闷、咳嗽，常在夜间和凌晨发作和加重，重者被迫端坐、发绀。每次发作持续数分钟、数小时或数天，经支气管舒张剂作用或自然缓解，某些患者在缓解数小时后再次发作。部分哮喘患者以发作性咳嗽为其唯一的临床表现而无喘息（称咳嗽变异性哮喘），易造成误诊。当哮喘发作时，肺部听诊可以发现呼气相延长伴广泛的哮鸣音。

哮喘可以并发气胸、肺不张；长期反复发作可以并发慢性支气管炎、肺气肿和肺源性心脏病。

辅助检查

1. 血常规检查　常有嗜酸性粒细胞增多，但多不明显。
2. 痰液检查　涂片在显微镜下可见较多的嗜酸性粒细胞。
3. X线胸片　哮喘发作时两肺透亮度增加，呈过度充气状态，缓解期多无明显异常。重症哮喘要注意肺不张、气胸等并发症的存在。
4. 肺功能检查　哮喘发作时有关呼气流速的全部指标，如一秒钟用力呼气量（FEV_1）、FEV_1 占用力肺活量比值（$FEV_1/FVC\%$）、呼气流量峰值（PEF）等均下降。哮喘缓解后肺功能可逐渐恢复。
5. 支气管舒张试验　用于哮喘的诊断和疗效判断。发作期患者吸入 β_2 激动剂后，FEV_1 值较用药前增加 15% 以上，且绝对值 > 200ml 为试验阳性。
6. 支气管激发试验　用于测定气道反应性。常用吸入剂为乙酰甲胆碱或组胺吸入，在设定的激发剂量范围内，如 FEV_1 下降 > 20%，可诊断为激发试验阳性。只适用于 FEV_1 在预计值 70% 以上的患者。
7. PEF 及其变异率的测定　PEF 可反映气道通气功能的变化。哮喘发作时 PEF 下降。此外，由于哮喘通气功能有时间节律变化的特点，所以 PEF 昼夜变异率若 ≥ 20%，则符合气道气流受限可逆性改变的特点，可诊断哮喘。
8. 动脉血气分析　哮喘发作严重时，可有 PaO_2 下降。由于过度通气

可使 $PaCO_2$ 下降，pH 上升，表现为呼吸性碱中毒。随着病情进一步发展，气道阻塞严重，缺氧加重同时伴有二氧化碳潴留。

9．变应原检测试验

（1）体外检测：检测患者血清的特异性 IgE，哮喘患者通常增高。

（2）体内试验：包括皮肤变应原测试和吸入变应原测试。要注意防止过敏的发生。

诊断要点

1．诊断标准

（1）反复发作喘息、气急、胸闷或咳嗽，发作多与接触变应原、冷空气、物理化学刺激、病毒性上呼吸道感染、运动等有关。

（2）发作时双肺可闻及散在或弥漫性、以呼气相为主的哮鸣音，呼气相延长。

（3）上述症状可经治疗或自行缓解。

（4）除外其他疾病所引起的喘息、胸闷或咳嗽。

（5）临床表现不典型者（如无明显喘息或体征）至少应有下列三项中的一项：①支气管激发试验或运动试验阳性；②支气管舒张试验阳性；③PEF 日内变异率或昼夜波动率 ≥ 20%。

符合（1）～（4）条或（4）、（5）条者可以诊断支气管哮喘。

2．分期及病情严重程度的分级　哮喘可分为急性发作期、慢性持续期和缓解期三期。

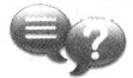 **学有所思**

引起哮喘的病因有哪些？哮喘的典型症状是什么？肺功能检查在哮喘的诊断治疗中起到怎样的作用？

治疗要点

目前尚无特效的治疗方法。治疗的目的为控制症状，防止病情恶化，尽可能保持肺功能正常，维持正常活动能力（包括运动），避免治疗副作用，防止不可逆气流阻塞，避免死亡。

1．脱离变应原　对于已知有明确引起哮喘发作的变应原或其他非特异刺激因素的患者，立刻脱离变应原是防治哮喘最有效的方法。

2．药物治疗　治疗哮喘的药物主要有两大类，包括支气管舒张剂和抗炎药。

（1）支气管舒张剂

β₂肾上腺素受体激动剂是控制哮喘急性发作症状的首选药物。

1) β₂肾上腺素受体激动剂(简称β₂受体激动剂):主要通过作用于呼吸道的β₂受体,激活腺苷酸环化酶,使细胞内的cAMP含量增加,游离钙减少,从而松弛支气管平滑肌,是控制哮喘急性发作症状的首选药物。常用的短效β₂受体激动剂有沙丁胺醇、特布他林等,作用时间为4～6h。长效β₂受体激动剂有沙美特罗、福莫特罗和丙卡特罗等,作用持续长达12～24h,长效β₂受体激动剂尚具有一定的抗气道炎症,增强黏液纤毛运输功能的作用。

给药途径有吸入、口服和静脉。首选吸入治疗,因药物直接作用于气道,局部浓度高且作用迅速,所用药物剂量小,全身副反应小。以定量气雾吸入(MDI)最常用,常用剂量为沙丁胺醇或特布他林MDI,每次1～2喷,吸药后5～10min起效,作用持续时间可达4～6h。β₂激动剂不良反应较轻,有心悸、肌颤及低血钾等,长期连续使用可致β₂受体功能下调,药效下降。

2) 茶碱类药物:茶碱类药物是目前我国应用最广泛的支气管舒张剂,同时它还具有增强气道纤毛清除功能和抗炎作用,和糖皮质激素合用具有协同作用。

轻至中度患者口服氨茶碱,成人一般剂量是0.1～0.2克/次,3次/日,重至危重度患者静脉给药,静脉注射氨茶碱首次剂量是4～6mg/kg,注射速度不超过0.25mg/(kg·min)或10min,静脉滴注的维持量为0.6～0.8mg/(kg·h),日注射量不超过1.0g。茶碱类不良反应有:恶心、呕吐、心悸、心律失常、血压下降、严重者可引起抽搐乃至死亡。由于茶碱的药代动力学存在明显种族和个体差异,为减少毒副作用,有条件者最好做血清茶碱浓度监测。近年来用于临床的茶碱控释片/缓释片(如舒弗美)1片/次,1～2次/日,血药浓度平稳、不良反应小、病人依从性好,适合夜间哮喘治疗。

3) 抗胆碱药:如异丙托溴铵气雾剂,吸入25～75微克/次,3次/日,或用100～150μg/ml的溶液持续雾化吸入,它通过抑制M受体使支气管平滑肌松弛。其舒张支气管平滑肌的作用较β₂受体激动剂弱,但有长期应用不产生耐受性、与β₂激动剂联合使用有协同和延长疗效等特点,尤其适用于夜间哮喘及多痰患者。不良反应小,少数病人有口苦或口干感。青光眼、前列腺肥大等患者慎用。

(2) 抗炎药物

1) 糖皮质激素:哮喘的病理基础为慢性非特异性炎症,糖皮质激素从多个环节抑制气道炎症过程,是目前控制哮喘发作最有效的药物。

可采用吸入、口服和静脉途径给药,其中吸入型激素制剂是目前推荐的长期抗炎治疗哮喘最常用的药物,如倍氯米松、布地奈德(BDP)、氟替卡松等气雾剂。病人需连续规则吸入激素一周方能生效。倍氯米松气雾剂一般用量100～200微克/次、3～4次/日，疗程一般较长。吸入型糖皮质激素全身不良反应小，但可出现咽部不适、声音嘶哑和口咽部念珠菌感染。喷药后用清水漱口可减轻局部反应和胃肠吸收。口服制剂如泼尼松、泼尼松龙用于吸入糖皮质激素无效或需要短期加强者，一般30～40mg/d，症状缓解后逐渐减量至≤10mg/d，然后停用或改吸入制剂。重度及以上患者应尽早采用静脉给药，如氢化可的松（100～400 mg/d）、地塞米松（10～30mg/d）或甲泼尼龙。静脉用药后起效时间通常在4h左右，症状缓解后逐渐减量，然后改口服和吸入维持。

2）白三烯受体拮抗剂：通过竞争性地与白三烯受体结合，抑制白三烯的炎症作用，同时有舒张支气管平滑肌的作用。常用药有扎鲁司特、孟鲁司特。不良反应通常较轻微，主要是胃肠道症状，少数有皮疹等，停药后可恢复正常。

3）色甘酸钠：是非糖皮质激素类抗炎药。可部分抑制 IgE 介导的肥大细胞释放介质，对其他炎症细胞释放介质亦有选择性抑制作用。能预防变应原、运动和干冷空气等诱发的哮喘。色甘酸钠雾化吸入 5～10mg，每日 3 次。少数病例有咽喉不适、胸闷、偶见皮疹，孕妇慎用。

4）其他药物：酮替芬和新一代 H_1 受体拮抗剂，阿司咪唑等，对轻症哮喘和季节性哮喘有一定效果。

3. 免疫治疗　分为特异性和非特异性两种。前者又称脱敏治疗。非特异性免疫治疗包括卡介苗、核酸酪素、转移因子等也有一定疗效。

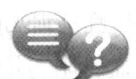 **学有所思**

支气管扩张剂包括哪几类？常用的抗炎药物有哪些？

练习题

选择题

1．判定支气管哮喘疗效最有意义的指标为

A．肺活量

B．嗜酸性粒细胞

C．症状和体征

D．血气分析

2．目前控制哮喘最有效的药物为

A. 氨茶碱

B. 激素

C. 沙丁胺醇

D. 白三烯受体拮抗剂

3. 下列哪项不是支气管哮喘的临床表现

A. 咳嗽

B. 胸闷

C. 反复发作的呼气性呼吸困难

D. 咯血

简答题

1. 支气管哮喘发作时的临床表现。
2. 简述支气管扩张剂的类别。

参考答案

选择题

1. A　2. B　3. D

简答题（答案略）

4.1.5　慢性肺源性心脏病

定义及发病情况

慢性肺源性心脏病（简称肺心病）是由于支气管、肺、胸廓或肺动脉血管的慢性病变导致肺组织结构和（或）功能异常，产生肺血管阻力增加，肺动脉高压，右心负荷加重，进而造成右心室扩张或（和）肥厚，伴或不伴有右心衰竭的心脏病。主要临床表现是肺原发疾病、肺气肿及右心功能不全的症状及体征。急性呼吸道感染是急性发作的主要诱因，常导致肺、心功能衰竭。本病为中老年人的常见病。冬、春季节多有急性发作。

 学有所思

发生肺心病时，心脏的哪部分将出现明显的病变？

病因和发病机制

1. 病因

（1）支气管、肺部疾病：以 COPD 最为多见，占 80%～90%，其次为支气管哮喘、支气管扩张、重症肺结核等。

(2) 胸廓运动障碍性疾病：严重的脊柱畸形、胸廓畸形、广泛的胸膜粘连等。

(3) 其他：肺血管疾病如肺小动脉栓塞、睡眠呼吸暂停综合征等。

2．发病机制　肺心病发生的关键环节是肺动脉高压，长期肺动脉高压使右心室负荷增加，早期右心室代偿性肥厚，晚期出现失代偿性心脏扩大、右心衰竭。

> 肺心病发生的关键环节是肺动脉高压。

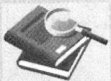

相关链接——肺动脉高压的成因

肺心病发生的关键环节

①肺血管阻力增加的功能性因素：缺氧、高碳酸血症和呼吸性酸中毒使肺血管收缩、痉挛，其中缺氧是肺动脉高压形成最重要的因素。

②肺血管阻力增加的解剖学因素：解剖学因素是指肺血管解剖结构的改变，形成肺循环血流动力学的障碍。当肺泡毛细血管床总面积减少到超过70%时，会引起肺动脉高压。

③血液黏稠度增加和血容量增多：慢性缺氧可引起继发性红细胞增多，血液黏稠度增加。缺氧引起的神经内分泌异常可以造成水、钠潴留，使血容量增多。

临床表现

本病发展缓慢，从COPD发展到肺心病一般需6～10年。根据肺、心功能情况将肺心病分为代偿期和失代偿期：

1．肺、心功能代偿期（缓解期）

1）症状：此期主要为慢性阻塞性肺疾病表现，有慢性咳嗽、咳痰、呼吸困难、乏力、活动耐力下降等。急性感染可使上述症状加重。

2）体征：肺部有明显肺气肿征。肺动脉瓣区第二心音亢进，剑突下出现心脏搏动或三尖瓣区出现收缩期杂音，提示有肺动脉高压和右心室肥厚。肺心病患者也常有营养不良表现。

2．肺、心功能失代偿期（急性加重期）

(1) 呼吸衰竭

1）症状：常因急性呼吸道感染诱发，患者呼吸困难加重，并常有头痛、失眠，甚至出现嗜睡、表情淡漠、神志恍惚、谵妄等肺性脑病的表现。

2）体征：发绀明显，球结膜充血、水肿。腱反射减弱或消失，出现病理反射。因高碳酸血症引起周围血管扩张，可出现多汗、皮肤潮红等。

(2) 心力衰竭

1) 症状：以右心衰竭为主，表现为明显心悸、气短、上腹胀痛、恶心、呕吐。

2) 体征：明显发绀、颈静脉怒张、肝颈静脉回流征阳性、心界向左扩大、心率增快、可有剑突下明显收缩期搏动、肝大、肝区压痛、下肢及腰骶部出现可凹性水肿、腹水征阳性等。

3．并发症

(1) 肺性脑病：因呼吸功能不全导致缺氧和二氧化碳潴留而引起的神经系统症状、精神障碍的综合征称为肺性脑病。轻者可以仅出现头痛，重者可以出现昏迷，是慢性肺心病死亡的首要原因。

(2) 酸碱失衡、电解质紊乱：慢性肺心病出现呼吸衰竭时，由于二氧化碳潴留和缺氧，当机体发挥最大限度的代偿功能仍不能保持体内平衡时，可发生各种类型酸碱失衡及电解质紊乱，以呼吸性酸中毒最为常见。

(3) 心律失常：多为一过性心律失常，常表现为房性早搏及阵发性室上性心动过速。发生原因有缺氧、高碳酸血症、感染、酸中毒、电解质紊乱、药物（如洋地黄）等，去除诱因后，心律失常多可消失。

(4) 休克：发生休克原因有严重感染、出血、严重心力衰竭或心律失常。以感染中毒性休克最多见。

(5) 出血：有消化道出血及弥散性血管内凝血（DIC）。

辅助检查

1．血液检查　红细胞和血红蛋白可增高；血液黏度增加。合并感染时白细胞总数增加或有核左移。部分病人血清学检查可有肝、肾功能异常。

2．X线检查　除肺、胸基础疾患的X线征象及可能的肺部感染征象外，尚有肺动脉高压和右心室肥大的征象。

3．心电图　显示右心室和右心房肥大。

4．动脉血气分析　PaO_2下降、$PaCO_2$升高，早期pH正常，重症者pH下降。

诊断要点

根据有慢性支气管、肺胸疾病或肺血管疾患病史或（和）具有明显肺气肿体征，并已引起肺动脉高压、右心室肥大或右心功能不全，并有心电图或X线等检查结果符合肺心病的特征，排除有类似表现的其他疾病，如冠心病、风湿性心脏病、原发性心肌病等即可诊断肺心病。

治疗要点

肺心病源于慢性肺部疾病，而支气管、肺的急性感染又使病情加重，是导致肺、心功能衰竭的最主要诱因，因此，肺心病的治疗必须抓住以"治肺为主、治心为辅"的原则。

1．急性加重期

（1）控制感染：参考痰培养和药敏试验选用抗菌药物。在病原学结果出来前，可选用广谱抗生素，常用的有氟喹诺酮类和头孢菌素类等。

（2）维持呼吸道通畅及纠正缺氧和二氧化碳潴留：

1）使用平喘、祛痰药物及给予患者翻身、胸部叩击、雾化吸入等措施，以保持气道通畅。

2）纠正缺氧：通常采用鼻导管方法低流量（1～2L/min）持续给氧。

3）纠正二氧化碳潴留（见本章呼吸衰竭节）。

（3）控制心力衰竭：肺心病的心力衰竭常经积极控制感染、改善呼吸功能及纠正电解质紊乱等处理后，多数患者可以缓解，少数需加用利尿、强心药等治疗。

（4）控制心律失常：一般经控制感染、纠正缺氧后心律失常可自行消失，如持续存在可根据心律失常类型选择抗心律失常药物。

（5）并发症的治疗：（见本章呼吸衰竭节）。

2．缓解期　积极治疗原发病和预防呼吸道感染是缓解期肺心病治疗的重点，也是减少急性发作的重要措施。采取中西医结合的综合治疗措施及免疫疗法，扶正固本，加强体育锻炼，增强心、肺功能，改善营养状况，提高机体免疫力，防止病情进展。

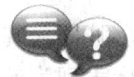 学有所思

肺心病的临床表现有哪些，并发症有哪些？

练习题

填空题

1．肺心病发病机制的关键环节是 _____ 。

2．肺心病常见并发症主要有 _____ 。

选择题

1．肺心病最常见的病因是

A．COPD

B．支气管哮喘

C．支气管扩张

D．睡眠呼吸暂停综合征

2．肺心病的最常见的死亡原因是

A．心律失常

B．肺性脑病

C．休克

D．出血

3．在治疗慢性肺源性心脏病的过程中，下列哪项措施是错误的

A．控制感染

B．控制心律失常

C．纠正心力衰竭

D．长期高流量吸氧

参考答案

填空题

1．肺动脉高压

2．肺性脑病、酸碱失衡、电解质紊乱、心律失常

选择题

1．A 2．B 3．D

4.1.6 肺结核

定义及发病情况

结核病是由结核分枝杆菌引起的慢性传染病，可侵犯多个脏器，其中以肺结核最为常见。除少数起病急骤外，多呈慢性经过。临床表现为低热、消瘦、乏力、咳嗽、咯血等症状。

婴幼儿、老年人、慢性疾病患者、使用免疫抑制剂者、HIV感染者等免疫力低下，都是结核病的易感人群。

> 结核病是由结核分枝杆菌引起的慢性传染病，可侵犯多个脏器，其中以肺结核最为常见。

病因及发病机制

排菌的肺结核病人在咳嗽、打喷嚏、大声谈话时等将含有结核分枝杆菌的微滴排到空气中，吸入结核分枝杆菌后易发生结核感染。首次发生感染和已有潜在病灶，其发病情况不同，详述如下：

1．原发感染

当人首次吸入含结核分枝杆菌的微滴后，如果细菌能存活并在肺泡巨噬细胞内外生长繁殖，使肺组织出现炎性病变，称为原发病灶。原发病灶中的细菌沿淋巴管到达肺门淋巴结，引起肺门淋巴结肿大。肺部原发病灶、淋巴管炎及肺门淋巴结炎统称为原发综合征或原发性结核，多见于小儿。

人体可以通过免疫系统对结核分枝杆菌产生特异性反应，使侵入的细菌停止繁殖，原发综合征病变吸收或钙化，播散到全身的细菌大部分被消

灭，这是原发感染最常见的良性过程。但仍有少量细菌没有被消灭，处于长期休眠状态，成为潜在病灶。

2．继发性结核　是指原发性结核感染时期遗留下来的潜在病灶中的细菌重新生长、繁殖而发生的结核病。约10%的结核分枝杆菌感染者，在一生的某个时期发生继发性结核病。

临床表现

1．症状

（1）全身症状：多数病人起病缓慢，常有午后低热、盗汗、乏力、食欲缺乏、体重下降等结核中毒症状。女性患者可有月经失调、闭经。

（2）呼吸系统症状：

1）咳嗽、咳痰：是肺结核最常见的症状，以轻度刺激性干咳为主，或伴有少量黏液痰。

2）咯血：约有1/3病人有不同程度咯血，咯血量不等，大量咯血可引起失血性休克。血块阻塞大气道时还可引起窒息。

3）胸痛：当炎症波及胸膜时可引起胸痛，随咳嗽和呼吸加重。

4）呼吸困难：重症肺结核呼吸功能减退时可出现渐进性呼吸困难。结核性胸膜炎大量胸腔积液时，也常有呼吸困难。

2．并发症　可并发自发性气胸、脓气胸、支气管扩张、肺心病等。结核分枝杆菌随血行播散可并发淋巴结、脑膜、泌尿生殖系统结核及骨结核等。

临床类型

1．原发型肺结核　包括原发综合征及胸内淋巴结结核。此型多见于儿童及初进大城市的成年人。多数病人可无任何症状，或仅有轻微类似感冒症状，历经数周即可好转。大多数原发综合征预后较好，原发病灶可自行吸收或经纤维化、钙化而愈合。淋巴结内的干酪性病灶须逐渐通过纤维化、钙化而愈合，有时只部分愈合，其中结核分枝杆菌可存活数年，具有复发的可能（形成继发结核病灶）。

2．血行播散型肺结核　包括急性血行播散型肺结核（急性粟粒型肺结核）及亚急性、慢性血行播散型肺结核。

（1）急性粟粒型肺结核：多见于营养不良或长期应用免疫抑制剂等机体免疫力低下的患者。本型起病急骤，全身中毒症状严重，可有高热，常伴结核性脑膜炎和其他脏器结核。体征：有全身浅表淋巴结肿大，肝、脾大，可出现脑膜刺激征。

（2）亚急性、慢性血行播散型肺结核：本型发展缓慢，症状较轻或无明显自觉症状。

> 继发型肺结核包括浸润性肺结核、空洞性肺结核、结核球、干酪性肺炎、纤维空洞性肺结核。

3. **继发型肺结核** 包括浸润性肺结核、空洞性肺结核、结核球、干酪性肺炎、纤维空洞性肺结核。

（1）浸润性肺结核：最常见的肺结核类型，多见于成年人。常无明显症状及体征。肺部改变为浸润渗出性病变和干酪增殖性病变。

（2）空洞性肺结核：常有发热、咳嗽、咳痰、反复咯血等，痰结核分枝杆菌（+）。

（3）结核球：结核球直径多为 2～4cm。结核球内有钙化灶或液化坏死形成的空洞，周围也常有卫星灶。

（4）干酪性肺炎：当人体处于免疫力明显低下，且有大量结核分枝杆菌感染时，病灶呈干酪样坏死、液化，进而形成空洞及支气管播散。病人出现明显结核中毒症状，痰结核分枝杆菌（+）。

（5）纤维空洞性肺结核：此型病程最长。临床表现病程迁延，常有咳嗽、咳痰、反复咯血等，肺功能严重受损。病人痰中带有结核分枝杆菌且常耐药，成为结核病的重要传染源。

4. **结核性胸膜炎** 包括结核性干性胸膜炎、结核性渗出性胸膜炎、结核性脓胸。

5. **其他肺外结核** 如骨结核、肾结核、肠结核等，按部位和脏器命名。

 **学有所思**

继发型肺结核分为几种类型？

辅助检查

1. **血常规** 多无异常。急性粟粒型肺结核病人白细胞总数减低或出现类白血病反应。重症结核病人可出现贫血、红细胞沉降率加快等。

> 确诊肺结核最特异的方法是痰结核分枝杆菌检查。

2. **痰结核分枝杆菌检查** 此检查是确诊肺结核最特异的方法，也是制订化疗方案和考核疗效的主要依据。

3. **影像学检查** 胸部 X 线检查是肺结核的必备检查，用于诊断、分型、指导治疗及了解病情变化。胸部 CT 检查能发现微小或隐蔽性病变、了解病变范围及进行肺部病变鉴别。

4. **纤维支气管镜检查** 常用于支气管结核等的诊断，对于肺内结核病灶可以采集分泌物或冲洗液标本作病原学检查。也可取肺内病灶进行活检，提供病理学诊断。

5. **结核菌素试验** 用于检出结核分枝杆菌感染。目前多采用的结核菌素为纯蛋白衍化物（PPD）。通常取 0.1ml（5IU），在左前臂屈侧作皮内注射，注射 48～72h 后测量皮肤硬结的横径和纵径，得出平均直径 =（横径 + 纵径）/2。硬结直径 ≤ 4mm 为阴性（–）；5～9mm 为弱阳性（+）；10～19mm 为阳性（++）；≥ 20mm 或虽 < 20mm 但局部出现水泡、坏死为强阳性（+++）。

结核菌素试验对婴幼儿的诊断价值较成人为大，因年龄越小，自然感染率越低，3 岁以下强阳性反应者，应视为有新近感染的活动性结核分枝杆病。结核菌素试验阴性除提示没有结核分枝杆菌感染外，还见于初染结核分枝杆菌 4～8 周内，机体变态反应尚未建立；机体免疫功能低下或受抑制时，如严重营养不良、重症结核、肿瘤、HIV 感染、使用糖皮质激素及免疫抑制剂等情况，一些病人随病情好转结核菌素试验会转为阳性反应。

诊断要点

根据病史、肺结核接触史、体格检查、胸部 X 线检查及痰结核分枝杆菌检查，肺结核的诊断一般不困难。值得注意的是有部分病例无明显症状，故 X 线健康检查是发现早期肺结核的主要方法。

 学有所思

有几种辅助检查可以帮助诊断肺结核？

治疗要点

1. 结核病的化学药物治疗（简称化疗）

（1）化疗原则：肺结核的化疗原则是早期、联合、适量、规律和全程治疗。

1）早期：是指早期治疗病人，一旦发现和确诊后立即给予化疗。早期化疗有利于迅速发挥早期药物杀菌作用，促进病变吸收及减少传染性。

2）联合：是指根据病情及抗结核药的作用特点，采用多种抗结核药物治疗，以提高疗效，同时通过交叉杀菌作用减少和防止细菌耐药性的产生。

3）适量：是指根据不同病情及不同个体，规定不同给药剂量，既应保证疗效，又应防止细菌产生耐药性和药物毒副作用。

4）规律：是指患者必须严格按照化疗方案规定的用药方法，有规律地坚持治疗，不可随意更改方案或无故随意停药，也不可随意间断用药，以避免细菌产生耐药性。

5）全程：是指患者必须按照所规定的方案，坚持完成治疗期，保证全程治疗是提高治愈率和减少复发率的重要措施。全程化疗方案（6～9 个月短程化疗方案）中应包括 2 个月的含 H、R、Z、E（S）等 3～4 种药

肺结核的化疗原则是早期、联合、适量、规律和全程治疗。

物的强化期，以杀灭 A 菌群及部分 B、C 菌群（A 群结核分枝杆菌生长繁殖旺盛，致病力强；B 群为处于半静止状态的结核分枝杆菌；C 群处于半静止状态，可发生突然间歇、短暂的生长繁殖），并包括 4～7 个月的含 H、R、E 等 2～3 种药物的巩固期，以达到彻底杀灭 B、C 菌群，防止或减少复发。

(2) 常用的抗结核药

1) 异烟肼（H, INH）：为杀菌药，对不断繁殖的结核分枝杆菌（A 群）作用最强。可通过多种途径给药，口服吸收快，能渗入组织，透过血脑屏障。成人剂量为 300mg/d，顿服。不良反应主要有：a. 肝损害：血清丙氨酸氨基转移酶（ALT）升高。b. 周围神经炎：引起四肢远端感觉异常。

2) 利福平（R, RFP）：为杀菌药，对 A、B、C 菌群均有作用。成人剂量为 450～600mg/d，顿服，空腹或早饭前半小时服用。服用利福平后，体液（尿、粪便、汗和泪液等）可呈橘黄色，但无毒性作用。不良反应主要有：a. 肝功能损害。b. 过敏反应：如药热、皮疹等。其他利福霉素类药物还有利福喷汀等。

3) 吡嗪酰胺（Z, PZA）：对巨噬细胞内酸性环境中的 B 群结核分枝杆菌有杀菌作用。成人剂量为 1.5g/d，顿服。不良反应主要为肝损害、胃肠道反应、关节痛等。

4) 乙胺丁醇（E, EMB）：为抑菌药，与其他抗结核药联用可延缓其他药物耐药性的发生，口服易吸收。成人剂量为 0.75～1.0g/d，顿服。不良反应少，偶有球后视神经炎，表现为视力减退、中心盲点等，停药后多能恢复。

5) 链霉素（S, SM）：本药能干扰结核分枝杆菌的酶活性，阻碍蛋白质合成。对巨噬细胞外碱性环境中的结核分枝杆菌有杀菌作用。成人剂量为 0.75g/d，5 次 / 周，肌内注射；间歇疗法为 0.75～1.0 克 / 次，2～3 次 / 周。不良反应主要有：a. 听神经损害，引起听力障碍和前庭功能失调，出现耳鸣、耳聋、眩晕、共济失调等。b. 肾毒性。

 学有所思

肺结核化疗的原则是什么？常用的药物有哪些？各有哪些副作用？

2. 糖皮质激素的应用　在结核病中应用糖皮质激素的目的是抗炎、抗毒，仅用于结核中毒症状严重者，并应在有效抗结核药物治疗的情况下使用，剂量依病情而定。

3. 手术治疗　经合理化疗无效、大块干酪灶、结核性脓胸和大咯血保守治疗无效等，可采用手术治疗。

练习题

填空题

1. 结核病最重要的传染源是 _____，传播途径主要是通过_____传播。
2. 肺结核的化疗原则是 ____、____、____、____和____治疗。
3. 结核病的5大临床类型是_____、_____、_____、_____、_____和_____。

选择题

1. 诊断肺结核的金标准是
   A．咳嗽和咯血
   B．乏力、盗汗
   C．痰涂片抗酸染色阳性或痰结核分枝杆菌培养阳性
   D．胸部X线发现肺内有空洞
2. 成人肺结核最常见的类型是
   A．原发型肺结核
   B．血行播散型肺结核
   C．浸润性肺结核
   D．结核性胸膜炎
3. 下列哪个抗结核药不是杀菌药
   A．利福平
   B．乙胺丁醇
   C．异烟肼
   D．吡嗪酰胺

参考答案

填空题

1. 排菌的肺结核病人　呼吸道
2. 早期　联合　适量　规律　全程
3. 原发型肺结核　血行播散型肺结核　继发型肺结核　结核性胸膜炎其他肺外结核

选择题

1．C　2．D　3．B

4.1.7 呼吸衰竭

定义和分类

呼吸衰竭（简称呼吸衰竭）是指各种原因引起的肺通气和（或）换气功能严重损害以至在静息状态下也不能维持足够的气体交换，导致缺氧伴或不伴二氧化碳潴留，从而引起一系列病理生理改变和相应的临床表现的综合征。临床表现缺乏特异性，明确诊断有赖于动脉血气分析。

> 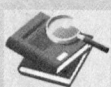 **相关链接——肺通气与肺换气**
>
> 肺通气：肺通气是指肺与外环境之间的气体交换。通气动力为呼吸肌收缩引起的胸廓与肺内压的改变，使气体有效地进入或排出肺泡。
>
> 肺换气：肺换气指肺泡与肺毛细血管血液之间的气体交换，以弥散方式通过呼吸膜进行。
>
> 通气（升）/血流（升）比值：肺泡通气量与肺血流量的比值，正常成人的平均值为 0.84。只有当肺泡通气量与肺血流量相匹配时，才能实现高效率的肺换气。

按动脉血气分析结果可以分为 I 型呼吸衰竭和 II 型呼吸衰竭；按照发病急缓可以分为急性呼吸衰竭和慢性呼吸衰竭；按照发病机制可以分为泵衰竭和肺衰竭。

◇ I 型呼吸衰竭　即缺氧性呼吸衰竭，血气分析特点是 $PaO_2 < 60mmHg$，$PaCO_2$ 降低或正常。主要见于肺换气障碍（通气-血流比例失调、弥散功能损害和肺动-静脉分流）疾病。

◇ II 型呼吸衰竭　即高碳酸血症性呼吸衰竭，血气分析特点是 $PaO_2 < 60mmHg$，同时伴有 $PaCO_2 > 50mmHg$，系肺泡通气不足所致，单纯通气不足，低氧血症和高碳酸血症的程度是平行的，若伴有换气功能障碍，则低氧血症更为严重，如 COPD。

◇ 急性呼吸衰竭　是指呼吸功能原来正常，由于某些突发的疾病（如急性气道阻塞、严重肺疾患、创伤、休克、颅脑病变等），在短时间内引起的呼吸衰竭，因机体不能很快代偿，抢救不及时会危及患者生命。

◇ 慢性呼吸衰竭　是指一些慢性疾病经过较长时间才发生的呼吸衰竭，最常见的病因是 COPD。患者虽有缺氧或伴二氧化碳潴留，但通过机体代偿适应，生理功能障碍和代谢紊乱较轻，仍能保持一定的生活活动能力，动脉血 pH 维持在正常范围，称为代偿性慢性呼吸衰竭。

I 型呼吸衰竭　即缺氧性呼吸衰竭，血气分析特点是 $PaO_2 < 60mmHg$，$PaCO_2$ 降低或正常。

II 型呼吸衰竭　即高碳酸血症性呼吸衰竭，血气分析特点是 $PaO_2 < 60mmHg$，同时伴有 $PaCO_2 > 50mmHg$。

 **学有所思**

有哪几类疾病可以引起呼吸衰竭？按照动脉血气分析的结果，呼吸衰竭可以分为哪两类？

病因及发病机制

参与肺通气和肺换气的任一环节，包括中枢神经、运动神经、肌肉、胸廓、胸膜、肺和气道的病变，都会导致呼吸衰竭。常见的病因有

1. 气道阻塞性病变　气管-支气管的炎症、痉挛、肿瘤、异物等如COPD、重症哮喘、阻塞性睡眠呼吸暂停综合征等因气道阻塞和肺通气不足或伴有通气-血流比例失调导致缺氧和二氧化碳潴留。

2. 肺组织病变　各种累及肺泡和（或）肺间质的病变如肺炎、重症肺结核、肺气肿、弥漫性肺纤维化、肺水肿、矽肺等均可因肺泡减少、有效弥散面积减少、通气/血流比例失调，引起缺氧或缺氧合并CO_2潴留。

3. 肺血管病变　肺栓塞、肺血管炎等可引起通气/血流比例失调，或部分静脉血未经过氧合直接流入肺静脉，导致缺氧。

4. 胸廓、胸膜病变　胸廓外伤、畸形、手术创伤、大量气胸或胸腔积液等，因胸廓活动和肺扩张受影响，导致通气减少及吸入气体分布不均，影响换气功能。

5. 神经、肌肉疾病　脑血管病变、脑炎、脑外伤、电击、药物中毒等直接或间接抑制呼吸中枢；脊髓灰质炎以及多发性神经炎所致的神经损害，影响神经的传导功能；重症肌无力等可累及呼吸肌造成呼吸肌无力或肌萎缩引起通气不足。

当发生缺氧、二氧化碳潴留时，机体各系统都可以发生相应的改变，出现症状。

临床表现

除导致呼吸衰竭基础疾患的表现外，其临床表现主要与缺氧和高碳酸血症有关。

1. 呼吸困难　是呼吸衰竭患者最常见的主诉。表现为呼吸频率、节律和幅度的变化。早期表现为呼吸频率加快和呼吸困难，有时可伴有干咳及高调吸气相哮鸣音。呼吸中枢受损时，呼吸频率变慢且常伴节律的变化，如潮式呼吸、间停呼吸等。

2. 发绀　发绀是缺氧的典型表现，因血中还原血红蛋白增加所致。当SaO_2低于85%时可在血流丰富的口唇、指甲等处出现发绀。

3. 精神、神经症状　急性呼吸衰竭可迅速出现精神错乱、躁狂、昏

迷、抽搐等症状。慢性呼吸衰竭早期表现淡漠、注意力不集中、反应迟钝及定向障碍，逐渐出现头痛、多汗、烦躁、白天嗜睡、夜间失眠，严重者有谵妄、昏迷、抽搐、扑翼样震颤、视神经乳头水肿、出现病理反射，重症可因脑水肿、脑疝而死亡。

4．心血管系统症状　早期血压升高、脉压增大、心动过速，长期缺氧导致肺动脉高压。严重缺氧、酸中毒时可出现心力衰竭、血压下降、心律失常甚至心脏停搏。外周体表静脉充盈，皮肤红润、温暖多汗与 CO_2 潴留引起外周血管扩张有关。

5．其他器官、系统损害　严重缺 O_2 和 CO_2 潴留可引起丙氨酸氨基转移酶和尿素氮升高，出现蛋白尿、红细胞尿。上消化道出血多与胃肠道充血、水肿、糜烂或溃疡有关。若治疗及时，随缺氧、CO_2 潴留的改善，上述症状可消失。

诊断要点

有导致呼吸衰竭的病因、基础疾患及诱因；有缺氧或缺氧伴 CO_2 潴留的临床表现；动脉血气分析检查在海平面静息状态，呼吸空气时，PaO_2 小于 60mmHg，$PaCO_2$ 正常或下降为 I 型呼吸衰竭，PaO_2 小于 60mmg，$PaCO_2$ 大于 50mmHg 为 II 型呼吸衰竭。

治疗要点

呼吸衰竭的处理原则是保持气道通畅，改善通气和氧合功能，纠正缺 O_2、CO_2 潴留和代谢功能紊乱，防治多器官功能损害，从而为基础疾病和诱发因素的治疗争取时间和创造条件，具体措施应结合患者的实际情况而定。

1．建立通畅的气道　在氧疗和改善通气之前，必须采取各种措施，使呼吸道保持通畅。昏迷患者使其处于仰卧位，头后仰；清除气道内分泌物；痰液黏稠，难以咳出时给予祛痰药使痰稀释；有气道痉挛者，给予 $β_2$ 受体激动剂等雾化吸入；必要时可用纤维支气管镜将分泌物吸出；如经上述处理仍无效，则需做气管插管或气管切开。

2．氧疗　通过增加吸入氧浓度来纠正缺氧状态的治疗方法称为氧疗。呼吸衰竭时，确定吸氧浓度的原则是保证 PaO_2 迅速提高到 60mmHg 或脉搏血氧饱和度达 90% 以上，尽量减低吸氧浓度。所谓合理氧疗即根据呼吸衰竭类型，采取不同的氧疗。

（1）单纯低氧血症性呼吸衰竭，采用较高浓度（亦称中等浓度，35%～50%）甚至高浓度（大于 50%）氧吸入，以纠正低氧血症，减少通气过度。若吸氧浓度在 60%～100% 仍不能纠正缺氧（如 ARDS）则应进行机械通气。长期吸入高浓度氧可引起氧中毒，应严格控制。

（2）缺氧伴 CO_2 潴留，应采取低浓度（25%～35%）持续给氧。适用于 COPD 等慢性Ⅱ型呼吸衰竭患者。

常用鼻导管或鼻塞吸氧，也可经面罩给氧。

3. 增加通气改善 CO_2 潴留　CO_2 潴留是由于肺通气不足引起，只有增加肺通气量才能有效地排出 CO_2。常用的两种方法是：

（1）呼吸兴奋剂：通过刺激呼吸中枢或外周化学感受器，增加呼吸频率和潮气量改善通气。以往临床上常用的尼可刹米和洛贝林因其中枢性呼吸兴奋作用有限，同时有惊厥、血压升高，增加全身氧耗量等副作用。近年来，这两种药在西方国家几乎已被淘汰。多沙普仑、阿米三嗪是较新的呼吸兴奋剂，对镇静催眠药过量引起的呼吸抑制和 COPD 并发的慢性呼吸衰竭急性加重有显著的呼吸兴奋效果。对肺炎、肺水肿、ARDS 等以换气障碍为特点的呼吸衰竭，呼吸兴奋剂属于禁忌。

（2）机械通气：当机体出现严重的通气和（或）换气功能障碍时，以人工辅助通气装置（呼吸机）来改善通气和（或）换气功能，即为机械通气。其作用是通过增加通气量，改善换气和减轻呼吸功，达到改善或纠正缺 O_2、CO_2 潴留和酸碱失衡。呼吸衰竭病人经积极治疗，情况无改善甚至于恶化，宜尽早应用机械通气。可根据病情选择无创或有创机械通气。

4. 抗感染治疗　应根据可能的或已知的病原及药敏试验选择有效的药物控制呼吸道感染。

5. 并发症的防治　如消化道出血、休克和多器官功能衰竭的预防与处理，其中关键的预防措施是迅速纠正严重的缺 O_2 和 CO_2 的潴留。

6. 营养支持　呼吸衰竭抢救时常规鼻饲高蛋白、高脂肪、低糖，以及适量多种维生素和微量元素的饮食。必要时给予脂肪乳剂静脉滴注。

 **学有所思**

呼吸衰竭的治疗原则是什么？机械通气在呼吸衰竭的治疗中起到什么作用？

练习题

填空题

1. Ⅱ型呼吸衰竭的诊断标准是 PaO_2 _____ mmHg，$PaCO_2$ _____ mmHg。

2. 呼吸衰竭按照发生的速度分为 _____ 和 _____，按照动脉血气分析结果分为 _____ 和 _____。

选择题

1. 下列哪项不是呼吸衰竭发生的原因

A. 肺泡通气不足

B. 弥散功能减低

C. 通气血流比例失调

D. 腹泻

2. 慢性呼吸衰竭，二氧化碳潴留患者慎用下列哪个药物

A. 呼吸兴奋剂

B. 氨茶碱

C. 安定

D. 利尿剂

3. 呼吸衰竭治疗中最重要的环节是

A. 呼吸兴奋剂

B. 保持呼吸道通畅

C. 抗感染治疗

D. 吸氧

参考答案

填空题

1. ＜60　2.＞50

2. 急性呼吸性衰竭　慢性呼吸性衰竭　Ⅰ型呼吸衰竭　Ⅱ型呼吸衰竭

选择题

1. D　2. C　3. B

（王宜芝　王筱红　吴光煜）

4.2　循环系统疾病

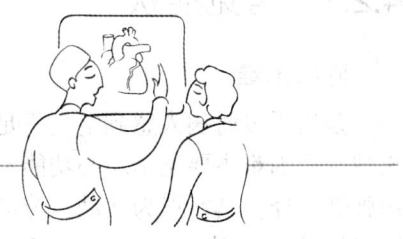

内容导航
　　4.2.1　常见症状
　　4.2.2　心力衰竭
　　　　　慢性心力衰竭
　　　　　急性心力衰竭
　　4.2.3　休克
　　4.2.4　心律失常
　　　　　期前收缩
　　　　　扑动与颤动
　　4.2.5　心搏骤停
　　4.2.6　冠状动脉粥样硬化性心脏病
　　　　　心绞痛
　　　　　心肌梗死
　　4.2.7　高血压病

学习目标
通过对本章节内容的学习，希望你达到以下学习目标：
1. 简单列举引起心悸的常见原因。
2. 简单叙述引起心力衰竭的疾病、主要症状和四大治疗原则。
3. 简单叙述休克的常见病因及治疗原则。
4. 列举治疗期前收缩的常见药物和心室颤动的临床意义。
5. 列举冠心病的危险因素。
6. 简述心绞痛的典型临床表现和治疗常用药物。
7. 简述心肌梗死的诊断要点。
8. 简述高血压的诊断标准、分级和一线药物的种类。

4.2.1 常见症状

呼吸困难

是指呼吸时病人感到空气不足、憋气、呼吸费力。循环系统疾病病人出现呼吸困难主要见于左心功能不全,其产生的主要原因是肺淤血、肺组织弹性下降。其特点为活动、劳动时发生或加重,休息时缓解或减轻;仰卧时加重,坐位时减轻。中、重度呼吸困难患者常因卧位时呼吸困难加重而被迫采取半卧位或坐位,称为端坐呼吸如图4-2-1所示。

有些心力衰竭患者还常出现夜间阵发性呼吸困难,即呼吸困难在夜间熟睡后1~2h发生,病人突然因严重胸闷、气急而憋醒,被迫坐起。轻者历时数分至数十分钟后症状消失,重者可伴有咳嗽、咳泡沫痰、气喘、发绀、肺部发现哮鸣音,称为心源性哮喘。

心悸

是指病人自觉心跳或心慌并伴心前区不适感。主要发病原因包括:①心脏搏动增强,除健康人在强烈体力活动、精神过度紧张、大量吸烟、饮酒时可发生外,多见于贫血、高热、甲状腺功能亢进以及各种疾病所致的心室肥大病人。②心律失常,如各种原因导致的心动过速、心动过缓、期前收缩、心房

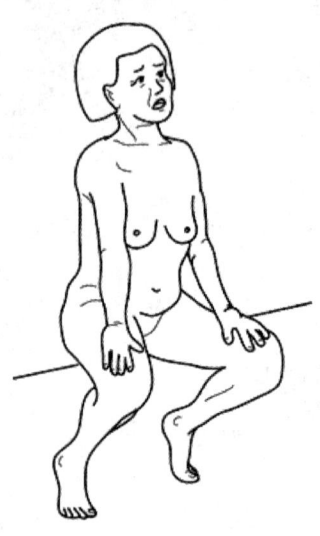

图4-2-1 端坐呼吸

颤动等均可使病人感到心悸。③心脏神经官能症,女性病人多见,除心悸外,常有胸痛、头痛、失眠等其他神经官能症症状。

发绀

一般是指血管中还原血红蛋白增多,致皮肤与黏膜呈现青紫色的现象。在皮肤较薄、色素较少和毛细血管丰富的循环末梢,如口唇、甲床、鼻尖、颊部等处较易观察到,而且较为明显。由循环系统疾病引起的发绀可分为中心性和周围性两类。中心性发绀可由肺淤血、肺水肿等原因造成肺氧气不足,使体循环毛细血管中还原血红蛋白增多。此外还可见于先天性心脏病体循环静脉血与动脉血相混合而引起发绀。周围性发绀是由于周围循环血流障碍,血流缓慢,毛细血管血液中的氧气在组织中过多消耗而发生发绀,常见于右心衰竭、缩窄性心包炎、严重休克等。临床上,充血性心力衰竭的病人发生发绀时既可以是中心性,也可以是周围性,称为混合性发绀。

胸痛

循环系统疾病时发生的胸痛常由心肌缺血、缺氧所致,暂时性的缺血引起心绞痛,典型特点是病人在体力劳动、情绪激动或饱餐等诱因作用下发生胸骨后或心前区疼痛,呈压榨、紧缩或憋闷感,可向左肩、颈、上肢放射,疼痛一般持续数分钟,经休息或使用硝酸甘油制剂后缓解。严重而持续的心肌缺血导致心肌坏死则称为心肌梗死,其疼痛部位、性质同心绞痛,但程度剧烈,持续时间可达数小时,硝酸甘油制剂不能缓解。此外,肺梗死、夹层动脉瘤、急性心包炎及心脏神经官能症病人也可以出现不同性质的胸痛。

水肿

是指过多的液体积聚在组织间隙。心源性水肿是右心功能不全的主要表现,其发生机制主要是右心衰竭致静脉淤血,有效循环血容量减少,肾血流量减少,继发性醛固酮增多引起钠、水潴留,此外,静脉压增高使毛细血管内压力增高,使液体自毛细血管内渗透至组织间隙的量增多,而回吸收的量减少,也导致水肿形成。心源性水肿的特点是水肿首先出现在身体下垂部位,常下床活动的病人易出现在双下肢,卧床病人则见于枕部、肩胛部及腰骶部等,严重水肿病人可出现胸腔积液、腹水。

晕厥

各种器质性心脏病引起的严重房室传导阻滞、病态窦房结综合征、阵发性室性心动过速、心室颤动、心搏骤停等均可引起晕厥。这类由于心排血量突然下降出现的晕厥称为阿-斯综合征。

 **学有所思**

呼吸困难还可以由哪个系统的疾病引起?何为心源性哮喘?有哪些原因可以引起心悸?循环系统疾病为什么可以引起胸痛?心源性水肿常见的部位在哪里?什么是阿-斯综合征?

4.2.2 心力衰竭

心力衰竭是指在静脉回流正常的情况下,由于原发的心脏损害引起心排血量减少,不能满足机体代谢需要和(或)只有通过异常升高的心脏舒张期容量方可满足这一需要的一种综合征。临床上以肺循环和(或)体循环淤血以及组织灌注不足为主要特征,故亦称为充血性心力衰竭。

> 心力衰竭是指在静脉回流正常的情况下,由于原发的心脏损害引起心排血量减少,不能满足机体代谢需要和(或)只有通过异常升高的心脏舒张期容量方可满足这一需要的一种综合征。

临床上按心力衰竭发展的速度可分为急性和慢性两种，以慢性居多。按心力衰竭发生的部位可分为左心、右心和全心衰竭。

为正确及统一评定心功能状态，目前世界各国采用 NYHA 心功能分级标准（1928年纽约心脏病协会分级，美国心脏病协会（AHA）标准委员会1994年修订）：

Ⅰ级：体力活动不受限。日常活动不出现心悸、呼吸困难、乏力、心绞痛等症状。

Ⅱ级：体力活动轻度受限。休息时无症状，一般日常活动即可出现心悸、呼吸困难、乏力、心绞痛等症状，休息后很快缓解。

Ⅲ级：体力活动明显受限。休息时无症状，轻于日常的活动即可出现明显的心悸、气短、呼吸困难、乏力、心绞痛等，休息较长时间后症状可缓解。

Ⅳ级：体力活动严重受限。不能从事任何体力活动，休息时即出现心悸、气短、呼吸困难、心绞痛等症状，稍活动后症状明显加重。

慢性心力衰竭

病因及发病机制

导致慢性心力衰竭的主要病因有原发性心肌损害和心室负荷过重两方面。原发性心肌损害见于节段性或弥漫性心肌损害，如心肌梗死、心肌炎、心肌病、结缔组织疾病的心肌损害等，亦可见于原发或继发的心肌代谢障碍，如糖尿病等；心室负荷过重包括心室前负荷和后负荷过重。前负荷是指容量负荷，临床可见于心瓣膜反流性疾病，如二尖瓣、三尖瓣、主动脉瓣关闭不全等；心内外分流性疾病，如房间隔缺损、室间隔缺损、动脉导管未闭等；全身性血容量增多，如甲状腺功能亢进、慢性贫血、动静脉瘘、脚气病等。后负荷过多即压力负荷过重见于高血压、肺动脉高压、主动脉瓣狭窄等。

慢性心力衰竭症状的出现或加重常可由某些因素所诱发，称为诱因。常见的诱因如下。

1．感染　以呼吸道感染为多，其次为心内膜感染等。

2．心律失常　尤以心房颤动等快速心律失常多见。

3．水、电解质紊乱　如钠过多、输液过多过快等。

4．体力过劳。

5．其他　如妊娠和分娩；药物使用不当；环境、气候急剧变化；精神因素等。

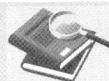 **相关链接——慢性心力衰竭的发病机制**

1. 血流动力学异常 由各种病因及诱因促使心脏泵血功能减退，使心排血量降低，并可出现左心房压、肺静脉压及肺毛细血管楔嵌压增高，临床即可出现肺淤血的症状和体征。

2. 神经内分泌的激活 心功能不全发生后，体内交感神经系统（SNS）、肾素-血管紧张素系统（RAS）的活性增高，可增加心肌收缩力及心排血量。但长期神经内分泌的活性增高不仅加重血流动力学紊乱，还可直接损害心肌（如儿茶酚胺对心肌有直接毒性作用），加剧心功能不全的恶化。

3. 心肌损害和心室重构 原发性心肌损害和心脏负荷过重使心室壁应力增加，导致心室肥大和扩大，即产生心室重构。肥厚的心肌在缺血状态下出现心肌坏死、纤维化，使存活心肌负荷进一步加重，最后发展至不可逆性的心肌损害阶段。

临床表现

在我国，引起慢性心功能不全的病因主要为冠心病、高血压病，其次为心肌病，风湿性心脏病近年来已经成为少见病种。

1. 左心功能不全

（1）临床症状：左心功能不全时，由于肺循环淤血和心排血量降低，产生呼吸困难和外周脏器组织灌注不足的综合症状。

1）呼吸困难：为左心功能不全最早出现的症状。开始多在较重体力活动时出现，休息后可缓解。随着病情的进展，肺淤血日渐加重，呼吸困难可在较轻体力活动时即出现，并可出现夜间阵发性呼吸困难，此为左心功能不全的典型表现。严重时，病人可出现端坐呼吸，采取的坐位愈高说明左心功能不全的程度愈重，故可按此估计左心功能不全的严重程度。

2）咳嗽、咳痰、咯血：咳嗽亦为左心功能不全的早期症状，常在夜间发生并伴有呼吸困难。咳嗽常伴咳白色泡沫状浆液性痰。严重时亦可出现痰中带血丝或咳粉红色泡沫痰。

3）低心排量症状：可有乏力、头晕、失眠、尿少、发绀、心悸等，其原因主要是由于心、脑、肾等脏器组织灌注不足所致。

（2）体征：多数病人左心室可增大，心率加快，两肺底可闻及湿啰音，有时伴有哮鸣音。湿啰音分布位置可随体位改变而变。血压一般正常，有时脉压减小。

2. 右心功能不全

（1）临床症状：右心功能不全时，体循环静脉淤血，出现上腹胀满，

> 左心功能不全时，由于肺循环淤血和心排血量降低，产生呼吸困难和外周脏器组织灌注不足的综合症状。

伴食欲缺乏、恶心、呕吐，另有水肿、尿少等。

(2) 体征

1) 颈静脉怒张：由于体循环静脉压增高，当压迫肿大的肝时，颈静脉怒张更为明显，称为肝颈静脉反流征阳性。

2) 肝大及压痛：肝大常发生于皮下水肿之前。长期肝内淤血可导致心源性肝硬化。

3) 水肿：是右心功能不全较晚期的表现。水肿开始出现在身体最低的部位，能起床活动的病人，水肿从双下肢开始，卧床的病人从腰骶部开始。严重右心功能不全者可呈现全身水肿，并伴有胸腔积液或腹水。

4) 右心室增大或全心增大：心浊音界向两侧扩大，剑突下可见明显搏动。

> 右心功能不全的常见体征有：颈静脉怒张、肝大及压痛、水肿、右心室增大或全心增大

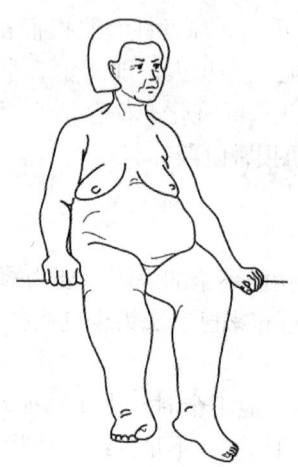

图4-2-2 右心衰竭患者下肢水肿和腹部膨隆（腹水所致）

3．全心功能不全

心功能不全早期常是一侧性的，临床多见先为左心功能不全，而后发展波及右心导致右心功能不全，从而出现全心功能不全。此时左、右心功能不全的临床表现同时存在，亦可以某一侧心功能不全表现为主。因为有右心功能不全的存在常可使左心功能不全肺淤血的临床表现得到缓解或减轻。

辅助检查

1．X线检查　左心功能不全病人除原有心脏病引起的心外形改变外，主要为肺门阴影增大、肺纹理增加等肺淤血表现。右心功能不全病人则常见右心室增大，心影向两侧扩大，还可见到胸腔积液。

2．超声心动图　临床已广泛应用超声心动图检查测定左心室的收缩功能如左心室射血分数（LVEF）和舒张功能。对诊断和评估心脏功能有重要价值。

3. 创伤性血流动力学检查　可应用右心导管或漂浮导管直接测量肺毛细血管楔嵌压（PCWP）、心排血量（CO）、中心静脉压（CVP）。PCWP可反映左心室舒张末压，正常为 6 ~ 12mmHg，当 PCWP > 18mmHg 时即出现肺淤血，提示左心功能不全。右心功能不全时，CVP 及外周静脉压可明显升高，其增高的程度与心功能不全的程度相关。

诊断要点

慢性心力衰竭的诊断主要依靠患者的症状、心脏病的体征，如心脏增大、心脏杂音等，以及肺淤血和外周体循环淤血的体征，结合其他辅助检查指标做出。

左心衰竭应与支气管哮喘发作相鉴别，右心衰竭应与心包疾患、肝硬化、尿毒症等疾病作鉴别。

临床上诊断有心力衰竭时必须同时做出心功能的分级诊断，其分级诊断标准按国际 NYHA 标准执行。

 **学有所思**

为什么左心功能不全的典型表现是呼吸困难；右心功能不全的典型表现是肝大和水肿？

提示：了解慢性心功能不全的临床表现，应从其病理生理特点入手。左心功能不全是由于肺循环淤血所致，故呼吸困难是其典型表现；右心功能不全是由于体循环淤血所致，故肝大、水肿是其典型表现。

治疗要点

1. 减轻心脏负荷

（1）休息：是心功能不全的一种基本治疗。体力休息和精神放松可降低心脏的负荷，并可按病情给予适当的镇静剂。严重心功能不全者应卧床休息。当病情好转后，应鼓励病人尽早作适量的活动。

（2）饮食：应采用低钠饮食。但目前应用的利尿剂均有较强的排钠作用，故钠盐的控制不必过严。

（3）利尿剂的应用：通过利尿作用排出过多的钠盐和水分，减少循环血容量，减轻心脏的前负荷而改善左室功能。在利尿的同时，容易出现低血钾、低血钠等电解质紊乱，并容易诱发心律失常、洋地黄中毒等。因此临床上应避免滥用利尿剂。常用利尿剂有：

1）排钾利尿剂：

a. 噻嗪类：常用氢氯噻嗪（双氢克尿噻），每日口服 25 ~ 100mg；

氯噻酮,每次口服100mg,每日2～3次。

b.呋塞米(速尿)和依他尼酸(利尿酸):为作用较强的襻利尿剂,有较强的排钾、排钠作用,易出现低血钾、低血钠、低氯血症,并可出现低血容量。呋塞米口服每次20～40mg,每日2～3次,亦可缓慢静脉注入,每次20～100mg。

2)保钾利尿剂:

a.螺旋内酯类:如螺内酯(安体舒通)为醛固酮拮抗剂,利尿作用较弱,常与噻嗪类药合用以防低钾血症。常用剂量为每次20mg,每日3次。

b.氨苯蝶啶:有保钾排钠作用,常与噻嗪类利尿剂合用,常用量每次50～100mg,每日2～3次。

(4)血管扩张剂的应用:血管扩张剂通过扩张容量血管和外周阻力血管而减轻心脏的前、后负荷,减少心肌耗氧量,降低心室舒张期末压,增加心排血量,改善心室功能。常用血管扩张剂有:

1)降低前负荷为主的药物:以扩张静脉和肺小动脉为主的,常用药物有:

a.硝酸甘油,每次0.3～0.6mg舌下含服,可重复使用;静脉滴注以10μg/min开始,根据病情逐渐加量,可达50～100μg/min;亦可应用贴剂。

b.硝酸异山梨醇酯(消心痛),每次5～10mg,每日3～4次口服或舌下含化。

2)以降低后负荷为主的药物:以扩张小动脉为主,常用药物有:

a.血管紧张素转换酶抑制剂(ACEI),如卡托普利(巯甲基丙脯酸),每次12.5～25mg,每日3次;依那普利(怡那林),每次2.5～5mg,每日1～2次。

b.α受体阻滞剂,如酚妥拉明(苄胺唑啉)、哌唑嗪、乌拉地尔(压宁定)等。

c.血管紧张素Ⅱ受体拮抗剂(ARB),如氯沙坦、缬沙坦等。

3)同时降低前后负荷的药物:可同时扩张小动脉及静脉,常用药物有硝普钠,为最常用的静脉滴注剂,初始量10μg/min,以后每5min增加5～10μg/min,根据病情可逐渐增加剂量至100μg/min(最大应小于300μg/min)。本药不宜长期应用,以免发生氰化物中毒。使用时应注意避光静脉滴注。

2.加强心肌收缩力 常用药物为洋地黄制剂。

(1)洋地黄:洋地黄可加强心肌收缩力,减慢心率,增加心排血量,从而改善各器官的血流灌注,改善心功能不全病人的血流动力学变化。

适应证:适用于中、重度心功能不全患者。对伴有快速心房颤动的患者特别有效。不宜应用的情况:预激综合征伴心房颤动;二度或高度房室传导阻滞;病态窦房结综合征;急性心肌梗死心功能不全,在最初24h以

临床研究证实ACEI早期足量应用除可缓解症状外,还能延缓心力衰竭进展,降低不同程度心力衰竭患者的死亡率。研究证实ACEI与ARB联用并不能使心力衰竭患者获益更多,反而增加不良反应。目前不主张心力衰竭患者ACEI与ARB联合应用。

加强心肌收缩力的常用药物为洋地黄制剂

内者。对洋地黄中毒及过敏者应禁用。

洋地黄类药物的治疗量和维持量个体差异较大，在同一病人的不同病期亦有差别，因此必须随时结合病情变化加以调整。常用洋地黄制剂为地高辛，口服，每日 0.125～0.25mg。

洋地黄的毒性反应：由于洋地黄的治疗量与中毒量很接近，特别是有心肌严重损害（如急性心肌梗死、急性心肌炎）、低血钾、严重缺氧（如肺源性心脏病）、肝肾功能减退等时更容易发生中毒。其毒性反应主要表现有：①胃肠道反应，表现为恶心、呕吐、食欲缺乏等；②神经系统反应，为头痛、头晕、黄视绿视等；③心脏方面反应，可表现为引发的各种心律失常，多见室性期前收缩（甚至二联律）、室上性心动过速伴房室传导阻滞、交界区心律、房室传导阻滞等。

洋地黄毒性反应的处理：①停用洋地黄类药物；②补充钾盐，可口服或静脉滴注氯化钾，停用排钾利尿剂；③纠正心律失常，单发期前收缩、一度房室传导阻滞、心房颤动伴缓慢心室率等，一般停药后可自行消失，如为快速心律失常可用苯妥英钠或利多卡因，电复律一般属禁用；心率缓慢者可用阿托品 0.5～1.0mg 皮下或静脉注射。

(2) 其他正性肌力药物：如 β 受体激动剂，常用的有多巴胺、多巴酚丁胺；磷酸二酯酶抑制剂，常用的有氨力农、米力农。

3．β 受体阻滞剂的应用　临床实践证明 β 受体阻滞剂可显著降低慢性充血性心力衰竭患者的死亡率。在患者血流动力学相对稳定的条件下可以应用。应从小剂量开始，缓慢递增剂量。常与 ACEI 及（或）利尿剂合用。严重心力衰竭患者不宜使用。常用药物有美托洛尔、比索洛尔、卡维地洛等。

4．防治各种诱发心功能不全的因素。

5．治疗原有心血管疾病，如冠心病病人应积极改善冠状动脉供血；心肌炎者应积极控制活动性炎症等。

 学有所思

心力衰竭治疗的四大原则是什么？减轻心脏负担的方法是什么？增加心肌收缩力的药物是什么？洋地黄类药物中毒有哪些表现？

急性心力衰竭

定义

急性心力衰竭是指由于急性的心脏病变引起心排血量在短时间内急剧下降，甚至丧失，导致组织器官灌注不足和急性肺循环或体循环淤血的综合征。临床上以急性左心力衰竭较为常见。

病因和发病机制

1. 急性弥漫性心肌损害,临床常见如:急性心肌梗死、急性心肌炎等。
2. 严重而突发的心脏排血受阻,如严重二尖瓣狭窄、左房黏液瘤。
3. 严重心律失常,尤其是快速性心律失常,由于左心室舒张期过短,左心室充盈障碍而导致肺循环压升高,出现急性肺水肿。
4. 过快或过量静脉输液,使心脏前负荷突然明显增加从而导致急性肺水肿。

临床表现

急性左心功能不全主要临床表现为急性肺水肿。症状及体征出现突然,进展迅速,如突发出现严重呼吸困难,呼吸频率可达 30～40 次/分,病人端坐呼吸,有窒息感,面色青灰,口唇发绀,大汗淋漓,极度烦躁不安。亦有病人频繁咳嗽,咳粉红色泡沫样痰。常见体征为心率增快,心尖部可闻奔马律,两肺对称性满布湿啰音和哮鸣音,严重者可出现心源性休克及猝死。

诊断要点

根据典型的症状和体征,一般易做出诊断。急性肺水肿所致的心源性哮喘应与支气管哮喘急性发作相鉴别。一般根据相应的病史和临床表现不难作出鉴别。

治疗要点

急性肺水肿属危重急症,应迅速采取有效措施,缓解症状,以免危及病人的生命。

1. 体位 采用坐位,两腿下垂,减少静脉回流。
2. 镇静 可皮下注射吗啡 3～5mg,效果不佳者可重复使用。
3. 吸氧 高流量氧气吸入(6～8L/min),并可给病人吸入通过 50% 乙醇湿化的氧气,以降低肺内泡沫的表面张力,使泡沫破裂,有利于肺泡通气改善。
4. 减少心脏负荷 快速利尿,如静脉注射呋塞米 20～40mg;立即静脉应用血管扩张剂,如选用硝普钠或硝酸甘油;如有血压降低者,可与多巴胺或多巴酚丁胺合用。
5. 快速洋地黄制剂 适用于有快速心房颤动伴急性左心功能不全者,禁用于重度二尖瓣狭窄伴窦性心律者。如近期 1～2 周内未用过洋地黄制剂者,可静脉注射毛花苷 C(西地兰)或毒毛花苷 K 等快速制剂。
6. 其他治疗 解除支气管痉挛,可静脉注射氨茶碱。积极治疗原发心脏病,去除诱发因素。

必须指出,对急性左心功能不全患者,应先抢救病人,在抢救处理过程中,再分析寻找发病病因及诱发因素。

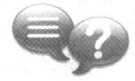 **学有所思**

急性左心衰竭的治疗原则有哪些？（即减轻心脏负担，加强心肌收缩力，防治各种诱发心力衰竭的因素，治疗原有心脏病）

减轻心脏负担的策略有哪些？（休息、限盐、吸氧、利尿和扩张血管）

练习题

填空题

1. 已有心脏疾病的患者，常因感染，特别是_____感染而诱发心功能不全。
2. 心力衰竭患者使用利尿剂的目的是减轻心脏_____负荷。

选择题

1. 左心功能不全的典型表现是
A．肝大　　B．胸痛　　C．呼吸困难　　D．少尿

参考答案

填空题

1. 肺部；2. 前

选择题

1. C

4.2.3 休克

定义

休克是急性循环功能不全引起的综合征，主要由于有效循环血容量绝对或相对不足，使各组织器官的微循环灌注不良，组织缺氧、细胞代谢紊乱，造成重要脏器功能衰竭。休克是临床紧急情况，早期发现和处理是极为重要的，否则可因发生不可逆的改变而危及病人生命。

> 休克是急性循环功能不全引起的综合征，主要由于有效循环血容量绝对或相对不足，使各组织器官的微循环灌注不良，组织缺氧、细胞代谢紊乱，造成重要脏器功能衰竭。

病因及发病机制

常见病因包括：

1. **低血容量性休克**　由大量失血（内出血或外出血）、失水（严重呕吐、腹泻）、丢失血浆（如烧伤）引起，造成有效循环血容量绝对不足。

2. **感染中毒性休克**　由严重感染引起，其中以革兰阴性杆菌如大肠埃希菌、铜绿假单胞菌产生的内毒素和革兰阳性球菌如肺炎链球菌、金黄色葡萄球菌产生的外毒素造成的休克最为常见。

3. **心源性休克**　由于心脏排血功能急剧减退所致，常见于急性心肌

梗死、严重心律失常等。

4. 过敏性休克　由于人体对某些药物或生物制品产生严重过敏反应，导致周围血管扩张，血浆渗出，循环血容量发生相对不足。

5. 神经源性休克　外伤、剧痛、脊髓损伤或麻醉意外等因素可使周围血管扩张，循环血容量发生相对不足。

发病机制

引起休克的原因虽各有不同，但都具有同样的病理生理基础。当人体受到各种休克病因侵袭时，常引起心排血量减少或周围血管扩张，使有效循环血量不足，全身平均动脉压降低，机体反射性刺激交感神经及肾上腺髓质，释放去甲肾上腺素和肾上腺素，同时还动员肾素-血管紧张素-醛固酮系统及其他体液因子共同代偿，主要使腹部脏器及皮肤小动脉收缩，心率增快，血流重新分布，体液得以保留，用以代偿有效循环血容量的减少，维持心排血量，保证重要器官如心、脑、肾的血液供应。

若病因仍继续作用于机体，超出机体代偿能力，将使组织微循环灌注明显不足，组织缺血、缺氧，无氧代谢产物增多。随着缺氧及酸中毒加重，血管内皮细胞损伤，血小板黏附其表面，激活凝血因子，血液呈高凝状态，在毛细血管内形成大量微血栓，进一步阻碍血液灌流甚至停止灌流，造成细胞严重损伤或死亡。造成重要器官严重损害甚至功能衰竭。

 **学有所思**

按照发生的原因，休克可以分为哪几种？

临床表现

1. 早期　患者神志清醒，但可有因缺氧导致的烦躁不安，因外周血管收缩，可有面色苍白，四肢湿冷，出冷汗，心率增快，脉搏细速，此时血压下降可不明显。

2. 中晚期　由于有效循环血量明显不足、各脏器组织灌流明显减少，病人出现口干、血压下降或测不到，脉搏细弱摸不清，脉压明显缩小。病人精神萎靡，表情淡漠，神志逐渐模糊甚至昏迷。面色青灰，肢端发凉渐向上扩展，发绀明显。尿量明显减少或无尿，毛细血管再充盈时间延长。甚至可发生弥散性血管内凝血（DIC）和广泛的内脏损害，成为休克致死的主要原因。

辅助检查

1. 中心静脉压测定　中心静脉压是指接近右心房的腔静脉内压力，

正常值为 5～12cmH₂O。它可反映血容量、右心室功能及周围血管张力的变化。中心静脉压测定适用于严重休克或休克伴有心功能不全而需要大量补血或补液以扩张血容量者。其临床意义是：①血压低，中心静脉压低（＜5cmH₂O），表示血容量不足，应大量补液；②血压低，中心静脉压正常，可能只有轻度血容量不足，需少量补液；③血压低，中心静脉压高（＞15cmH₂O），如果除外血管收缩药的影响，说明已有心功能不全。

2．测尿量、尿比重　休克时肾血流量减少，尿量随之减少，故尿量可反映内脏血液灌注情况。应给予休克病人留置导尿管，测量每小时尿量。尿量是判断休克轻重的重要指标，若每小时尿量达 30ml 以上，是休克好转的一个重要指标。尿比重固定在 1.010 或低于 1.010，可能为肾小管功能不良。

3．动脉血气分析　可了解病人的呼吸功能及酸碱平衡状况。

 **学有所思**

补液量可以根据哪几项指标去评估？

诊断要点

有诱发休克的病因，病人表现脉细速、四肢湿冷、尿少、血压低于 90/60mmHg，应考虑休克发生可能。

 **学有所思**

休克可以有哪些临床表现？

治疗要点

各型休克共同的治疗原则包括：

1．一般治疗　病人取平卧位，去枕，注意保暖、吸氧。

2．病因治疗　在纠正休克的同时要及时治疗引起休克的病因，以促进病情好转，防止病情反复。

3．补充有效循环血容量　是治疗休克的根本措施，补液要早期、及时、充足。

（1）补液种类：可选择低分子右旋糖酐，因其可提高血浆渗透压而扩张血容量，同时还能降低血黏度，改善微循环。每日用量不宜超过 1000ml。有时右旋糖酐可引起出血倾向、过敏反应等副作用。羟乙基淀粉代血浆（即 706 代血浆）为较好血容量扩张剂，副作用少，一般每日用量

500ml。生理盐水、葡萄糖盐水与右旋糖酐合用效果更好。重症者可加用血浆或输血。

（2）补液速度：原则上应快速输入，但也要根据病人心功能情况、病情及血压、心率决定。

（3）补液量：一般应根据中心静脉压水平决定补液量，若血压低，中心静脉压＜5cmH$_2$O，应迅速补液。除观察中心静脉压外，还应注意尿量、尿比重，若尿比重＞1.018及每小时尿量＜30ml，说明补液不足。

4. 纠正酸中毒　酸中毒是由于组织缺氧所致，常用5%碳酸氢钠静脉滴注。酸中毒纠正后可以加强心肌收缩力，增加对升压药物的反应。

5. 血管活性药物的应用。

休克患者经适当的扩容治疗及纠正酸中毒后血压仍不稳定，末梢循环未见改善，则应使用血管活性药物。常用的血管活性药物有两类

（1）血管收缩药物：使用此类药物的目的在于维持一定动脉压，增加心排血量，并使血液重新分布至重要脏器。

1）多巴胺：可使肾及肠系膜血管扩张，脑动脉及冠状动脉轻度扩张，使血液从四肢引向重要脏器，并有加强心肌收缩力的作用，是休克治疗中应用最广的药物。

2）多巴酚丁胺：因具有较强的增加心肌收缩力的作用而多用于治疗心源性休克。

3）间羟胺：可使外周血管收缩而升高血压。同时，该药有加强心肌收缩力，扩张冠状动脉的作用。

（2）血管舒张药物：当病人表现有过度血管痉挛现象如脉压小、四肢湿冷、眼底血管痉挛或经积极补液中心静脉压已升高，而血压仍低时，或已用大量血管收缩药物而血压仍不升者，可采用血管扩张药。一般从小剂量开始，用药前一定要补液充足，否则会使血压突然下降。常用药物有：

1）酚妥拉明：是α受体阻断剂，可使小血管扩张，改善微循环，作用较快，可用20～80μg/min滴注。必要时可与去甲肾上腺素合用。

2）硝普钠：扩张血管的作用迅速而短暂，剂量为0.5～10μg/(kg·min)。

3）莨菪类药物：如阿托品、山莨菪碱、东莨菪碱，具有扩张微小动脉，改善微循环的作用。

6. 糖皮质激素的应用　此类药物有稳定溶酶体膜、抗炎、抗过敏的作用，一般主张短期、大量使用。

7. 强心药的应用　重症休克、休克时间较长患者及老年人易发生心功能不全，可使用快速强心剂，如毛花苷C 0.2mg，每日两次。

练习题

填空题

1. 休克按照发生的病因分为低血容量性休克、____、____、过敏性休克、神经源性休克等类型。
2. 补液量可以根据_____等几项指标进行评估。

简答题

简述失血性休克的治疗原则。

参考答案

填空题

1. 感染中毒性休克　心源性休克
2. 中心静脉压、尿量、尿比重

简答题

患者平卧位，吸氧，心电血压监测，保暖。快速补充有效血容量，可选择低分子右旋糖酐、血浆、生理盐水、葡萄糖水。监测中心静脉压、尿量和尿比重，调整补液的速度和量。迅速查明失血的原因，积极止血处理，并输血治疗。根据血压情况，选择合适的血管活性药物，如多巴胺。

4.2.4 心律失常

正常心脏收缩和舒张的机械运动起源于规律的电活动，其电活动起源于窦房结，并以一定顺序经由结间束、房室结、房室束、左右束支及浦肯野纤维网将冲动传导至心房与心室。

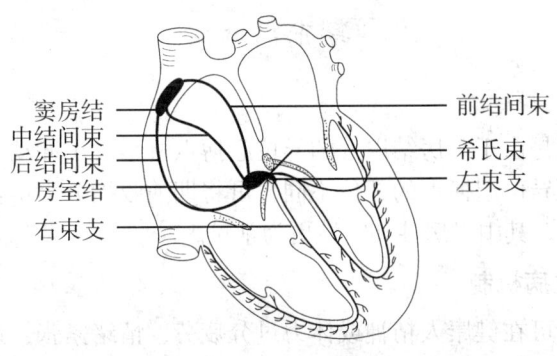

图 4-2-3　心脏传导系统示意图

各种原因引起心脏冲动形成或传导异常均能使心脏电活动的规律发生紊乱，导致心律失常的发生。

心律失常的分类

1. 冲动形成异常

（1）窦房结性心律失常：①窦性心动过速；②窦性心动过缓；③窦性心律不齐；④窦性停搏。

（2）异位性心律失常

1）被动性异位心律：a. 逸搏（房性、房室交界性、室性）；b. 逸搏心律（房性、房室交界性、室性）。

2）主动性异位心律：a. 过早搏动（房性、房室交界性、室性）；b. 阵发性心动过速（房性、房室交界性、室性）；c. 心房扑动、颤动；d. 心室扑动、颤动。

2. 冲动传导异常

（1）生理性：干扰及房室分离。

（2）病理性：①窦房传导阻滞；②房内传导阻滞；③房室传导阻滞；④室内传导阻滞（左、右束支传导阻滞）。

（3）房室间传导途径异常 预激综合征。

心律失常的诊断

心律失常本身不是一个独立的疾病，而是一组症候。其病因多数是病理性的，但亦可是生理性的。详细的病史及体格检查常能对诊断提供有用的线索及证据。心电图是诊断心律失常最主要的一项无创性检查技术，几乎所有的临床心律失常都能通过心电图检查得到正确的诊断。动态心电图（Holter ECG monitoring）对心律失常诊断意义重大。临床心电生理检查，如食管调搏检查、心内电生理检查等对心律失常的性质和发病机制的判明有很大作用，但均不作为常规使用。

期前收缩

定义

期前收缩是由于窦房结以外的异位起搏点过早发出冲动控制心脏收缩引起的。根据异位起搏点的部位不同，可将期前收缩分为房性、房室交界性、室性三类，其中以房性和室性更为常见。

病因及发病机制

期前收缩可在健康人精神或体力过分疲劳、情绪紧张、过多吸烟、饮酒或饮茶时出现，故属生理性早搏。但各种心脏病，如冠心病、风湿性心脏病、心肌炎、心肌病、二尖瓣脱垂等常可引起期前收缩，属病理性。此外，药物、电解质紊乱亦可引起各种类型的期前收缩。

临床表现

偶发的期前收缩一般无特殊症状，部分病人可有心脏漏跳的感觉。当期前收缩频发或连续出现时可出现心悸、乏力、心绞痛、胸闷憋气等症状。临床听诊呈心律不齐，期前收缩的第一心音常增强，而第二心音相对减弱甚至消失。

诊断要点

1．房性期前收缩心电图特点

①提前发生的P波，其形态与窦性P波稍有差别；②提前的P波后继以形态正常的QRS波；③早搏后常可见一不完全代偿间歇（图4-2-4）；④提前发生P波的P-R间期大于0.12s称为房性期前收缩伴房室传导阻滞；提前的P波后继以形态基本正常的QRS波。

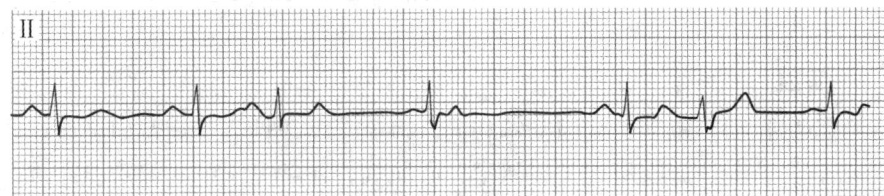

图4-2-4　房性期前收缩

2．室性期前收缩心电图特点

①提前出现的QRS-T波群，其前无P波；②提前出现的QRS-T波形态异常，时限通常为0.12s或以上；③期前收缩后可见一完全代偿间歇（图4-2-5）。

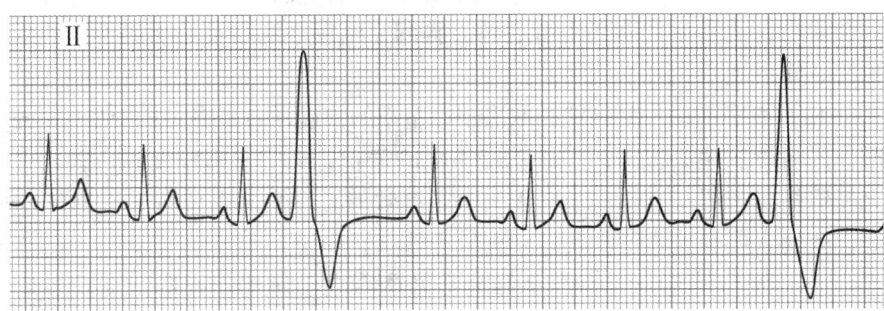

图4-2-5　室性期前收缩

治疗要点

1．病因治疗　偶发期前收缩且无症状者可临床观察。积极治疗原发病，解除诱因，如缓解过分紧张或疲劳过度，改善心肌供血，控制心肌炎症，纠正电解质紊乱等。

2. **药物治疗** 常用治疗早搏的药物有β受体阻滞剂（阿替洛尔、美托洛尔等）、普罗帕酮（心律平）、胺碘酮等药物；室性早搏还可选用美西律（慢心律）。对急性心肌梗死急性期伴发室性早搏常用利多卡因静滴或静脉注射，以避免室性心动过速或心室颤动的发生。洋地黄中毒所致的室性早搏可选用苯妥英钠或利多卡因，及时补充钾盐。

扑动与颤动

定义

当自发性异位搏动的频率超过阵发性心动过速的范围时，形成扑动或颤动。根据异位搏动起源的部位不同，可分为心房扑动与颤动，心室扑动与颤动。心房颤动是仅次于过早搏动的常见心律失常。心室颤动是极危重的心律失常。

病因

心房扑动与颤动的病因基本相同，多见于器质性心脏病，如高血压、冠心病、风湿性瓣膜病二尖瓣狭窄、心肌病，还常见于甲状腺功能亢进、洋地黄中毒。心室扑动与颤动常为器质性心脏病及其他疾病病人临终前发生的心律失常，临床多见于急性心肌梗死、心肌病、严重低血钾、洋地黄中毒以及胺碘酮、奎尼丁中毒等。

临床表现

1. 心房扑动与颤动

（1）心房扑动：临床症状取决于心室率的快慢，如心室率不快者可无任何症状，心室率快者则可有心悸、胸闷，诱发心绞痛及心功能不全。听诊时心律可规则亦可不规则。

（2）心房颤动：其症状亦取决于心室率的快慢，心室率大于150次/分时，患者可发生心绞痛、左心功能不全的表现；当心室率较慢时，病人可无特殊症状，但其心排血量由于失去了有效的心房收缩而平均下降25%左右，故病人可有易疲劳、乏力、头晕等症状。

心房颤动是左心功能不全的最常见诱因之一。此外心房颤动发生后还易引起心房内血栓形成，是导致脑栓塞、肢体动脉栓塞、视网膜动脉栓塞等的重要病因。听诊心房颤动的病人第一心音强弱不等，心室律绝对不整，有脉搏短绌。

2. **心室扑动与颤动** 其临床表现无差别。一旦发生，病人迅速出现意识丧失、抽搐、继之呼吸停顿、听诊心音消失、脉搏触不到、血压无法测到，如果不能及时纠正，患者很快死亡。

诊断要点

1. 心房扑动心电图特点

①P 波消失，代之以每分钟 250～350 次间隔均匀、形状相似的 F 波；②QRS 波群与 F 波成某种固定的比例，最常见的比例为 2∶1，有时比例关系不固定，则引起心室律不规则；③QRS 波形态正常（图 4-2-6）。

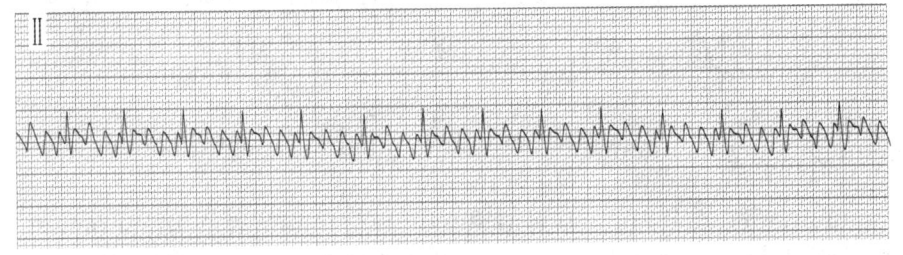

图 4-2-6　心房扑动

2. 心房颤动心电图特点

①P 波消失，代之以频率为 350～600 次/分、形状大小不同，间隔不均匀的 f 波；②QRS 波群间隔绝对不规则，心室率通常可在 100～160 次/分；③QRS 波形态正常（图 4-2-7）。

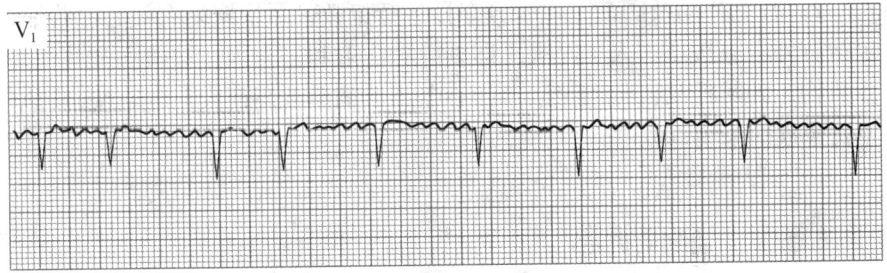

图 4-2-7　心房颤动

3. 心室扑动心电图特点

心电图呈匀齐、连续、大幅度的正弦波图形，其频率为 150～300 次/分，

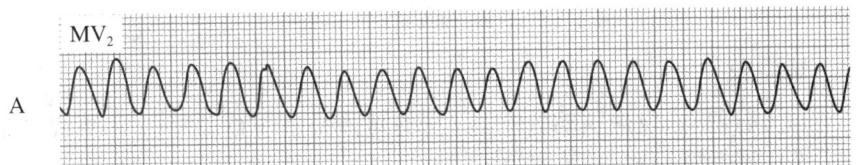

图 4-2-8　心室扑动

难以区分 QRS-T 波群（图 4-2-8）。

4．心室颤动心电图特点

心电图表现为形态、频率及振幅均完全不规则的波动，其频率在 150～500 次/分，QRS-T 波群完全消失（图 4-2-9）。

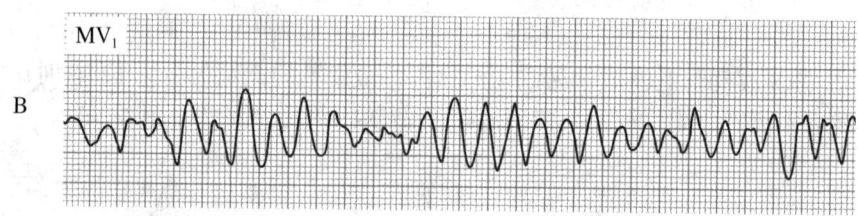

图 4-2-9　心室颤动

治疗要点

1．心房扑动及颤动　应针对原发病治疗。对阵发性心房扑动和颤动，如持续时间短、发作频度小、自觉症状不明显者无需特殊治疗，对发作时间长、频繁，发作时症状明显者可给予洋地黄、维拉帕米、普罗帕酮、胺碘酮等药物治疗。对持续心房颤动者，可应用洋地黄、β受体阻滞剂、维拉帕米等药物控制心室率；如有复律适应证者，可采用普罗帕酮或胺碘酮作药物复律，但最有效的复律手段为同步直流电复律。慢性房颤患者应长期抗凝治疗，预防血栓栓塞。

2．心室扑动及颤动　应争分夺秒进行抢救，尽快恢复有效心脏收缩，包括胸外心脏按压、人工呼吸、即刻静脉注射利多卡因、胺碘酮和其他复苏药物，如阿托品、肾上腺素。如心电图示颤动波高而大，频率快，应毫不犹豫立即采用直流电除颤复律。

 **学有所思**

当患者心律失常时，可以出现哪些症状？心脏听诊可以发现哪些异常？室颤的首选治疗方法是什么？

练习题

填空题

1．房颤病人发生脑动脉栓塞，极有可能是由于心房内_____形成，脱落后造成脑动脉栓塞。

2．_____检查是判断心律失常类型及监测病情变化的最重要手段。

选择题

1. 病人发生室颤时首选的治疗方法是
A．阿托品静脉注射　　B．同步直流电除颤
C．非同步直流电除颤　D．高流量氧气吸入

简答题

1. 房颤患者心电图特点。
2. 心电图证实为室颤，应立即采取哪些急救措施？

参考答案

填空题

1. 血栓
2. 心电图

选择题

1. C

简答题

1. 各导联 P 波消失，代之以 f 波，QRS 波节律不齐，形态正常。
2. 立即采取非同步直流电除颤，静脉输注抗心律失常药物，如胺碘酮、利多卡因，监测患者的生命体征，必要时给予气管插管。

4.2.5　心搏骤停

定义

心搏骤停是在原来全身或心脏状况较好或稳定的情况下，意外地发生心脏射血功能的突然停止。心搏骤停后应争分夺秒地连续进行抢救，一般认为脑组织对缺氧的耐受时限是 6 分钟，超过这一时限则预后不良。尽快恢复有效的血液循环和气体交换，使整个机体生命活动和功能得以恢复，这种急救措施称为心肺脑复苏或心肺复苏术。80% 以上心脏骤停发生在院外。

> 心搏骤停是在原来全身或心脏状况较好或稳定的情况下，意外地发生心脏射血功能的突然停止。

病因及发病机制

1. 心脏病变　75%～80% 的心搏骤停患者是由冠心病及其并发症所致，左室射血分数低于 30%、频发性与复杂性室性早搏的存在预示心肌梗死患者心搏骤停发生的危险。其他的心脏病还有心肌病、充血性心力衰竭、心瓣膜病、病态窦房结综合征、急性心肌炎、先天性心脏病、急性肺源性心脏病、心房黏液瘤和先天性和获得性 Q-T 间期延长综合征、不明原因的心室颤动等。

2. 非心脏病变　常见的有急性缺氧、触电、溺水和急性颅脑损伤等。另外，洋地黄类、奎尼丁等药物中毒；麻醉、心脏手术、某些特殊检查及

治疗，如气管插管、心包穿刺和心导管检查，以及严重酸碱失调及电解质紊乱亦可引起。

导致心搏骤停的直接原因以心室颤动最常见。

 **相关链接——心搏骤停与冠心病**

> 虽然大部分的心搏骤停是由冠心病及其并发症所致，但冠心病导致致命性快速性心律失常的机制尚未完全明确。冠状动脉病变时，供应心肌的血流量减少，心肌的代谢平衡和电稳定性丧失，这些均可引起心律失常和心搏骤停。左室心肌长期处于压力负荷下，也易发生心室颤动。急性缺血时心肌细胞膜被破坏，钾离子外逸、钙离子内流、酸中毒、肾上腺素能神经活性改变，使电不稳定性增加，最终导致心室颤动的发生。

各种病因引起的心搏骤停发生后，均导致机体出现组织缺氧和二氧化碳潴留，对机体及其重要脏器的影响如下：

1．代谢的影响　当动脉血氧分压下降至 20～30mmHg 时，体内代谢由有氧代谢变为无氧代谢，ATP 的产生明显减少，乳酸及其他酸性代谢产物堆积，造成代谢性酸中毒。同时由于 ATP 减少，致钠泵失灵，钠转入细胞内，钾滞留在细胞外，产生细胞内水肿和高血钾。

2．脑的影响　心脏停搏后，脑动脉中的氧仅够使用几分钟。当动脉氧分压＜15mmHg 时，脑组织无法从血液中摄取氧，一般认为，脑组织对缺氧的耐受时限是 6min，因此心搏骤停发生后必须争分夺秒地抢救，否则耽误的时间越长，复苏越困难。即使心跳、呼吸恢复了，也易留下严重中枢神经系统后遗症，甚至成为植物人。

3．心脏的影响　严重缺氧时心脏节律和传导受到抑制，由于高血钾及代谢性酸中毒，可使心肌收缩力减低，这些可造成心脏复跳后的心律失常及低血压。

4．肾的影响　心脏停搏后，肾缺血，当肾血流量下降 50% 或血压降至 60mmHg 以下时，肾停止泌尿。长时间后则导致肾小管坏死，继而发生急性肾功能不全。

临床表现及诊断要点

发作前可无任何先兆，部分病人发作前数天或数分钟可有心前区痛、胸闷、气促、心悸、乏力等非特异性症状。发作时病人突然意识丧失，可伴有短阵抽搐，呼吸短促乃至停止，瞳孔散大，对光反射消失。判断心搏骤停最可靠的临床表现是意识突然丧失，伴有颈动脉、股动脉搏动消失，呼吸断续或停止，皮肤苍白或明显发绀。对以上表现的观察和检查应迅速

> 判断心搏骤停最可靠的临床表现是意识突然丧失，伴有颈动脉、股动脉搏动消失，呼吸断续或停止，皮肤苍白或明显发绀。

完成，以便立即开始抢救。心搏骤停发生时，心电图常见以下表现：心室颤动、心脏停搏及电机械分离。

 **学有所思**

心搏骤停的特征性临床表现和心电图表现有哪些？

治疗要点

心搏骤停一旦发生，应迅速、准确、熟练地进行抢救，保证心、肺、脑复苏成功。复苏成功与否同心搏骤停至复苏开始的时间密切相关。

1. 基本生命支持目的是维持主要脏器所需要的最低血供，即心肺复苏（cardiopulmonary resuscitation，CPR）

（1）人工呼吸前首先保持气道通畅

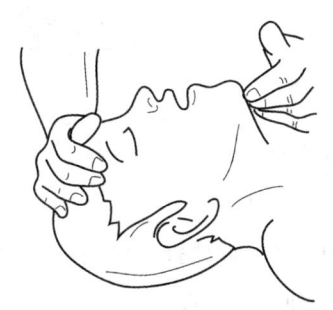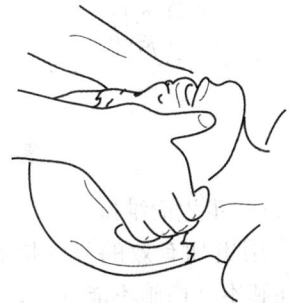

图 4-2-10 通畅气道

迅速清除口腔黏液、呕吐物或其他异物，发现义齿立即取下，检查气道内有无阻塞物，及时取出。应用头后仰/颏提高或下颌前移手法，防止舌下坠而阻塞呼吸道，保持气道通畅。

（2）人工呼吸（pulmonary，P）

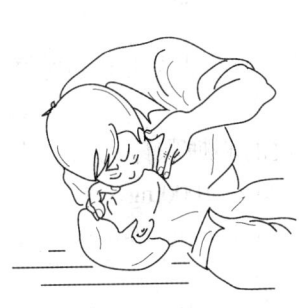

图 4-2-11 口对口呼吸

在保持气道通畅的同时，判断患者无自主呼吸后应立即进行人工呼吸。判断的方法为将耳朵贴近患者的口鼻，倾听空气逸出的声音或感觉空气流动，同时观察胸廓起伏。若胸廓无起伏，又无气流呼出，表示患者无呼吸，必须立即开始人工通气，观察的时间一般在3～5秒内。人工通气的方法可根据情况采用口对口呼吸或放置气管插管后行简易呼吸器人工呼吸，频率为15～20次/分。如病人牙关紧闭，可改为口对鼻呼吸。

口对口人工呼吸方法是：开放气道，捏住患者鼻子，施救者口紧紧包住患者口并吹气，然后正常吸气，再吹一口气，每次吹气时间持续1s。

胸部按压部位在胸骨中下段，手法：将一手掌根部放在按压部位，另一手掌根部重叠放在该手背上，按压时肘关节伸直，依靠肩、背部力量垂直向下按压，使胸骨压低 4～5cm，然后突然放松，按压与放松时间大致相等。

(3) 恢复循环 (circulation, C)

心搏骤停确诊后，应立刻将患者仰卧在坚固的平面上，在患者一侧进行复苏，1 个人在场，应首先拨打 120，然后回到患者身旁进行心肺复苏即胸外心脏按压，它是使整个胸腔内压改变而产生抽吸作用，改善全身血流量，有利于维持全身重要器官的血液灌注。心脏按压的频率为 100 次/分。心脏按压必须与人工呼吸配合进行，如一人抢救，可按压 30 次，吹气 2 次；如两人抢救，一人吹气 2 次，另一人按压 30 次。目前强调胸外按压最重要。

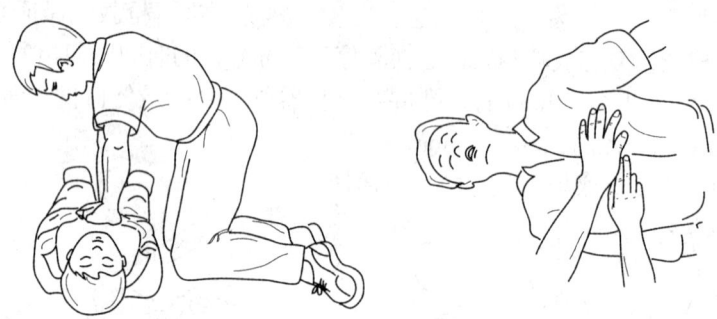

图 4-2-12　心肺复苏

2. 进一步生命维持

是应用更加有效的复苏措施，尽快促使心脏搏动、呼吸和脑功能恢复。上述和本项措施不能分开，有条件时应同时进行。

(1) 气管内插管，经简易呼吸器或呼吸机供氧。

(2) 体外非同步直流电除颤和（或）人工心脏起搏。一旦心电监测确定为心室颤动或持续性快速室性心动过速，应立即用 200J 的能量进行直流电除颤。如无效，改用 300J 或 360J 能量。

(3) 建立静脉通道，以便迅速补充血容量和给予急救药物。常用药物有：

1) 肾上腺素：0.5～1.0mg 静脉注射，可增加心肌收缩力，增加心肌和脑组织的血流量。

2) 阿托品：0.5～2.0mg 静脉注射，用于因缓慢型心律失常和心搏停止引起的心搏骤停病人。

3) 普鲁卡因胺和溴苄胺：用于多次除颤失败的心搏骤停病人。普鲁卡因胺 100mg 静脉注射，每 5min 一次，总量 500～1000mg，之后用 2～4mg/min 持续静点；溴苄胺 5mg/kg 体重静脉注射，可每 15min 一次，直至最大剂量 25 毫克/千克体重。

4) 利多卡因：可以增加心电的稳定性，按 1mg/kg 体重静脉注射，2min 后可重复此剂量，随后持续静点 4mg/min。

5）碳酸氢钠：静脉输入，用以纠正代谢性酸中毒。

3．脑复苏　脑组织对缺氧耐受性最差，缺氧后可致脑水肿、颅内压升高，甚至形成脑疝，危及呼吸、循环中枢，可再度引起呼吸、心跳停止，或即使心肺复苏后病人存活，亦可能因脑复苏未成功而成为植物人。为防止脑组织永久性损害需采取以下措施：①降温：可降低颅内压和脑代谢，以头部降温为主，一般以32℃为宜；②有条件应尽早使用高压氧治疗，改善脑缺氧；③使用脱水剂：对神志恢复缓慢、有颅压增高表现者，可应用20%甘露醇或25%山梨醇等脱水剂以减轻脑水肿，亦可用呋塞米（速尿）40～60mg或依他尼酸25～50mg静脉注入。

4．复苏后处理

（1）维持循环功能：心脏复跳后的病人血压较低，有些处于休克状态，其原因与心脏收缩无力、缺氧、酸中毒、心律失常、电解质紊乱等因素有关，应予以处理。此时的心脏仍处于电不稳定阶段，应严格做好心电监测。病人应送入监护病房连续密切监测至少48～72h。

（2）保持肾功能：心搏骤停时间较长或复苏后持续低血压，易使病人发生急性肾衰竭，故应做好尿量、尿比重等指标的监测。复苏后，若血压能维持在80～90/50～60mmHg而尿量少于30ml/h，可试用呋塞米40～100mg静脉注射。若注射后仍无尿或少尿，则提示急性肾衰竭，此时应严格限制入量，防治高血钾，必要时可透析治疗。

（3）维持呼吸功能：进行呼吸功能监测，保持呼吸道通畅，做好气管插管或呼吸机的护理。

（4）加强基础护理，严密观察意识状态、生命体征，注意出入量记录，定期监测电解质酸碱平衡状况及血气分析，保证病人摄入足够的热量，预防褥疮、呼吸道感染和泌尿系感染。

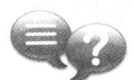 学有所思

心肺复苏中提到的CPR措施各是什么？请列出心肺复苏和脑复苏中所使用的药物，并简单解释这些药物的作用。

为何非专业人员要学会心肺复苏手法。

练习题

填空题

1. 75%～80%的心搏骤停患者是由于_____所致。
2. 心搏骤停后脑组织对缺氧的耐受时限是____分钟。
3. 最可靠也是最迅速做出心搏骤停判断的临床表现是____、____和____消失,心电图常见为电机械分离及____、____。

简答题

1. 简述心肺复苏(CPR)的具体措施。
2. 如何判断患者心跳呼吸停止。

参考答案

填空题

1. 冠心病及其并发症
2. 6
3. 意识突然丧失　伴有颈动脉　股动脉搏动　心室颤动　心脏停搏

简答题

1. 保持气道通畅,立即放置气管插管后行简易呼吸器或呼吸机人工呼吸;用拳头以中等强度叩击心前区1～2次,之后开始进行胸外心脏按压。发现室颤给予电除颤,开放静脉,静脉输注血管活性药物,维持生命体征和水电酸碱平衡。头戴冰帽,给予醒脑和脱水治疗。

2. 判断心搏骤停最可靠的临床表现是意识突然丧失,伴有颈动脉、股动脉搏动消失,呼吸断续或停止,皮肤苍白或明显发绀。判断呼吸停止的方法为将耳朵贴近患者的口鼻,倾听空气逸出的声音或感觉空气流动,同时观察胸廓起伏。若胸廓无起伏,又无气流呼出,表示患者无呼吸。

4.2.6 冠状动脉粥样硬化性心脏病

定义及发病情况

冠状动脉粥样硬化性心脏病简称冠心病,也称缺血性心脏病。是由于冠状动脉粥样硬化,使血管腔狭窄、阻塞,导致心肌缺血缺氧,甚至坏死而引起的心脏病。本病多发在40岁以后,男性多于女性,脑力劳动者较多。

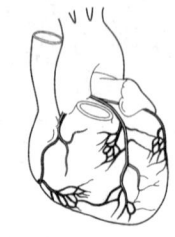

图4-2-13 冠状动脉在心脏上的分布

> 冠心病是由于冠状动脉粥样硬化,使血管腔狭窄、阻塞,导致心肌缺血缺氧,甚至坏死而引起的心脏病。

病因

引起动脉粥样硬化的原因是多方面的,目前认为主要和下列因素有关:

1. 年龄 常在40岁以后易发生。
2. 性别 男性多见,女性常在绝经期后发生。
3. 血压 高血压病患者动脉粥样硬化的发生率明显增高。
4. 血脂异常 与动脉粥样硬化形成关系最密切的血脂异常为血中胆固醇、三酰甘油、低密度和极低密度脂蛋白水平升高,高密度脂蛋白水平降低。
5. 吸烟 吸烟可造成动脉壁氧含量不足,促使动脉粥样硬化的形成。
6. 糖尿病 糖尿病多伴有高脂血症、凝血因子Ⅷ增高及血小板活力增高,使动脉粥样硬化的发病率明显增加,比无糖尿病者高2倍。
7. 肥胖及体力活动减少者发生动脉粥样硬化概率极高。
8. 遗传 有高血压、糖尿病、冠心病家族史者,动脉粥样硬化的发病率比无此类家族史有明显的增多。

目前认为冠心病的主要易患因素(亦称危险因素)为:高脂血症、高血压病、糖尿病、吸烟等。

> 冠心病分型近年趋向分两大类:
> (1)慢性冠状动脉心脏病(包括稳定型心绞痛、缺血性心肌病、猝死等)
> (2)急性冠状动脉综合征(ACS)包括不稳定型心绞痛、非ST段抬高型心肌梗死和ST段抬高型心肌梗死等,主要病理基础为动脉粥样硬化、不稳定斑块破裂或糜烂导致冠脉内血栓形成。

学有所思

冠心病的易患因素有哪些?

临床分型

依据冠状动脉病变的严重程度和临床表现,可将冠心病分为以下几型:

1. 隐匿型 无症状,而心电图有心肌缺血性改变。
2. 心绞痛型 有发作性胸骨后疼痛,为一过性心肌供血不足引起。
3. 心肌梗死型 由于冠状动脉持续完全闭塞导致心肌急性缺血坏死,症状严重,常伴有心功能不全、心律失常、心源性休克、猝死等严重并发症。
4. 心律失常和心力衰竭型 表现为心脏增大、心力衰竭和心律失常。心电图有心肌缺血改变。
5. 猝死型 因原发性心搏骤停而死亡,多为严重心律失常所致。

心绞痛

定义

心绞痛是由于心肌需氧与供氧之间不平衡,导致的一种冠状动脉供血不足,心肌暂时缺血、缺氧所引起的以发作性胸痛或胸部不适为主要表现的临床综合征。冠心病所致心绞痛分为稳定型及不稳定型两类。

> 心绞痛是由于心肌需氧与供氧之间不平衡,导致的一种冠状动脉供血不足,心肌暂时缺血、缺氧所引起的以发作性胸痛或胸部不适为主要表现的临床综合征。

病因及发病机制

最基本的原因是冠状动脉粥样硬化引起动脉管腔狭窄和（或）痉挛。其他病因以重度主动脉瓣狭窄或关闭不全较为常见。

冠状动脉出现粥样硬化，管腔内斑块形成导致管腔狭窄，限制了血流的通过。由于在静息条件下，远端动脉已形成了代偿性扩张，当体力活动或情绪激动等使心脏负荷及氧耗增加时，这些动脉不能进一步扩张，以致出现心肌供血不足，引起心绞痛发作。

临床表现

> 不稳定型心绞痛临床表现是典型胸痛，与稳定型相似，但疼痛程度更重，发作频繁，持续时间更长，可达30分钟或以上，使用硝酸甘油只能部分或暂时缓解。

典型的心绞痛常因体力活动、情绪激动而诱发，也有在饱餐或休息时发病。主要症状为胸骨后压迫性不适或为紧缩、压榨、堵塞感，也可有烧灼感，放射至左肩、左上肢内侧，亦可放射到咽喉部、颈部、背部、上腹部等。病人被迫停止原有动作，休息或含服硝酸甘油后 1～5min 内缓解。一般胸痛持续时间不超过 10～15min。此类表现为稳定型。

心绞痛发作时，病人面色苍白，出冷汗，心率增快，血压升高，心尖部听诊可出现第四心音，亦可在心前区听到一过性收缩期杂音。

 **学有所思**

典型的心绞痛发作的症状是什么？

有关检查

1. 心电图检查　约有半数病人静息心电图为正常。心绞痛发作时可出现一过性心肌缺血性的 ST 段下移和（或）T 波倒置。变异型心绞痛发作时可出现 ST 段抬高。运动负荷心电图及 24 小时动态心电图检查可明显提高缺血性心电图的检出率。

2. 超声心动图及放射性核素检查　超声心动图显示心室壁节段性运动减弱或消失，提示存在相应冠状动脉供血不足。利用放射性铊或锝显像所示心肌灌注缺损提示心肌供血不足或消失，特别是运动后显像的阳性发现，对心肌缺血诊断极有价值。

3. 冠状动脉造影　典型心绞痛患者至少有一支冠状动脉主干有明显狭窄（阻塞管腔＞75%）。本检查具有确诊价值，并对选择治疗方案及预后判断极为重要。

诊断要点

有典型心绞痛发作病史者诊断常不难。症状不典型者，结合年龄、冠心病易患因素、心电图及其负荷试验等检查也多可明确诊断。冠状动脉造影可确诊。

治疗要点

1. 一般治疗　注意消除或避免诱发因素，如过重体力劳动、情绪激动、过饱餐等。积极治疗及预防诱发或加重冠心病的危险因素，如高血压、高血脂、过度肥胖等。

2. 药物治疗

（1）硝酸酯类：为最有效的终止及预防心绞痛发作的药物，作用快，疗效高。常用有：①硝酸甘油片 0.3～0.6mg，舌下含服，1～2min 内即可使心绞痛缓解。②硝酸异山梨醇酯（消心痛）作用时间较硝酸甘油长，每次剂量 5～10mg，可含服或吞服，15～30min 内起作用，可维持 4～5h。还作为预防心绞痛发作的最常用药物。③长效硝酸甘油制剂，主要用于预防心绞痛发作。

（2）β受体阻滞剂：抗心绞痛作用主要是通过降低心率及减弱心肌收缩强度，减少心肌氧需量。常用药物有阿替洛尔（氨酰心安），12.5～25 毫克/次，每日 2～3 次；美托洛尔（倍他洛克）25～50 毫克/次，每日 2～3 次。此类药物能引起低血压，宜从小量开始。

（3）钙离子拮抗剂：能阻断钙离子流入动脉平滑肌细胞，从而扩张冠状动脉，对变异型心绞痛疗效更好。常用药物有地尔硫䓬（合心爽），30～60 毫克/次，每日 2～3 次。

（4）抑制血小板聚集药物：常用为阿司匹林，每日 100～300mg 口服。

3. 冠状动脉介入治疗　对符合适应证的心绞痛病人可行冠状动脉球囊成形术（PTCA）及冠状动脉内支架置入术。

4. 外科治疗　对病情严重，药物治疗效果不佳，经冠状动脉造影后显示不适合行介入治疗者，应及时作冠状动脉旁路血管移植术，简称冠脉搭桥术。

5. 胸痛持续 20 分钟不缓解应即刻呼 120 就医。

> 硝酸酯类为最有效的终止及预防心绞痛发作的药物，作用快，疗效高。

 学有所思

文中提到了哪些治疗心绞痛的药物？各自的药理作用是什么？

心肌梗死

定义

心肌梗死是指因冠状动脉供血急剧减少或中断，使相应心肌持久而严重的缺血导致心肌坏死。临床上表现为胸骨后剧烈疼痛、心肌酶增高、特异性的心肌缺血损害的心电图改变。

> 心肌梗死是指因冠状动脉供血急剧减少或中断，使相应心肌持久而严重地缺血导致心肌坏死。

病因和发病机制

心肌梗死的基本病因是冠状动脉粥样硬化。一旦血管内斑块增大导致管腔狭窄、破裂、出血、血栓形成或出现血管持续痉挛,使管腔完全闭塞,心肌严重而持久地缺血就可发生心肌梗死。

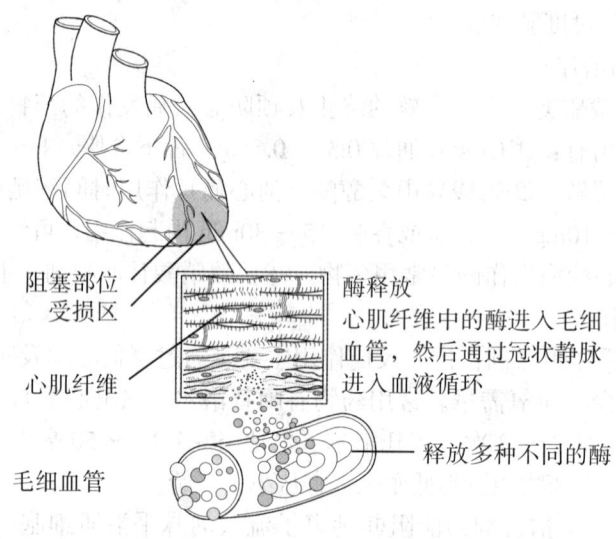

图 4-2-14 心肌梗死示意图

当急性心肌梗死发生后,引起心脏收缩力减弱、心排血量下降、动脉血压下降,心率可减慢或增快。临床出现休克、心力衰竭、心律失常等表现。

本病病人男性多于女性,冬春两季发病较高,北方地区较南方地区为多。其发病的危险因素有高血压病、高脂血症、糖尿病、吸烟等。

临床表现

临床表现与心肌梗死面积的大小、部位、侧支循环情况密切有关。

1. 起病和先兆症状　急性心肌梗死多突然发病。部分病人在起病前数日至数周有先兆症状,表现为新出现心绞痛,原有的稳定型心绞痛变为发作频繁,程度较重,持续时间延长,硝酸甘油疗效较差等。及时处理先兆症状,可使部分病人避免心肌梗死发生。

2. 症状

(1) 疼痛:其性质和部位与心绞痛相似,但程度更剧烈,常呈难以忍受的压榨、窒息或烧灼样疼痛,伴有大汗及烦躁不安、恐惧及濒死感,持续时间长达 1～2h 以上,服硝酸甘油无效。部分病人疼痛可向上腹部、下颌、颈部、背部放射而被误诊。少数急性心肌梗死病人可无疼痛。

(2) 全身症状:有发热、白细胞及红细胞沉降率增高,体温可升高至

38℃左右。疼痛剧烈时常伴恶心、呕吐和上腹胀痛。

（3）心律失常：极常见，多发生在起病一周内，尤以24h内最多见。各种心律失常中以室性心律失常最多，尤其是室性期前收缩。下壁梗死易发生房室传导阻滞。

（4）休克：因心肌广泛坏死，心排血量急剧下降所致。休克多在起病后数小时至一周内发生。出现休克时病人表现为皮肤苍白、四肢湿冷、脉压减小、发绀，严重者可出现昏迷。

（5）心力衰竭：主要为急性左心功能不全，可在起病最初几天内发生，亦可在梗死恢复期出现，前壁梗死多于下壁。病人表现为呼吸困难、发绀、烦躁等，重者出现肺水肿。

3．体征

（1）心脏体征：心脏大小可正常或轻度增大，心率可增快也可减慢，心律可不齐，心尖部第一心音减弱，可闻及第四心音，部分病人在心前区可闻及收缩期杂音或喀喇音。

（2）血压：除急性心肌梗死早期血压可增高外，几乎所有病人都有血压降低。

4．并发症

（1）乳头肌功能失调或断裂：造成二尖瓣脱垂及关闭不全，可导致左心功能不全。

（2）心脏破裂：少见，常在起病一周内出现，多为心室游离壁破裂，偶有室间隔破裂。

（3）心室壁瘤：可在心肌梗死后一周内出现，心电图示ST段持续抬高，超声心动图可见心室局部有反常运动，可导致左心功能不全、心律失常、栓塞等。

辅助检查

1．心电图 急性心肌梗死的心电图常有典型的改变及动态演变过程。急性期可见异常深、宽的Q波（反映心肌坏死），ST段呈弓背向上明显抬高（反映心肌损伤）及T波倒置。

> 急性心肌梗死急性期的心电图表现是异常深、宽的Q波，ST段弓背向上明显抬高及T波倒置。

2．实验室检查 心肌损伤标记物检查：

肌钙蛋白T（cTnT）在起病后2～4h开始升高，24～48h达高峰，持续1～2周恢复。肌钙蛋白I（cInI）于11～24h达高峰，7～10天降至正常。

血清磷酸肌酸激酶及其同工酶（CPK、CPK-MB）在起病后6h以内升高，24h达高峰，48～72h恢复正常。

天门冬氨酸氨基转移酶（AST）在起病6～12h内升高，24～48h达高峰,3~6天后恢复正常。

乳酸脱氢酶(LDH)起病后8~10h升高,2~3天达到高峰,1~2周后恢复正常。

其中肌钙蛋白T的特异性及敏感性最高。

诊断要点

诊断主要依靠典型临床表现、特征性心电图改变及心肌损伤标记物检查。上述三项中具备两项即可确诊。但临床表现往往不典型,特别在老年人。故凡年龄在40岁以上,发生原因不明的胸闷伴恶心、呕吐、出汗、心功能不全、心律失常等,或原有高血压突然显著下降者,应考虑有急性心肌梗死的可能。

> 心肌梗死的诊断主要依靠典型临床表现、特征性心电图改变及心肌损伤标记物检查。

根据心电图及心肌损伤标记物测定结果,诊断可分为:

ST段抬高、cTnT升高,诊断为急性ST段抬高性心肌梗死;

无ST段抬高或表现为ST段下移、cTnT升高,诊断为急性非ST段抬高性心肌梗死。

 **学有所思**

请从临床疼痛特点、心电图改变及心肌酶的变化等几方面回顾,心肌梗死有哪些特征性的变化?

治疗要点

1. 一般治疗

(1) 休息:急性期需卧床3~7天,保持环境安静,给予清淡易消化食物。

(2) 吸氧:间断或持续吸氧2~3天,重者可以面罩给氧。

(3) 监护:入冠心病监护室(CCU)行心电图、血压、呼吸等监测3~5天,重者可延长。

(4) 镇静止痛:尽快解除病人疼痛。常用药有:①哌替啶50~100mg,肌内注射,每4~6h重复;②吗啡5~10mg,肌内注射或静脉注射,每4~6h重复;使用上述两种药物需注意呼吸抑制及血压变化;③硝酸甘油或硝酸异山梨醇酯舌下含服,每2h一次;④严重者可行亚冬眠治疗(哌替啶25~50mg、异丙嗪25~50mg合用,每4~6h一次)。

2. 心肌再灌注治疗 为防止梗死面积扩大,缩小心肌缺血范围,要尽早使闭塞的冠状动脉再通。

(1) 溶栓疗法:仅适用于急性ST段抬高型的心肌梗死。在起病6h内使用纤溶酶激活剂溶解冠状动脉内的血栓。常用药物有尿激酶(urokinase,

UK)、链激酶（streptokinase，SK），新型溶栓剂有重组组织型纤溶酶原激活剂（rtPA）。给药途径为静脉给药，药剂量为：UK100万～200万U/30min内静滴；SK75万～150万U/30～60min内静滴。一般只给一次剂量，之后继续行抗凝治疗48～72h。

（2）急诊冠状动脉介入治疗：即对病人行急诊PTCA及支架置入术，其效果较溶栓为好。

3．消除心律失常　心肌梗死后出现室性心律失常可引起猝死，必须及时消除。首选利多卡因50～100mg静脉注射，必要时可5～10min后重复，直至室性早搏控制或总量达300mg，而后应以1～4mg/min静脉滴注维持48～72h。发生心室颤动时，应立即行非同步直流电除颤。发生二度或三度房室传导阻滞，心室率缓慢时，应尽早使用经静脉心内膜右心室临时起搏治疗。

4．抗凝及抗血小板治疗　为防止梗死面积扩大及发生再梗死，应给予患者积极抗凝及抗血小板治疗。常用抗凝药物为肝素静脉注射，目前临床已选用低分子量肝素皮下注射取代普通肝素。常用抗血小板药物有阿司匹林，每日150～300mg；噻氯匹定，每次250mg，每天1～2次；氯吡格雷，每次75mg，每日1次。

5．治疗心力衰竭　主要选用血管扩张剂减轻左心室前后负荷。如心力衰竭程度较轻，可用硝酸甘油静脉滴注，如心力衰竭较重宜首选硝普钠静滴。血管紧张素转化酶抑制剂（ACEI）亦可选用，常用药有：卡托普利（开搏通）12.5～25mg，每日2～3次；依那普利5～10mg，每日2～3次；西拉普利2.5mg，每日1～2次等。急性心肌梗死发生后24小时内应尽量避免使用洋地黄制剂。

6．治疗休克　治疗应采用升压药及血管扩张剂、补充血容量、纠正酸中毒。如上述处理无效时，应选用在主动脉内气囊反搏术的支持下，即刻行急诊PTCA或支架置入。

练习题

填空题

1．心肌梗死病人发生的心律失常中，以_____最常见。
2．心肌梗死的诊断需要根据典型的临床症状，心电图和_____。
3．当病人发生心绞痛时，终止发作常用药物是_____。
4．心肌梗死的常见并发症有____、____、____、____、___。

简答题

请叙述冠心病心绞痛的典型临床表现。

参考答案

填空题

1. 室性心律失常
2. 血酶学改变
3. 硝酸甘油
4. 心律失常 心力衰竭 心源性休克 乳头肌断裂 室间隔穿孔 心脏破裂

简答题（答案略）

4.2.7 高血压病

定义及发病情况

高血压是一种常见的以体循环动脉压增高同时伴有不同程度心排血量和血容量增加为主要表现的临床综合征。长期血压增高可引起心、脑、肾等器官的损害，并最终导致功能衰竭。目前在世界范围内，高血压仍是一种高患病率、高致残率、高死亡率及低知晓率、低服药率、低控制率的疾病。

高血压可分为原发性和继发性两类。原发性高血压约占高血压患者总数的95%以上；继发性高血压是某些疾病的临床表现之一，此类患者仅占高血压患者总数的5%左右。

病因和发病机制

原发性高血压发生的原因和机制尚不完全清楚，高级神经中枢功能失调、体液内分泌因素及肾改变等综合参与了高血压的发病过程。

长期反复的过度紧张与精神刺激使大脑皮质功能失调，皮质下血管运动中枢失去平衡，交感神经活动增强，引起全身小动脉痉挛，外周阻力上升，血压升高。体液内分泌因素中肾素－血管紧张素－醛固酮系统（RAAS）与高血压的发病有密切关系，肾素、血管紧张素有强烈的收缩小动脉平滑肌的作用，引起外周阻力增加；另一方面血管紧张素Ⅱ刺激肾上腺皮质球状带，使醛固酮分泌增加，导致体内水钠潴留，血容量增加，最终使血压进一步升高。此外，血管内皮系统生成、激活和释放的各种血管活性物质，胰岛素抵抗所致的高胰岛素血症等亦参与了高血压的发病。

临床表现

1. 一般表现 原发性高血压起病缓慢，早期多无症状，偶于查体时发现血压增高，或在精神紧张、情绪激动或劳累后增高，休息后可恢复正常。

血压升高时可有头晕、头痛、耳鸣、失眠、胸闷、心悸、乏力等症状。体检除血压增高外可无特殊阳性发现，病程较长者可出现心脏扩大，心尖部第四心音,主动脉瓣听诊区收缩早期喷射性杂音等。

2. 并发症表现 长期、持久血压升高可导致心、脑、肾等靶器官受损。

(1) 脑部表现:头痛、头晕最为常见;血压急剧升高时可发生脑血管痉挛,导致一过性脑缺血,出现头痛、失语、肢体瘫痪,历时数分钟至数天恢复。在长期的高血压血管病变基础上,可致脑出血、脑血栓等。

(2) 心脏表现:长期高血压可引起心脏形态和功能的改变,如心肌肥厚,心脏增大。早期在心功能代偿时期症状可不明显,后期心功能失代偿,则出现左心功能不全的临床表现。查体可有心脏扩大,主动脉瓣听诊区第二心音亢进。心电图呈左心室肥厚。合并冠状动脉粥样硬化的病人可有心绞痛或心肌梗死。

(3) 肾表现:长期高血压导致肾小动脉硬化,肾功能减退,晚期可出现氮质血症及尿毒症。

3. 恶性高血压 有3%～4%的中、重度高血压病人可发展为恶性高血压。表现为血压明显升高,舒张压持续在120mmHg以上,病人头痛、乏力、视力迅速减退,检查眼底有出血、渗出和视神经乳头水肿,肾改变最为突出,常迅速出现肾衰竭,亦可合并心、脑功能障碍。死亡原因多为肾衰竭。

4. 高血压急症 是指血压在短期内(数小时至数天内)急剧增高,并伴有心、脑、肾重要脏器损害的一种临床危急状态。按临床表现可分为:

(1) 高血压危象:血压突然急剧升高,收缩压可达230mmHg、舒张压可达130mmHg以上,病人出现头痛、恶心、心悸、出汗、视物模糊等征象,严重可出现急性左心衰竭。其原因多为交感神经活性亢进、血中儿茶酚胺水平升高所致。

(2) 高血压脑病:是指血压突然明显升高,同时伴有中枢神经功能障碍征象。其机制可能为过高的血压导致脑灌注过多,出现脑水肿所致。临床有严重头痛、呕吐、神志改变,重者意识模糊、抽搐、昏迷。

> 长期、持久血压升高可导致心、脑、肾等靶器官受损。

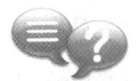 **学有所思**

血压增高除给病人带来头疼、头晕等不适症状外,更重要的是长期的血压增高,它能产生哪些危害?可造成心、脑、肾等重要脏器的损害,这是高血压的危害性所在。

提示:长期的高血压可以造成心、脑、肾等重要脏器的损害,包括心功能不全,肾小动脉硬化,肾功能减退,还可造成视网膜动脉狭窄,甚至出血。

高血压病的分类及危险分层

我国卫生部和高血压联盟1999年发布的《中国高血压防治指南》中规定,血压水平的定义和分类采用1999年世界卫生组织和国际高血压学会(WHO/ISH)联合提出新的高血压分类和分级标准。有关分类及危险分层见表4-2-1、表4-2-2。

表4-2-1 血压水平的定义和分级
(WHO / ISH 1999年)

类别	收缩压(mmHg)	舒张压(mmHg)
理想血压	< 120	< 80
正常血压	< 130	< 85
正常高值	130~139	85~89
Ⅰ级高血压(轻度)	140~159	90~99
亚组:临界高血压	140~149	90~94
Ⅱ级高血压(中度)	160~179	100~109
Ⅲ级高血压(重度)	≥180	≥110
单纯收缩期高血压	≥140	< 90
亚组:临界收缩期高血压	140~149	< 90

表4-2-2 高血压病危险分层

危险因素和病史	血压(mmHg)		
	1级 收缩压 140~159 舒张压 90~99	2级 收缩压 160~179 收缩压 100~109	3级 收缩压 ≥180 收缩压 ≥110
Ⅰ.无其他危险因素	低危	中危	高危
Ⅱ.1~2个危险因素	中危	中危	极高危
Ⅲ.≥3个危险因素或靶器官损害或糖尿病	高危	高危	极高危
Ⅳ.并存临床情况	极高危	极高危	极高危

危险因素:吸烟,高脂血症,年龄大于60岁,心血管疾病家族史

 **学有所思**

理想的血压是多少?Ⅰ级高血压(轻度)的血压是多少?

诊断要点

定期检查血压是早期诊断高血压的主要方法，但需在不同时间测量 3 次血压方能确定。对可疑者应重复多次测量，然后做出诊断。动态血压监测对诊断有较高的价值。

在做出高血压病的诊断时，应排除其他疾病所致的继发性高血压。最常见的有肾疾病，如肾小球肾炎、多囊肾、肾结核等肾实质性病变以及肾动脉狭窄等肾血管病变；内分泌疾病，如嗜铬细胞瘤、原发性醛固酮增多症、皮质醇增多症等。

治疗要点

治疗目的：降低血压，防止和减少并发症所致的病死率和病残率。

治疗目标：一般人群降压目标血压为 < 140/90mmHg，对有糖尿病或肾病的高危患者，血压目标为 < 130/80mmHg，对糖尿病肾病大量蛋白尿的患者，目标血压为 < 125/75mmHg。

治疗原则：尽快控制血压，注意保护靶器官，用药个体化，一般需长期甚至终身治疗。

1. 非药物治疗　适合于各型高血压患者，尤其对轻者，单纯非药物治疗亦可使血压有一定程度的下降。

非药物治疗包括：①限制钠摄入，一般以每天摄入食盐 6g 左右为宜；②减轻体重，尤其对肥胖的病人，方法主要为限制每日热量摄入，辅以适当的体育活动；③运动，适量的运动有利于调整神经中枢功能失调；④戒烟；⑤减轻精神压力，保持心理平衡。

2. 降压药物治疗　目前常用的一线降压药物有：利尿剂、β受体阻滞剂、钙通道阻滞剂、血管紧张素转化酶抑制剂、血管紧张素 II 受体拮抗剂、α_1 受体阻滞剂。

（1）利尿剂：常用药物有：噻嗪类药物有氢氯噻嗪，25 毫克/次，每日 1~3 次；袢利尿剂类有呋塞米，20 毫克/次，每日 1~2 次，使用噻嗪类及袢利尿剂时，应注意补钾。保钾利尿剂有氨苯蝶啶，50 毫克/次，每日 1~3 次；抗醛固酮利尿剂有螺内酯，20 毫克/次，每日 1~3 次。

（2）β受体阻滞剂：常用药物有的阿替洛尔（氨酰心安）12.5~25 毫克/次，每日 1~2 次；美托洛尔（倍他乐克）25~50 毫克/次，每日 1~2 次。其副作用有头晕、心动过缓、心收缩力减弱，另可使血三酰甘油增加，HDL 下降，并使胰岛素敏感性下降等。

（3）钙通道阻滞剂：目前临床优选长效或缓释制剂，如缓释硝苯地平、非洛地平、氨氯地平等，其作用时间长，对外周血管作用较明显，且副作用小，值得推广。

> 高血压的治疗目的是降低血压，防止和减少并发症。

> 目前常用的一线降压药物有：利尿剂、β受体阻滞剂、钙通道阻滞剂、血管紧张素转换酶抑制剂、血管紧张素 II 受体拮抗剂、α_1 受体阻滞剂。

(4) 血管紧张素转化酶抑制剂（ACEI）：常用药物有卡托普利，12.5～25毫克/次，每日3次；依那普利，2.5～5.0毫克/次，每日2次；贝那普利10毫克/次，每日1次；西拉普利2.5毫克/次，每日1～2次。培哚普利4～8毫克/次，每日1次等。此类药物最常见的副作用是咳嗽，对严重肾功能不全、肾动脉狭窄、高钾血症患者禁用。

(5) 血管紧张素Ⅱ受体拮抗剂（ARB）此类药物作用与ACEI类相似，但不产生咳嗽等副作用，适用于不能耐受ACEI类药物患者。

(6) α_1受体阻滞剂：常用药物有哌唑嗪1～2毫克/次，每日2次。

3．降压药物的选择

(1) 伴有左心室肥厚者：选用ACEI，其次为钙拮抗剂和β受体阻滞剂。

(2) 胰岛素抵抗者：选用ACEI，α_1受体阻滞剂。

(3) 伴有冠心病者：选用β受体阻滞剂、钙拮抗剂、ACEI较有效。

(4) 肾功能异常者：ACEI对早期糖尿病性肾病伴有高血压者具有保护肾功能的作用。

学有所思

1．氢氯噻嗪（双氢克尿噻），阿替洛尔（氨酰心安），硝苯地平（心痛定）及卡托普利（巯甲丙脯酸，开搏通）是临床常用降压药，请说出这四种药物分别属于哪一类降压药，并简述其降压机制。

2．对一般人群、糖尿病或有肾病的高危患者，降压目标一样吗？分别是多少？

练习题

填空题

1．高血压急症包括___、___。

2．高血压病的危害在于其对重要脏器心、___、肾及___的损害。

选择题

世界卫生组织建议的正常血压水平为

A．收缩压低于120mmHg，舒张压低于80mmHg

B．收缩压低于130mmHg，舒张压低于85mmHg

C．收缩压低于140mmHg，舒张压低于90mmHg

D．收缩压低于160mmHg，舒张压低于100mmHg

简答题：

分述不同高血压患者降压治疗的目标。

参考答案

填空题

1. 高血压危象　高血压脑病
2. 脑　血管

选择题

1. B

简答题（答案略）

（毛节明　陈卫红　曾　辉）

4.3 消化系统疾病

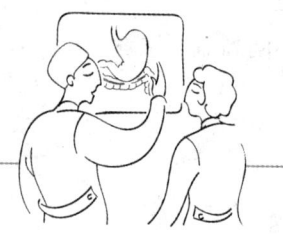

内容导航

4.3.1 常见症状

4.3.2 慢性胃炎

4.3.3 上消化道出血
　　消化性溃疡
　　肝硬化

4.3.4 急性胰腺炎

4.3.5 炎症性肠病
　　溃疡性结肠炎
　　克罗恩（Crohn）病

学习目标

通过对本章节内容的学习，希望你达到以下学习目标：

1. 充分认识幽门螺杆菌与慢性胃炎的关系，简述慢性胃炎的治疗要点。
2. 简述上消化道出血的常见病因、主要临床表现以及治疗要点。
3. 简述消化性溃疡的临床表现、并发症及治疗要点。
4. 简述肝硬化的概念，简要列举我国肝硬化的主要原因。
5. 简述急性胰腺炎的临床表现和治疗要点。

4.3.1 常见症状

1. **恶心、呕吐** 恶心是一种欲将胃内容物经口吐出的特殊不适感觉。呕吐则是将胃内容物或部分小肠内容物不自主地经贲门、食管逆流出口腔的病理生理反射动作。引起恶心、呕吐的原因非常广泛，在消化系统疾病中常见于：胃部及十二指肠疾病，如急性胃炎、慢性胃炎、幽门梗阻；肠道疾病，如急性肠炎、肠梗阻、急性阑尾炎；肝、胆、胰腺疾病，如肝炎、肝硬化、急、慢性胆囊炎、胆石症和急性胰腺炎。剧烈、频繁的呕吐可使胃液大量丢失，从而引起脱水、低钠、低钾、代谢性碱中毒，长期呕吐不能进食可导致营养不良发生。

2. **腹胀** 腹胀是腹部的一部分或全腹部胀满。胃肠道内存在过量气体是引起腹胀的主要原因，如急、慢性胃炎、消化性溃疡时产气过多，肠炎时肠壁气体吸收障碍，肠梗阻、肠麻痹、低钾血症时肠内气体通过障碍均可导致胃肠道胀气。此外，当病人发生腹水或腹部肿瘤时也可出现腹胀。

3. **腹痛** 消化系统疾病引起的腹痛是由于消化系统的器官、组织发生功能性或器质性病变而引起。一般腹腔内实质性脏器病变时腹痛呈持续性疼痛，进行性加剧，空腔脏器病变时呈阵发性绞痛。急性腹痛常见于脏器炎症，如急性胃肠炎、急性胰腺炎、急性胆囊炎、胆石症、急性阑尾炎等；空腔脏器扭曲、梗阻，如肠粘连、扭转、肿瘤等引起的肠梗阻；脏器破裂、穿孔，如肝、脾破裂，胃、十二指肠穿孔等。慢性腹痛多见于消化性溃疡，腹腔脏器慢性炎症，如溃疡性结肠炎、肝炎等以及胃癌、肝癌等腹部肿瘤。

4. **腹泻** 正常人大便次数为每周3次至每日3次，每日大便量<150g。当大便次数超过每日3次，且便质稀薄、容量及水分增加时，即为腹泻。引起腹泻的常见原因包括：①肠黏膜因炎症、溃疡等病变受到破坏，造成大量渗出，导致腹泻。如细菌、病菌、寄生虫等致病微生物引起的肠道炎症及溃疡性结肠炎、肠道肿瘤等。腹泻特点是粪便含水量大，并有脓、血或黏液，多伴有腹痛、发热；②肠道内水溶性物质吸收障碍，肠蠕动加快而发生腹泻。多见于胃、胰、肝胆系统病引起的消化不良或肠道吸收功能不良。腹泻特点是粪便中常含有不消化的食物、泡沫及恶臭，多不伴腹痛，禁食后腹泻可缓解；③胃肠道水和电解质分泌过多或吸收受抑制引起，如霍乱。腹泻特点是水样便，排便量大，粪便无脓血、黏液。急性腹泻可在短时间内使机体丢失大量水分及电解质，引起水、电解质紊乱和代谢性酸中毒，长期慢性腹泻则易导致营养不良。

5. **呕血与黑便** 消化道大量出血时，胃内或反流入胃内的血液经口腔呕出称为呕血。血液经过肠道时，在肠道细菌作用下，血液中的铁变成硫化铁而呈黑色,即黑便。呕血与黑便是上消化道出血的特征性表现。呕血与黑便的颜色取决于上消化道出血的量及速度,若为少量、缓慢出血,血液在胃内停留时间长,血红蛋白经胃酸作用后可使呕血呈咖啡样,若出血量大而迅速,且在胃内停留时间短,则呕血呈鲜红色。上消化道出血量为5ml左右时,即可使大便隐血试验呈阳性,出血量达60ml时可产生黑便。引起消化道出血的常见原因有消化性溃疡出血、食管胃底静脉曲张破裂出血、胃黏膜病变及胃癌出血等。

4.3.2 慢性胃炎

定义及发病情况

慢性胃炎是由各种原因所致的以胃黏膜炎性细胞浸润为特征的胃黏膜慢性炎症。慢性胃炎为常见病,男略多于女,发病率随年龄而增加,但任何年龄均可发病。

常见的慢性胃炎类型包括:

1. **浅表性胃炎(非萎缩性胃炎)** 主要病变部位在胃窦,炎性细胞浸润局限于胃小凹和黏膜固有层表面,腺体完整无损。大多数由幽门螺杆菌感染所致。

2. **萎缩性胃炎** 又分为A型和B型。A型病变在胃体,伴有恶性贫血,可检出内因子抗体和壁细胞抗体,与自身免疫有关。B型病变在胃窦,主要与幽门螺杆菌感染有关,其次是理化因素和饮食因素。

3. **特殊类型的胃炎** 包括理化因素所致的胆汁反流性胃炎、药物性胃炎等。

病因及发病机制

1. **幽门螺杆菌感染**

目前认为幽门螺杆菌感染是慢性胃炎的主要病因。在慢性胃炎患者中,幽门螺杆菌的检出率在95%以上。幽门螺杆菌能产生多种致病因子,包括尿素酶、空泡细胞毒素、细胞毒素相关蛋白、脂多糖等,共同作用对胃黏膜产生局部的炎症反应和免疫反应,使胃黏膜遭受炎症和免疫损伤,而损害的胃黏膜则更容易遭受胃酸、胃蛋白酶的侵袭。

2. **自身免疫** 有些患者的血清中能测到自身免疫抗体,如壁细胞抗体和内因子抗体,致壁细胞数减少,胃酸分泌减少甚至缺失。提示自身免疫可能是部分慢性胃炎患者的发病因素。

3. **其他因素** 胰液、胆汁中的消化酶等物质可以溶解胃黏液而破坏胃黏膜屏障使胃黏膜容易受到胃酸和胃蛋白酶的侵袭。

> 幽门螺杆菌感染是慢性胃炎的主要病因。

饮食中高盐和缺乏蔬菜水果与胃黏膜萎缩和肠上皮化生的发生密切相关。各种理化因素，包括长期吸烟、酗酒、饮浓茶、咖啡、进食过冷、过热及过于粗糙的食物；长期服用非甾体类消炎药等也会使之发生炎症并持续不愈合。

临床表现及诊断要点

临床上多无特异症状。部分病人无症状，仅有胃黏膜组织学上的改变。部分患者有消化不良的表现，即上腹不适或饱胀，不规律的上腹部疼痛、反酸、嗳气、食欲缺乏等。A型胃炎可以出现明显厌食、体重下降，可伴有贫血，典型贫血者可有舌炎和周围神经病变。

本病多无明显体征，有的可有上腹部轻压痛。

诊断要点

1. 胃炎诊断必须依靠胃镜取活组织作病理组织学检查，确定胃炎的分型，并常规作幽门螺杆菌检查。

2. 如怀疑A型萎缩性胃炎，则做抗壁细胞抗体和抗内因子抗体检测。或怀疑恶性贫血则做 $VitB_{12}$ 吸收试验。

治疗要点

1. 消除或削弱攻击因子

（1）根除幽门螺杆菌：有明显异常的慢性胃炎（指合并糜烂、中-重度萎缩、中-重度肠化或轻-中度不典型增生，而重度不典型增生应考虑癌变）需进行根除幽门螺杆菌治疗。

推荐的治疗方案见表4-3-1。

表4-3-1 推荐的根除幽门螺杆菌的治疗方案

药物和剂量	疗程
一线方案	
PPI/RBC（标准剂量）+A（1.0 g）+C（0.5 g）	每天2次×7天
PPI/RBC（标准剂量）+M（0.4 g）+C（0.5 g）	每天2次×7天
PPI/RBC（标准剂量）+A（1.0 g）+F（0.1 g）/M（0.4 g）	每天2次×7天
B（标准剂量）+F（0.1 g）/M（0.4 g）+C（0.5 g）	每天2次×7天
B（标准剂量）+M（0.4 g）+T（0.75 g或1.00 g）	每天2次×14天
B（标准剂量）+M（0.4 g）+A（0.5 g）	每天2次×14天
二线方案	
PPI（标准剂量）+B（标准剂量）+M（0.4 g 每天3次）+T（0.75 g或1.00 g）	每天2次×7~14天
PPI（标准剂量）+B（标准剂量）+F（0.1 g）+T（0.75 g或1.00 g）	每天2次×7~14天

1)标准剂量和代号说明（药名后面的剂量即为标准剂量）

PPI：质子泵抑制剂，包括埃索美拉唑 20 mg、雷贝拉唑 10 mg、兰索拉唑 30mg 和奥美拉唑 20 mg；

RBC：雷尼替丁枸橼酸铋 350 mg 或 400 mg；

B：铋剂，包括枸橼酸铋钾 220 mg 或 240 mg、果胶铋 240 mg；

A：阿莫西林；C：克拉霉素；M：甲硝唑；F：呋喃唑酮；T：四环素。

2) 一线方案中的 PPI 可用 H_2 受体拮抗剂替代，如西咪替丁 400mg、雷尼替丁 150 mg 或法莫替丁 20 mg，但根除率可能会有所降低。

(2) 其他病因：如胆汁反流可给予具有胆汁吸附作用的铝碳酸镁。服用非甾体类抗炎药者应停用或同时给予抑酸药，如质子泵抑制剂。避免饮用浓茶、咖啡及酗酒。避免进食过于粗糙的食物。

2．增强胃黏膜防御能力　适用于胃黏膜糜烂、出血或以烧心、反酸、上腹饥饿痛等症状为主者。可根据病情或症状的严重程度，选用抗酸剂、H_2 受体阻断剂或质子泵抑制剂。可同时给予黏膜保护剂，包括兼有杀菌作用的胶体铋、兼有抗酸和胆盐吸附作用的铝碳酸制剂和具黏膜保护作用的硫糖铝等。

3．动力促进剂　适用于以上腹饱胀、早饱等症状为主者。

4．中药　辨证施治，可与西药联合应用。

5．其他　有烟酒嗜好者，应嘱戒除。对于睡眠差、有明显精神因素者可考虑给予抗抑郁药和镇静药。对伴有恶性贫血者可注射维生素 B_{12} 治疗。对于有肠化生和非典型增生者可考虑给予 β 胡萝卜素、维生素 C、维生素 E、叶酸等抗氧化维生素，以及锌、硒等微量元素，可能帮助逆转。但同时应对患者做好解释工作。对于萎缩性胃炎、肠上皮化生和非典型增生者除根除幽门螺杆菌外，还应定期作内镜检查随访。

学有所思

慢性胃炎最可靠的诊断依据是什么？根据幽门螺杆菌的治疗方案中包括哪几类药物？

练习题

选择题

1．慢性胃炎最主要的病因是

A．自身免疫

B．十二指肠胃反流

C. 幽门螺杆菌感染

D. 理化因素

E. 全身性疾病

2. 慢性胃炎的常用分型为

A. 浅表性胃炎、萎缩性胃炎、特殊类型的胃炎

B. 浅表性胃炎、胆汁反流性胃炎、药物性胃炎

C. 胆汁反流性胃炎、萎缩性胃炎、药物性胃炎

D. 浅表性胃炎、萎缩性胃炎、药物性胃炎

E. 萎缩性胃炎、药物性胃炎、特殊类型的胃炎

3. 诊断慢性胃炎，确定胃炎分型最可靠的依据是

A. 慢性上腹痛

B. 幽门螺杆菌感染

C. 胃液分析

D. 胃镜及活组织病理检查

E. 便潜血试验

简答题

请简述慢性胃炎患者需做幽门螺杆菌根除治疗的适应证。

参考答案

选择题

1. C 2. A 3. D

简答题

有明显异常的慢性胃炎（指合并糜烂、中-重度萎缩、中-重度肠化或轻-中度不典型增生，而重度不典型增生应考虑癌变）需进行根除幽门螺杆菌治疗。

4.3.3 上消化道出血

定义及发病情况

上消化道出血是指屈氏韧带以上的消化道，包括食管、胃、十二指肠、胃空肠吻合术后的空肠以及胰胆等部位的病变引起的出血。常伴有急性周围循环衰竭的表现。病情严重者，如不及时抢救，可危及病人生命，故应引起足够重视。

> 上消化道出血的病因很多，最常见的病因依顺序为消化性溃疡、食管胃底静脉曲张破裂、急性胃黏膜损害及胃癌等。

病因及发病机制

上消化道出血的病因很多，最常见的病因依顺序为消化性溃疡、食管

胃底静脉曲张破裂、急性胃黏膜损害及胃癌等。相对少见的病因包括食管炎、食管癌、胃炎、血液病及尿毒症等，现分述如下：

1. 食管疾病　可见食管炎、食管癌、食管损伤等。

2. 胃十二指肠疾病　消化性溃疡为最常见，其次胃癌、急性胃炎、十二指肠炎等。

3. 门静脉高压引起食管、胃底静脉曲张破裂　肝硬化最常见，可有各种病理类型肝硬化。如肝炎后肝硬化、血吸虫病性肝硬化等。

4. 肝胆系统疾病　胆管或胆囊结石、胆道蛔虫病、胆囊或胆管癌等。

5. 全身性疾病　①血管性疾病：过敏性紫癜等。②血液病：血小板减少性紫癜、白血病等。③尿毒症。④应激性溃疡等。

发病机制为胃肠黏膜受到某些致病因子的作用，局部产生炎症性病变，甚至出现糜烂或溃疡导致出血；物理与化学因素的损伤可引起出血；血管病变、全身性疾病以及肿瘤均可引起出血。

临床表现

1. 上消化道出血的临床表现取决于出血量及出血速度。

呕血与黑便　是上消化道出血的特征性表现。呕血多呈咖啡色，这与血液经胃酸作用形成正铁血红素有关。未经胃酸充分混合而呕出血液可为鲜红色或兼有血块。黑便呈柏油样，是血红蛋白含的铁经肠内硫化物作用形成硫化铁所致。出血部位在幽门以下者多只表现为黑便，若出血量大且速度快，血液反流入胃，也可有呕血。在幽门以上者常兼有呕血与黑便，但是在出血量小、出血速度慢者也常仅见黑便。若出血量大，血液在肠内推进较快，粪便可呈暗红或鲜红色。

> 呕血与黑便是上消化道出血的特征性表现。

 学有所思

上消化道出血时，大便的颜色为什么发黑？

2. 失血性周围循环衰竭　上消化道大量出血所表现的急性周围循环衰竭的程度与出血量及出血速度有关。若出血量较大，且速度快者，循环血容量可迅速减少，可出现一系列表现，如头晕、心悸、脉细数、血压下降（收缩压＜80mmHg）、皮肤湿冷、烦躁或意识不清，少尿或无尿者应警惕并发急性肾衰竭。

3. 氮质血症　上消化道大量出血后，血尿素氮常暂时增高，称为肠源性氮质血症，其原因主要是大量血液进入肠道，血液中蛋白质被消化吸收引起。一般在大出血后数小时血尿素氮开始上升，24～48小时可达高

峰，3～4日后方降至正常。若超过3～4天血尿素氮持续升高者，应注意可能上消化道继续出血或发生肾衰竭。

4．发热　在上消化道大量出血后，多数病人在24h内出现低热，一般不超过38.5℃，可持续3～5天，发热机制尚不清楚。

5．血象变化　急性失血早期，血红蛋白常无变化，出血后体内组织液逐渐渗入血管内，使血液稀释，一般约需3～4h以上才出现血红蛋白降低。出血后骨髓有明显代偿性增生，表现在出血24h内网织红细胞可增高，随着出血停止，网织红细胞逐渐降至正常，若出血未停止，网织红细胞可持续升高。白细胞计数也可暂时增高，止血后2～3天即恢复正常。

辅助检查

1．实验室检查　检测血红蛋白、白细胞及血小板计数、网织红细胞、肝功能、肾功能、血尿素氮、大便潜血试验等，对确定病因、了解出血程度、出血是否停止会有一定帮助。

2．胃镜检查　为上消化道出血病因诊断的首选检查方法。一般在上消化道出血后24～48h内急诊行内镜检查，直视下顺序观察食管、胃、十二指肠球部等，判断出血部位及出血情况，不仅可明确病因，同时可作紧急止血治疗。

3．X线钡餐造影　目前主张X线钡餐检查应在出血已停止及病情基本稳定数天后进行，不宜作为首选的病因诊断检查方法。

4．选择性动脉造影　适用于内镜检查无阳性发现或病情严重不宜做内镜检查者。选择性血管造影是经股动脉穿刺置入导管分别进行腹腔动脉、肠系膜上动脉造影。安全而有效，多可明确诊断。

5．吞线试验　嘱患者吞服白棉线，远端系小金属球，随胃肠蠕动被送至十二指肠或小肠水平，一般留置6～8h后取出，记录血染点与门齿间的距离，以推测出血部位。目前已较少使用。

诊断要点

根据患者有大量呕血、黑便的表现，确诊上消化道出血并不困难，同时应根据患者的临床表现和有关检查估计出血量：成人每日消化道出血大于5～10 ml粪便潜血试验（愈创木酯法）出现阳性。一般出血量在50 ml以上时可出现黑便。胃内出血量达到250～300 ml时即可发生呕血。一次性出血不超过400 ml（小于循环血容量的10%）时，一般不引起全身症状。出血量超过400～500 ml，可出现全身症状，如头晕、心悸、乏力等。短期内出血量超过1000 ml，可出现周围循环衰竭的表现。一般表现为头晕、心悸、乏力、突然起立可产生晕厥、口渴、肢体冷感、心率加快、血压偏低等。严重者呈休克状态。

> 胃镜检查为上消化道出血病因诊断的首选检查方法。

在患者生命体征平稳的情况下,通过内镜检查、选择性血管造影、放射性核素扫描等方法明确出血病因,针对病因给予相关的治疗,同时判断患者发生再出血的危险以及预后。

治疗要点

上消化道出血的治疗原则为:迅速纠正低血容量、稳定患者生命体征,评估出血的严重程度、确定出血部位及可能原因,急诊内镜检查、决定治疗方案,防止出血复发。其中,迅速补充血容量、稳定患者生命体征应放在一切医疗措施的首位。

1. **一般治疗** 卧床休息,保持呼吸道通畅,避免呕血时误吸血液引起窒息。活动性出血期间应禁食。对出血量较大发生休克的患者应吸氧,对于极度紧张的患者可给予镇静剂。

密切观察患者的生命体征、尿量、神志等变化,对年老、生命体征不稳定者应进行心电监护。

2. **积极补充血容量** 尽快建立有效的静脉输液通道,尽快补充血容量,立即配血。可先输生理盐水、林格液、右旋糖酐、羟乙基淀粉等。输液开始宜快,对上消化道大量出血的患者应尽快输血。

对原有心脏病、病情严重或老年患者,应注意因输液、输血过快、过多引起急性肺水肿,可依据中心静脉压进行调节。肝硬化病人需输新鲜血。

3. **止血药物** 口服或胃管内灌注的药物有凝血酶、冰盐水或去甲肾上腺素等,全身止血药物有血凝酶、酚磺乙胺等,有凝血功能障碍者可用凝血酶原复合物。

(1) 凝血酶:猪血中提取的凝血酶原经激活而获得的凝血酶无菌冻干制剂,能直接使血液中的纤维蛋白原转化为纤维蛋白,促进血液凝固。将本品溶解在生理盐水中,100~500 U/ml,每次500~1000 U口服或胃管内灌注,每4~6h一次。

(2) 冰盐水或去甲肾上腺素:可使胃黏膜血管收缩,促进止血。4℃生理盐水或8 mg去甲肾上腺素加入到生理盐水100 ml中,每次100~150 ml,0.5~2h一次。有心脏病的患者应慎用去甲肾上腺素。

(3) 血凝酶:为一高纯度的蛇毒止血药,可选择性地促进出血部位凝血。肌内或皮下注射或静脉内给药1单位/次,每日2~3次。

4. **抑制胃酸分泌** 有研究证明,血小板聚集及血浆凝血机制的止血作用需在pH > 6.0时才能有效发挥作用。相反,新形成的血凝块在pH < 5.0的胃液中会迅速被消化。应用抑制胃酸分泌的药物,提高胃内pH,可以促进血小板聚集、诱导血浆凝血机制的止血作用。常用的药物包括质子泵抑制剂,如奥美拉唑每次40 mg,每12~24h一次,或H_2受体拮抗

剂，如雷尼替丁每次 150 mg，每 12h 一次；法莫替丁每次 20 mg，每 12h 一次。

5. 内镜治疗　上消化道出血的内镜治疗是有效止血的重要措施。包括内镜下局部喷洒止血药物，如凝血酶、去甲肾上腺素等，无效者可内镜下行注射疗法、激光、热探头、高频电灼、微波以及应用止血夹等止血。对于食管静脉曲张破裂出血可行内镜直视下注射硬化剂或用皮圈套扎曲张静脉，不但能达到止血目的，而且可有效防止早期再出血，是目前治疗食管静脉曲张破裂出血的重要手段。

6. 介入治疗　在少数特殊情况下，上消化道大量出血内镜治疗无效时，可行选择性肠系膜上、下动脉造影寻找出血灶，同时进行血管栓塞治疗。

7. 手术治疗　活动性出血经内镜治疗失败，可考虑手术治疗。根据不同的病因选择不同的手术方案。

8. 其他止血措施　根据出血病因的不同，还应采取更具有针对性的治疗措施。例如，由于门脉高压引起的食管静脉曲张破裂出血应使用降低门脉压的药物，如血管加压素、生长抑素等。还可使用三腔二囊管压迫止血。这些内容将在相关章节讲述。

 **学有所思**

上消化道出血的常见病因有哪些？上消化道出血的症状有哪些？为什么会有这些不同的症状？治疗上消化道出血的药物有哪些？

练习题

选择题

1. 下列哪项不是上消化道出血的常见病因
A．消化性溃疡
B．胃癌
C．急性胃黏膜病变
D．胃血管畸形
E．食管胃底静脉曲张破裂

2. 下列哪项不是上消化道出血的典型临床表现
A．发热
B．呕血

C. 黑便

D. 氮质血症

E. 恶心

3. 下列哪项是急性上消化道大出血的首要治疗措施

A. 急诊胃镜检查和内镜下治疗

B. 迅速补充血容量

C. 抑制胃酸分泌

D. 止血治疗

E. 手术治疗

简答题

简述上消化道出血的治疗原则

参考答案

选择题

1. D 2. E 3. B

简答题

迅速纠正低血容量、稳定患者生命体征，评估出血的严重程度、确定出血部位及可能原因，急诊内镜检查、决定治疗方案，防止出血复发。其中，迅速补充血容量、稳定患者生命体征应放在一切医疗措施的首位。

消化性溃疡

定义及发病情况

消化性溃疡发生于食管下端、胃、十二指肠，以胃、十二指肠溃疡最多见，即胃溃疡和十二指肠溃疡。消化性溃疡是黏膜病变，病变穿透黏膜肌层或更深层。绝大部分为慢性病变，临床上十二指肠溃疡较胃溃疡多见，两者之比约为3：1。前者好发于青壮年，后者的发病高峰较迟，平均推迟10年。消化性溃疡的发作有季节性，秋冬或冬春之交容易发病。

> 消化性溃疡发生于食管下端、胃、十二指肠，以胃、十二指肠溃疡最多见，即胃溃疡和十二指肠溃疡。

病因及发病机制

近年来认为大部分消化性溃疡与幽门螺杆菌感染引起的炎症和胃酸分泌异常密切相关；小部分是由于服用非甾体类抗炎药（NSAIDs）引起；应激状态等也可以引起胃、十二指肠溃疡。

1. **胃酸和胃蛋白酶**　是主要损伤黏膜的因子，以往提出的"无酸无溃疡"至今仍不失其正确性。消化性溃疡的最终形成是由于胃酸－胃蛋白酶自身消化所致。胃酸由胃体壁细胞所分泌，胃酸的分泌量与壁细胞总数有关，同时受多种化学物质、神经刺激及激素调节。十二指肠溃疡患者平均壁细胞总数可达正常人 1.5～2 倍。

此外，胃蛋白酶的蛋白水解作用与胃酸的腐蚀作用一样，是引起消化性溃疡形成和组织损伤的组成部分。胃蛋白酶的生物活性取决于胃液 pH，pH 越低，活性越高；而胃液的 pH > 4 时，胃蛋白酶失活。因此在溃疡的发病中，胃酸与胃蛋白酶协同对胃黏膜起损伤的作用。

2. 幽门螺杆菌感染　幽门螺杆菌感染是消化性溃疡的主要原因。十二指肠溃疡中几乎 100% 为幽门螺杆菌阳性，胃溃疡约 80% 为幽门螺杆菌阳性。幽门螺杆菌感染诱发局部炎症和免疫反应，损害局部黏膜防御/修复机制屏障；此外，增加促胃液素和胃酸的分泌，增强了损害因素。从而造成胃十二指肠黏膜炎症和溃疡形成。根除幽门螺杆菌可促进溃疡愈合和显著降低溃疡复发率。

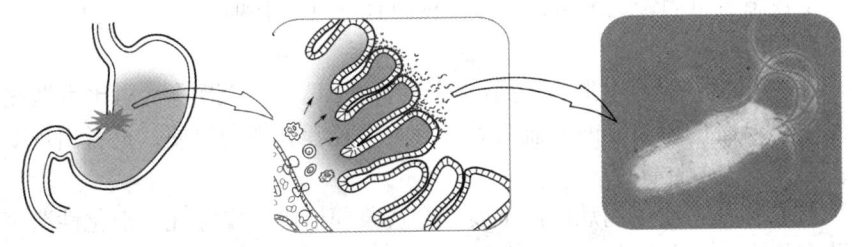

图 4-3-1　幽门螺旋杆菌引发胃溃疡模式图

3. 非甾体抗炎药（NSAID）　如阿司匹林、吲哚美辛、布洛芬等对胃十二指肠黏膜有损害作用，长期摄入 NSAID 可诱发消化性溃疡、妨碍溃疡愈合、增加溃疡复发率和出血、穿孔等并发症的发生率。

4. 其他　包括应激（如颅脑损伤、烧伤等）、吸烟、酒精等。

5. 在正常生理情况下，胃十二指肠黏膜经常接触有强侵蚀力的胃酸和在酸性环境下被激活的胃蛋白酶，此外经常受摄入的各种有害物质的侵袭，但仍能维持黏膜的完整性，这主要是胃十二指肠黏膜具有防御和修复机制。

总之，消化性溃疡是一种多因素疾病，其中胃酸分泌过多、幽门螺杆菌感染、服用非甾体抗炎药，及胃黏膜保护作用减弱等因素是引起消化性溃疡的主要环节。胃溃疡和十二指肠溃疡的病因各有侧重，胃酸在溃疡形成中起关键作用。

临床表现

多数消化性溃疡在临床上以慢性病程、周期性发作、节律性上腹痛为特点，且发病具有明显的季节性，在秋末和春初更常见，容易复发。

1. 症状　上腹疼痛是消化性溃疡的主要症状，典型的上腹疼痛具有以下特点：

(1) 性质：可为钝痛、灼痛、胀痛、剧痛、或饥饿样不适感。

(2) 部位：多位于中上腹。十二指肠溃疡的疼痛部位多位于中上腹部或偏右；胃溃疡的疼痛部位多位于上腹中部或偏左侧。

(3) 节律性：消化性溃疡所致疼痛一般为轻至中度持续性疼痛。疼痛与饮食之间具有明显的节律性。十二指肠溃疡的疼痛节律特点为：疼痛在餐后 2～4h 出现，持续至下次进餐后或服用制酸药后缓解，称为空腹痛。疼痛也可以在睡前或半夜出现，称为夜间痛。胃溃疡的疼痛节律特点为：疼痛多在餐后 1/2～2h 出现，至下次进餐前消失，夜间痛少见。

部分病例无上述典型症状，仅表现为无规律的上腹隐痛不适，伴反酸、嗳气、厌食等消化不良的症状，多见于胃溃疡病例。

2．体征　缓解期多无明显体征，发作时有剑突下固定而局限的压痛点。少数患者可因慢性失血或营养不良而有贫血、消瘦。

3．并发症

(1) 出血：是消化性溃疡最常见的并发症，十二指肠溃疡比胃溃疡易发生。出血量与被侵蚀的血管大小有关，轻者表现为黑便，重者出现呕血、黑便、失血性休克。

(2) 穿孔：溃疡病灶向深部发展穿透浆膜层则并发穿孔。消化性溃疡穿孔在临床上可分为急性、亚急性和慢性三种类型。其中急性穿孔可引起急性弥漫性腹膜炎，这是消化性溃疡最严重的并发症。

(3) 梗阻：消化性溃疡所致的幽门梗阻中，80% 以上由十二指肠溃疡引起，幽门梗阻使胃排空延迟，表现为上腹部饱胀，餐后疼痛加重，频繁呕吐宿食（隔夜食物），严重时可引起水和电解质紊乱，常出现营养不良和体重减轻。

(4) 癌变：少数胃溃疡可发生癌变，尤其是有长期慢性胃溃疡病史、45 岁以上、溃疡顽固不愈者。

辅助检查

(1) 胃镜检查与黏膜活检：对消化性溃疡有确诊价值。对溃疡的诊断和良、恶性的鉴别诊断的准确性高于 X 线钡餐检查。

(2) X 线钡餐检查：溃疡的 X 线直接征象为龛影，是诊断溃疡的重要依据。

(3) 幽门螺杆菌的检测：消化性溃疡的常规检查项目。可分为侵入性和非侵入性两类。侵入性方法需做胃镜检查和胃黏膜活检，可同时确定存在的胃十二指肠疾病；非侵入性方法仅能够提供有无幽门螺杆菌感染的信息。

诊断要点

根据慢性病程、周期性发作及节律性疼痛，结合上腹部局限压痛点，一般可做出初步诊断。X线钡餐检查发现有龛影或胃镜检查（包括活检）可以确诊。

治疗要点

消化性溃疡的治疗目的是缓解疼痛、促进溃疡愈合、防止复发、避免并发症。

1. 一般治疗　注意起居、饮食规律，避免刺激性食物，忌烟酒。
2. 内科治疗　一般治疗胃溃疡6～8周为1个疗程，十二指肠溃疡4～6周为一疗程。常用的药物包括：

（1）抗酸药：其作用是中和胃酸，常用的药物有氢氧化铝、铝碳酸镁。

（2）黏膜保护剂：胃黏膜保护剂种类很多，常用的药物包括硫糖铝、枸橼酸铋钾和前列腺素类药物。

硫糖铝：作用机制主要是覆盖在溃疡面上阻止胃酸和胃蛋白酶继续侵袭溃疡面。它还可以促进局部内源性前列腺素的合成和刺激表皮生长因子分泌，对黏膜起保护作用。

枸橼酸铋钾：具有与硫糖铝类似的作用机制外，还具有较强抑制幽门螺杆菌的作用。短期服用除舌苔发黑外很少有不良反应。长期服用可能发生铋在体内蓄积，引起神经毒性，因此不宜长期服用。

前列腺素E：其抗溃疡作用主要表现在抑制胃酸分泌和增加胃十二指肠液/碳酸氢盐分泌和增加黏膜血流的作用。常用药为米索前列醇或恩前列醇。常见不良反应是腹泻，因会引起子宫收缩故孕妇忌服。

（3）抑酸药：抑酸药能够抑制胃酸分泌，是目前治疗消化型溃疡最常用的药物。

H_2受体阻断剂能阻止组胺与其H_2受体相结合，使壁细胞分泌胃酸减少，包括西咪替丁、雷尼替丁和法莫替丁。

质子泵抑制剂是已知的作用最强的胃酸分泌抑制剂，以奥美拉唑为代表。这类药物可以抑制壁细胞分泌H^+的最后环节H^+-K^+-ATP酶（质子泵）的作用，有效地减少胃酸分泌。其抑制胃酸分泌作用比H_2受体阻断剂更强，且作用时间长。常用的药物包括奥美拉唑、兰索拉唑、泮托拉唑、雷贝拉唑和埃索美拉唑等。

幽门螺杆菌感染的消化性溃疡患者还应进行根除幽门螺杆菌治疗，具体方案请参见慢性胃炎一节。

3. 内镜治疗　若见有活动性出血或暴露血管的溃疡应进行内镜止血，其方法包括激光、热探头、高频电灼、微波及注射疗法。注射疗法是在出血部位注射药物，应用较广的药物是0.1%肾上腺素溶液进行局部止血。

4. 外科治疗　对大量出血内科治疗无效、或发生急性穿孔、瘢痕性幽门梗阻、内科治疗无效的顽固性溃疡和疑有癌变者采用外科手术治疗。

5. 介入治疗　对于消化性溃疡出血，并且不能进行内镜治疗及不能耐受手术者，可选择肠系膜动脉造影找到出血灶同时行血管栓塞治疗。

学有所思

消化性溃疡的并发症有哪些？消化性溃疡患者为什么要根除幽门螺杆菌？教材中提到了哪些黏膜保护剂和抑酸药物？

练习题

选择题

1. 以下哪项不是消化性溃疡的并发症
   A. 反流性食管炎
   B. 上消化道出血
   C. 穿孔
   D. 幽门梗阻
   E. 癌变

2. 消化性溃疡患者根除幽门螺杆菌的目的是
   A. 缓解疼痛
   B. 促进溃疡愈合
   C. 防止穿孔
   D. 防止复发
   E. 避免并发症

3. 下面有关十二指肠溃疡的描述错误的是
   A. 疼痛部位在上腹正中或稍偏右
   B. 有夜间痛醒史
   C. 进餐后疼痛可缓解
   D. 疼痛发生于进食后2～4小时
   E. 疼痛规律是进食→疼痛→缓解

简答题

简述胃溃疡与十二指肠溃疡的异同点。

病例分析

患者，男性，35岁，某大学教师。主因"反复上腹痛2年"入院。

患者于2年前出现上腹部隐痛，饥饿时发作明显，进食后可以缓解，有时夜间疼痛难以入睡。这种腹部疼痛多在每年秋季和春季发作。患者自服氢氧化铝（胃舒平）后症状可以短期缓解。近日因科研课题苦攻不下，经常工作至深夜，腹痛略有加重。到校医院就诊，医生在体检中发现上腹部剑突下有轻压痛，大便潜血阳性，血红蛋白98g/L，低于正常值低限，怀疑患者有消化性溃疡，建议做胃镜检查。

胃镜检查中，医生发现患者十二指肠球部小弯侧前壁存在一溃疡，直径为0.5cm，幽门螺杆菌阳性。当诊断明确后，医生给予奥美拉唑20mg，每日2次口服；并给以阿莫西林1g，每日2次和克拉霉素500mg，每日2次口服。经上述方案治疗7日后，腹痛症状消失。在停药后3个月及1年分别行胃镜复查，溃疡已经愈合，幽门螺杆菌阴性。

（1）患者的腹痛具有十二指肠溃疡的典型特点，你能总结出这些特点吗？

（2）患者的大便潜血阳性，这说明什么问题？

（3）哪项检查对消化性溃疡的诊断有确诊价值？

（4）奥美拉唑属于哪类药？同类的药物还有哪些？

参考答案

选择题

1. A 2. D 3. E

简答题

提示：从发病机制、临床表现两方面对比。

病例分析

（1）饥饿痛，夜间痛，季节性。

（2）上消化道少量出血，出血量大于5～10ml。

（3）胃镜检查。

（4）质子泵抑制剂。埃索美拉唑，雷贝拉唑，兰索拉唑，奥美拉唑。

肝硬化

定义及发病情况

肝硬化是由一种或多种病因长期或反复作用，以弥漫性肝纤维化、再生结节和假小叶形成为特征的慢性肝病。病理变化以肝组织弥漫性纤维化、假小叶和再生结节形成为特征，临床上常以肝功能损害和门静脉高压为主要表现，晚期常有严重并发症如消化道出血、肝性脑病等。本病是我国常见疾病和主要死亡病因之一。

病因及发病机制

肝硬化由多种病因引起，在我国以病毒性肝炎引起肝硬化为主要原因，国外以酒精中毒多见。现将较常见病因详述如下：

1．病毒性肝炎 一般经过慢性肝炎逐渐发展而来，主要见于乙型肝炎病毒、丙型肝炎病毒感染或乙型、丁型病毒重叠感染。

2．酒精中毒 长期大量酗酒，乙醇、乙醛（酒精中间代谢产物）的毒性作用引起酒精性肝炎，逐渐发展为肝硬化。

3．血吸虫病 由于虫卵沉积在汇管区，引起大量结缔组织增生，导致肝纤维化和门静脉高压症。

4．胆汁淤积 肝外胆管阻塞或肝内胆汁淤积持续存在时，可引起原发性或继发性胆汁性肝硬化。

上述各种病因，最后均可导致类同的病理变化：广泛肝细胞变性坏死，残存肝细胞再生，形成不规则结节状肝细胞团，汇管区（门静脉、肝动脉、肝管三者在肝内走行区）及肝包膜有大量纤维组织增生，包绕再生结节或改建残留肝小叶为假小叶，这些病变引起肝内血循环障碍，血管闭塞或扭曲，血管受到再生结节挤压，即成为门静脉高压症的病理基础，且加重肝细胞营养障碍。

门静脉阻力增加且血流量增多致门静脉高压，当压力增高到一定程度，可形成门体侧支循环开放，以食管、胃底静脉曲张和腹壁静脉曲张最为重要。脾由于长期慢性充血而肿大，脾髓增殖及大量结缔组织形成。患者可出现腹腔积液以及门静脉高压性胃黏膜病变。

临床表现

本病起病与病程发展一般均较缓慢，潜伏期可达3～5年或更长。临床上将肝硬化分为肝功能代偿期和失代偿期。

1．代偿期 症状轻且无特异性，常以疲乏无力、食欲减退为主要表现，可伴腹胀、恶心、轻微腹泻等。上述症状多呈间歇性，因劳累或发生其他疾病时症状表现明显，休息或治疗后可缓解。肝轻度肿大，质变硬，脾轻度肿大。

2．失代偿期 主要为肝功能减退和门静脉高压症两大临床表现：

（1）肝功能减退的表现

1）全身症状：营养状况较差，可有低热、消瘦、乏力、皮肤干枯、面色灰暗无光泽（肝病面容）。

2) 消化道症状：食欲明显减退，可有厌食，进食后常感上腹饱胀不适、恶心、呕吐；油腻饮食易引起腹泻。少数有中、重度黄疸，常提示有肝细胞坏死。

3) 出血倾向和贫血：常有皮肤紫癜、鼻出血、牙龈出血或胃肠出血等倾向，亦可出现贫血。

4) 内分泌紊乱：由于肝功能减退对雌激素灭活能力减退，雌激素在体内蓄积，通过抑制垂体前叶分泌功能，致雄激素、肾上腺皮质激素减少。男性患者可有性欲减退、睾丸萎缩、乳房发育等；女性有月经失调、闭经等。患者面颈、上胸、上肢部位可见蜘蛛痣，在手掌大小鱼际及指端腹侧有红斑，称为肝掌。

肝功能减退时，对醛固酮和抗利尿激素灭活作用减弱，可致继发性醛固酮和抗利尿激素增多，使水钠潴留，对腹腔积液形成起重要促进作用。

(2) 门静脉高压症的表现

脾大、侧支循环的建立和开放、腹腔积液是门静脉高压的三大表现，其中侧支循环开放对诊断门静脉高压有重要意义。

1) 脾大：多为轻、中度肿大，由于脾淤血所致。晚期脾大常伴脾功能亢进，即表现白细胞、血小板和红细胞计数减少。

2) 侧支循环的建立和开放：在正常情况下，门静脉收集腹腔脏器的静脉血，入肝后经肝静脉出肝，注入下腔静脉回右心房，当门静脉压力增高时，腹腔脏器回心血流经肝受阻，导致门静脉系统与腔静脉之间建立侧支循环。临床上重要的侧支循环包括：a. 食管和胃底静脉曲张，常因门静脉压力明显增高、粗糙坚硬食品造成机械损伤或由于剧烈咳嗽、呕吐等导致腹内压突然增高可引起曲张静脉破裂，造成上消化道大出血；b. 腹壁和脐周静脉曲张，表现为脐周与腹壁迂曲的静脉；c. 痔静脉扩张形成痔核，破裂时引起便血。

3) 腹水：75%以上失代偿期患者有腹水，且是肝硬化最突出的临床表现。腹腔积液形成后病人常有明显腹胀感，饭后为著，大量腹腔积液使横膈抬高可出现呼吸困难、脐疝及双下肢水肿，腹部膨隆呈蛙腹状，腹壁皮肤绷紧发亮，叩诊有移动性浊音，部分病人出现胸水，多见于右侧。

3．并发症

(1) 上消化道出血：为最常见的并发症，常突然发生大量呕血或黑便，可造成出血性休克或诱发肝性脑病。出血原因多为食管、胃底静脉曲张破裂所致，也可由急性胃黏膜糜烂或消化性溃疡引起。

(2) 肝性脑病：为晚期肝硬化最严重的并发症，又是常见死亡原因。是严重急、慢性肝病引起的，以代谢紊乱为基础，影响中枢神经系统功

肝硬化的并发症有：上消化道出血，肝性脑病，感染，肝肾综合征。

能,以精神、神经系统表现为主的一种肝脑综合征。患者主要表现为精神状态的改变、扑翼样震颤阳性,血氨常增高。

（3）感染:由于肝硬化患者抵抗力降低,常易并发细菌感染,如肺炎、大肠埃希菌败血症、胆道感染及自发性腹膜炎等。

（4）肝肾综合征:肝硬化出现大量腹腔积液时,由于有效循环血容量不足,可能发生肝肾综合征,又称功能性肾衰竭。表现为少尿或无尿,氮质血症、稀释性低钠血症,而肾却无重要病理改变。

（5）其他:肝硬化患者若在短期内出现肝增大,且表面发现肿块,持续性肝区疼痛或腹水呈血性,需考虑到并发原发性肝癌的可能。

辅助检查

1. 血常规 代偿期多正常,失代偿期可有贫血,脾功能亢进时白细胞和血小板计数减少。

2. 尿常规 并发肝肾综合征时可有管型尿、血尿、尿蛋白阳性,黄疸时尿胆红素阳性。

3. 肝功能检查 代偿期肝功能检查可正常或轻度异常。失代偿期ALT（GPT）增高、白蛋白降低、球蛋白增高,凝血酶原时间延长。重症者血胆红素可增高。

4. 免疫学检查 免疫球蛋白IgG增高最为显著,病毒性肝炎者,肝炎病毒标记（乙型、丙型、丁型）可呈阳性反应。

5. 腹水检查 肝硬化腹水呈漏出液,若合并自发性腹膜炎时,可呈渗出液。

6. 钡餐X线检查和内镜检查 可见食管胃底静脉曲张部位,并可观察其曲张程度。胃镜检查还可观察有无活动出血征象,以及进行硬化、套扎等治疗。在并发出血时还可进行内镜下止血。

7. 超声波检查 可提示肝脾大小及外形、有无癌肿、门静脉有无高压、有无腹腔积液等。

8. 其他检查 肝穿刺活组织检查可确诊为肝硬化,腹腔镜检查可见肝表面呈结节状改变,取活体组织可协助确诊。

诊断要点

根据病毒性肝炎、长期饮酒、血吸虫病等相关病史,及肝功能减退、门静脉高压症的症状体征,结合有关检查,确诊不难。

治疗要点

本病关键在于预防、延缓肝硬化的发生和早期诊断,针对病因和症状进行治疗,以缓解和延长代偿期,对失代偿期患者主要是对症治疗、改善肝功能、防治并发症。

1. 休息　代偿期可适当减少体力活动，注意劳逸结合；失代偿期应以卧床休息为主，不要过劳。

2. 饮食　给予高热量、高蛋白质、高维生素易消化食物。肝功能损害显著或有肝性脑病先兆时，应限制或禁食蛋白质；腹腔积水者应限盐；避免进食粗糙、坚硬食物、禁酒、禁用损害肝药物。

3. 支持治疗　失代偿期患者禁食或不能进食者，应静脉给予葡萄糖、维生素、胰岛素、氯化钾等；必要时可应用复方氨基酸、白蛋白等。

4. 药物治疗　目前保肝药物种类繁多，应根据患者具体情况适当选用保肝药物，种类不要过多过繁，以免增加肝细胞负担。也可采用中西药联合治疗。部分中医药确能改善肝硬化患者的症状和肝功能，多用活血化淤药为主。

5. 腹腔积液的治疗　腹水治疗应在改善肝功能的基础上进行。

（1）限制钠、水的摄入：合理限制钠水摄入量是腹水的基础治疗。进水量限制在1000ml/d左右，盐（氯化钠）应限制在1~2g/d，部分病人可产生自发性利尿作用，使腹水消退。腹水消退后，仍需继续限制钠的摄入，以防腹水再出现。

（2）利尿剂：一般先用保钾利尿剂——安体舒通（螺内酯）20mg，4次/日，根据利尿反应每隔5日逐渐增加剂量，最大剂量400mg/d。如疗效欠佳，可加用排钾利尿剂——氢氯噻嗪或呋塞米，目前主张保钾利尿剂和排钾利尿剂联合应用，可起协同作用，并减少电解质紊乱。利尿剂使用不宜过猛，以每天体重减轻不超过0.5kg为宜，避免诱发肝性脑病、肝肾综合征等。

（3）放腹水并输注白蛋白：大量腹水引起腹胀、呼吸困难、行走困难时，为减轻症状可穿刺放腹水，但放腹水会丢失蛋白质，且短期内腹水又复原，故同时静脉输注白蛋白，可提高疗效。

（4）提高血浆胶体渗透压：每周定期输注新鲜血或白蛋白、血浆，对改善机体一般状况、恢复肝功能和促进腹水消退有很大益处。

（5）腹水浓缩回输：放出腹水通过浓缩处理后再静脉回输，可消除水、钠潴留，提高血浆白蛋白浓度及有效血容量，并能改善肾血液循环，对顽固性腹水的治疗提供一种较好的方法。副作用有发热、感染、电解质紊乱等。但有感染的腹水不可回输。

6. 食管胃底静脉曲张破裂出血　食管胃底静脉曲张出血是一种严重的临床急症。因此必须全力抢救，根据临床表现和最简便的检查判断其出血程度，尽快恢复血容量、纠正低血容量休克，这是首要措施。但切忌过量扩充血容量。治疗原则和基本措施与上消化道出血相同，请参阅相关章节。同时，应酌情采取以下措施：

(1) 药物止血：生长抑素及其类似物具有减少内脏血流量、降低门静脉压力、减少侧支循环血流量的作用，临床多用于食管胃底静脉曲张破裂出血，但价格昂贵。目前有两种制剂，一种为 14 肽生长抑素，用法为首剂 250μg 静脉缓注，继以 250μg/h 持续静脉滴注。半衰期仅为 1 ~ 3min，应注意滴注过程中不能中断。另一种为 8 肽生长抑素，常用量为首剂 100μg 静脉缓注，以后 25 ~ 50μg/h 持续静脉滴注，半衰期为 70 ~ 90min。

其他可选用的药物包括：垂体后叶素（即血管加压素），作用机制是通过对内脏血管的收缩作用达到降低门静脉及侧支循环压力，临床一般使用剂量为 10U 加入 5% 葡萄糖液 200ml 中，在 20min 内缓慢静脉滴注，每日不超过 3 次为宜。对冠心病者禁用。有人主张同时使用硝酸甘油，以减少血管加压素引起的不良反应。

(2) 三腔二囊管压迫止血：适用于食管静脉曲张破裂出血，可暂时止血。经口或鼻腔插入三腔二囊管，进入胃内后使胃囊充气，然后向外牵拉，以压迫胃底，因食管曲张静脉的血流来自贲门及贲门以下的静脉，所以多数患者仅用胃囊即可止血。如仍有活动性出血，再使食管囊充气，压迫食管曲张静脉。压迫时间最长不应超过 24h。此方法使病人很痛苦，且易出现窒息、食管黏膜坏死等并发症，故不作为首选止血措施。

(3) 内镜治疗：内镜直视下在食管曲张静脉处注射硬化剂，如无水乙醇、鱼肝油酸钠等，或用皮圈套扎曲张静脉，可达到止血和消除曲张静脉的目的。胃底静脉曲张出血多采用组织粘合剂注射，组织粘合剂是一种液体粘合剂，与血液接触后迅速凝固，阻塞静脉腔，以达到止血目的。目前内镜治疗是食管胃底静脉曲张破裂出血的重要治疗手段。

(4) 介入治疗：在药物和内镜治疗未能控制出血时，经颈静脉肝内门腔分流术（TIPS）是一种抢救生命的方法。与外科手术比较，优点在于不改变肝的解剖结构，不影响今后的肝移植手术。但对其远期疗效仍有争议，主要的并发症是支架内栓塞和肝性脑病。

(5) 手术治疗：上述治疗方法无效、出血不止时可考虑急诊外科手术，主要的术式包括门腔分流术、食管周围静脉横断、血管离断等。

7. 手术治疗　为降低门静脉压力、消除脾功能亢进、防治食管胃底静脉曲张出血，常行各种分流术、断流术和脾切除术。

肝移植手术：目前已成为治疗终末期肝硬化的有效治疗方法，可提高患者的生活质量和存活率。

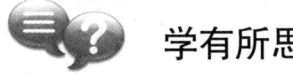 **学有所思**

我国肝硬化的主要病因是什么?

练习题

选择题

1. 肝硬化最常见的并发症是

A．感染

B．上消化道出血

C．肝性脑病

D．原发性肝癌

E．肝肾综合征

2. 我国引起肝硬化最主要的原因是

A．酒精中毒

B．营养障碍

C．病毒性肝炎

D．胆汁淤积

E．循环障碍

3. 患者男性,42岁,饮酒10余年。近一个月腹胀并进行性加重,伴乏力消瘦,查体移动性浊音阳性,人血白蛋白为26g/L,最可能的诊断是

A．肝硬化,门静脉高压

B．慢性胰腺炎

C．结核性腹膜炎

D．肝癌

E．肝硬化合并腹膜炎

简答题

简述肝硬化门脉高压患者食管静脉曲张破裂出血的治疗方法。

参考答案

选择题

1．B　2．C　3．A

简答题

详见治疗要点。

4.3.4 急性胰腺炎

定义及发病情况

急性胰腺炎是指胰腺分泌的胰酶不正常激活，引起胰腺组织的自身消化和损伤，是化学性炎症，是消化系统常见病。临床以急性上腹痛、发热伴有恶心、呕吐及血和尿中淀粉酶增高为特点。根据病理损害程度分为水肿型和出血坏死型。前者多见，以胰腺水肿为主，临床经过一般较轻，病情有自限性，常数日内可完全恢复；而后者则病情较重，胰腺出血坏死伴休克、腹膜炎等各种并发症，死亡率高。本病多见于青壮年。

> 急性胰腺炎的临床表现有：急性上腹痛、发热伴有恶心、呕吐及血和尿中淀粉酶增高

病因及发病机制

引起急性胰腺炎的病因很多，常见病因有胆道疾病、大量饮酒和暴饮暴食。

1. 胆道疾病　是急性胰腺炎最常见的病因。国内报道约50%急性胰腺炎由胆道结石、胆道感染或胆道蛔虫引起。

2. 酗酒和暴饮暴食　乙醇和暴饮暴食可刺激胰腺大量分泌，引起十二指肠乳头水肿和Oddi括约肌痉挛，使胰管内压力增高，胰液排出受阻，引起急性胰腺炎。

3. 胰管梗阻　各种原因（如胰管结石、狭窄、肿瘤或蛔虫等）引起的胰管梗阻造成胰液排出障碍，胰管内压力增高，引起急性胰腺炎。

上述原因可以引起一系列的胰酶被异常激活，导致胰腺自身消化而发生急性胰腺炎。反渗入胰腺间质的胰酶通过对血管和胰腺细胞的直接损伤导致胰腺的炎症、水肿和坏死。

临床表现

1. 腹痛　急性发作的腹痛为本病主要表现和首发症状，多在饱餐或酗酒后突然发作。疼痛性质不一，可为钝痛、绞痛、钻痛或刀割样痛。疼痛剧烈而持续，可有阵发性加剧。腹痛多位于中上腹部，可向腰背部呈带状放射，弯腰或上身前倾体位可减轻疼痛。进食后疼痛加重，且不能被一般胃肠解痉药所缓解。当渗液扩散时，疼痛可波及全腹。

2. 恶心、呕吐、腹胀　起病时常伴恶心、呕吐，多在进食后出现。呕吐后腹痛并不减轻，剧烈呕吐者可吐出胆汁或咖啡渣样物质，同时有腹胀，重型患者甚至出现麻痹性肠梗阻。

3. 发热　多为中度以上发热，一般持续3～5天。若发热一周以上不退或逐日升高，尤其持续2～3周以上者，要警惕胰腺脓肿的可能。

4. 体检情况　轻型患者一般情况尚好，腹部体征轻微，表现为上腹有轻度压痛、腹胀和肠鸣音减少，无腹肌紧张与反跳痛。重型患者上腹压

痛明显，并发急性腹膜炎时，腹肌紧张，全腹显著压痛与反跳痛。伴麻痹性肠梗阻、腹水征、高热、心动过速以及休克的表现。

并发症

急性胰腺炎可出现多种胰腺局部的和全身的严重并发症。局部并发症有胰腺脓肿和假性囊肿。全身并发症可有低血压或休克、呼吸衰竭、高血糖、代谢性酸中毒、急性肾小管坏死、消化道出血和弥散性血管内凝血等。

有关检查

血清和尿淀粉酶升高是诊断急性胰腺炎的重要依据，但并不与胰腺炎的严重程度相关。血清淀粉酶在起病后 4～6h 开始升高，而尿淀粉酶升高略晚。但是应注意的是少部分患者血淀粉酶可以正常。

血脂肪酶的升高对急性胰腺炎的诊断也有重要意义，特别是当血尿淀粉酶已降至正常时，血脂肪酶的升高仍会提示急性胰腺炎。急性胰腺炎患者常见血白细胞升高等。

影像学检查在诊断急性胰腺炎、判断其病因及了解胰腺形态学改变等方面均有重要意义。B超可观察胰腺的大小和形态、胰管的宽度和走行情况并可对胆系的情况做出重要提示，还可观察腹腔内积液及胰腺周围脏器的情况。CT可清楚地显示胰腺及其周围的结构，对胰腺炎的诊断和严重程度的判断均有重要意义。磁共振胰胆管造影（MRCP）和内窥镜逆行胰胆管造影（ERCP）可以观察胰管有无阻塞，胆管内有无结石等异常。

诊断要点

急性胰腺炎的诊断以突发持续腹痛伴恶心、呕吐的临床症状为基础，体检有上腹压痛，如有血或尿淀粉酶的升高则应考虑急性胰腺炎的诊断。

如急性胰腺炎的临床诊断成立，应区分轻型与重型，二者的治疗和预后有差别。

治疗要点

治疗原则为抑制胰液分泌、解痉止痛、对症支持治疗、防治并发症。治疗应从患者的严重程度出发，轻症的胰腺炎只需禁食、休息、补液、营养支持及适当的对症治疗即可恢复。而重症患者则可能需密切监护并实施全方位的治疗方案。

1. 监护　密切观察体温、呼吸、脉搏、血压和尿量；动态进行腹部检查，了解有无腹肌紧张、压痛程度及范围、腹水；定期观察白细胞计数、血和尿淀粉酶、电解质与血气情况变化，需要时急诊检查胸腹部 X 线、B 超和 CT 检查。

2. 抑制或减少胰液外分泌

(1) 禁食及胃肠减压：减少胃酸与食物刺激胰液分泌，并减轻呕吐与

> 急性胰腺炎的治疗原则为抑制胰液分泌、解痉止痛、对症支持治疗、防治并发症。

腹胀。

（2）药物治疗：可采用：①H_2受体拮抗剂或质子泵抑制剂：静脉给药，可减少胃酸分泌，还可预防应激性溃疡的发生；②抗胆碱能药，可抑制胃肠分泌，从而减少胰腺分泌。常用阿托品或山莨菪碱（654-2）肌注。有肠麻痹、严重腹胀者不宜使用抗胆碱能药；③生长抑素、胰高血糖素、降钙素等药物，能抑制胰液分泌。生长抑素类药物如奥曲肽，疗效较好，常用于重症胰腺炎。首剂100μg静脉注射，以后每小时用25～50μg持续静脉滴注，持续3～7天。

3．解痉镇痛

阿托品或山莨菪碱（654-2）肌注。疼痛剧烈者可加用哌替啶肌内注射。禁用吗啡，因吗啡可引起Oddi括约肌痉挛，加重疼痛。

4．维持水电平衡，保持血容量，营养支持

由于禁食、呕吐、胃肠减压等易造成水、电解质平衡失调，应积极补充液体及电解质。对伴有休克的患者应输全血、血浆、白蛋白或血浆代用品，补充血容量。重型胰腺炎患者应保证充分的营养及热量，及时开始静脉高营养或空肠营养。

5．抑制胰酶活性

可用抑肽酶静脉滴注，可抗胰血管舒缓素，使缓激肽原不能变为缓激肽，并可抑制蛋白酶、糜蛋白酶和血清素。适用于出血坏死型胰腺炎早期。但其疗效尚有争议。

6．并发症的处理

轻型患者并非必需使用抗生素，但胆道疾病引起的胰腺炎、重型者以及有感染可能的患者应及时使用抗生素。常用氧氟沙星、环丙沙星（口服或静脉给药）、克林霉素（氯洁霉素）静滴等。同时，应联合应用甲硝唑或替硝唑，以覆盖厌氧菌。

应预防及治疗包括心、肺、肾等全身并发症，这是影响急性胰腺炎死亡率的重点。

7．内镜下Oddi括约肌切开术（EST）

用于治疗胆源性胰腺炎，可用于胆道紧急减压、引流和去除胆石梗阻、保持胆管及胰管引流通畅，适用于有胆管梗阻或胰管引流不畅的患者，可以治疗和预防胰腺炎进展。

8．其他治疗

对于出血坏死型胰腺炎内科治疗无效，或并发脓肿、假性囊肿、弥漫性腹膜炎、肠麻痹坏死等情况，需外科手术治疗。

 **学有所思**

急性胰腺炎的腹痛有哪些特点？抑制或减少胰液分泌是治疗急性胰腺炎的重要原则之一，有哪些具体治疗措施？

练习题

选择题

1. 下列情况哪项不是急性胰腺炎的常见病因
   A．大量饮酒
   B．胰管结石
   C．胆石症
   D．ERCP术后
   E．高胃泌素血症

2. 下列哪项不符合急性胰腺炎腹痛的特点
   A．疼痛程度大多剧烈而持续
   B．疼痛部位大多在上腹中部，亦可偏左或偏右
   C．呕吐后腹痛减轻或缓解
   D．多向腰背放射
   E．多发生在饱餐后

3. 急性胰腺炎最基本的治疗是
   A．肾上腺皮质激素
   B．禁食补液
   C．胰岛素
   D．抗生素
   E．生长抑素

简答题

简述急性胰腺炎的并发症。

参考答案

选择题

1. E 2. C 3. B

简答题（答案略）

4.3.5 炎症性肠病

炎症性肠病是一组病因不十分清楚的慢性非特异性肠道炎症性疾病，

> 炎症性肠病是一组病因不十分清楚的慢性非特异性肠道炎症性疾病，包括溃疡性结肠炎和克罗恩病。具有终身复发的倾向。

包括溃疡性结肠炎和克罗恩病。具有终身复发的倾向。溃疡性结肠炎和克罗恩病（Crohn病）有许多相似之处，有时二者很难鉴别。

炎症性肠病的发病率在不同人群有很大差别，白人比黑人和亚洲人更常见，西方国家相当常见。最近炎症性肠病的发病呈上升趋势。发病年龄多为20～40岁，男女发病率无明显差异。

病因及发病机制

炎症性肠病的病因和发病机制迄今尚未完全明确，目前认为本病是由多因素相互作用所致的肠道免疫炎症性疾病，可能是由于环境因素作用于易感人群，使肠道免疫炎症反应过度亢进导致炎症病变与组织破坏。

1. 环境因素

目前已明确的是吸烟可增加患克罗恩病的危险性。

2. 遗传因素

炎症性肠病有家族聚集现象，单卵双生子炎症性肠病的同患率高于双卵双生子，提示遗传因素在炎症性肠病的发病中具有重要作用。

3. 感染因素

目前多认为病原微生物可能是本病的非特异性促发因素。

4. 免疫因素

肠道黏膜免疫系统在炎症性肠病肠道炎症发生、发展和转归过程中均有重要作用。

溃疡性结肠炎和克罗恩病可能是同一种疾病的不同表现形式，但二者在病变好发部位、病理组织学及免疫学表现上存在差异，提示可能是机体对不同致病因素刺激所产生的具体发病环节存在不同，最终导致组织损害的表现不同。

以下分别简述溃疡性结肠炎和克罗恩病的特点。

溃疡性结肠炎

定义及发病情况

溃疡性结肠炎是一种慢性非特异性的大肠炎症，病变呈连续性分布，主要累及直肠、结肠黏膜和黏膜下层。临床表现主要为腹泻、黏液脓血便、腹痛。病程较长，具有终生复发的倾向。本病可发生于任何年龄，多见于青壮年。男女发病率无明显差异。

> 溃疡性结肠炎是一种慢性非特异性的大肠炎症，病变呈连续性分布，主要累及直肠、结肠黏膜和黏膜下层。

临床表现

临床表现多样化，轻重不一。起病多数缓慢，少数急性起病，偶见急性暴发起病。病程呈慢性经过，常有发作期与缓解期交替。精神刺激、劳累、饮食失调多为本病发作的诱因。

1. 消化系统表现

(1) 腹泻：排便次数改变和肉眼血便是最常见的症状。腹泻见于绝大多数患者。黏液血便是本病活动期的重要表现。大便次数及便血程度可反映病情轻重和广泛程度，轻者每日排便 2~3 次，便血轻或无，重者可达每日 10 次以上，粪便呈黏液、脓血便，甚至血便，常有里急后重感觉。

(2) 腹痛：一般有轻度和中度腹痛，局限于左下腹或下腹部。排便后疼痛可减轻或缓解。若并发中毒性巨结肠或炎症波及腹膜，可有持续性剧烈腹痛。

2. 全身表现　中、重型患者活动期常有低热或中度发热，有并发症或急性暴发型患者可有高热。重症或病情持续活动可出现贫血、消瘦、水与电解质平衡失调、低白蛋白血症及营养不良等。

3. 体征

轻、中型病人有左下腹轻压痛，有时可触及痉挛的降结肠或乙状结肠。重症及暴发型患者常有明显压痛和腹胀，若有腹肌紧张，压痛及反跳痛，肠鸣音减弱应注意肠穿孔、中毒性巨结肠等并发症。重症或病情持续活动者可有贫血、消瘦等营养不良表现。

4. 并发症

(1) 中毒性巨结肠：多见于暴发型或重症病人，主要是因为结肠病变广泛严重，累及肌层与肠肌神经丛，肠壁张力减退，肠内容物与气体大量聚积，引起急性结肠扩张，一般以横结肠为最严重。临床表现为病情急剧恶化，毒血症状明显，腹部压痛甚至反跳痛、腹胀、肠鸣音显著减弱或消失、心率增快，血白细胞明显增高，并可出现水-电解质紊乱、血压降低等表现。腹部平片可见结肠扩大。且易引起急性肠穿孔，预后极差。

(2) 癌变：癌变多见于全结肠炎、幼年起病而病程漫长者。

(3) 其他：少见的并发症包括急性大出血、肠穿孔等。

辅助检查

1. 血液检查　可有贫血、血沉增快和 C 反应蛋白增高，是活动期的标志。严重或病情持续较长可有人血白蛋白降低。

2. 粪便检查　活动期为黏液脓血便，镜下可见红、白细胞。

3. X 线腹平片　在中毒性巨结肠患者可发现黏膜水肿、肠袢扩张或肠穿孔征象。

4. 结肠镜检查　为本病诊断与鉴别诊断的最重要手段之一。不仅可直接观察黏膜病变、病变范围、还可取活检获得组织学诊断。溃疡性结肠炎多从直肠开始逆行向上扩展，呈连续性、弥漫性分布。内镜下特征有，黏膜弥漫性充血、水肿、血管纹理模糊、紊乱，黏膜粗糙呈细颗粒状，质

> 结肠镜检查是溃疡性结肠炎诊断与鉴别诊断的最重要手段。

脆、易出血、有脓血性分泌物附着。病变明显处可见弥漫性多发大小及形态不一的糜烂或浅溃疡，可融合。慢性病变者可见结肠袋变浅或消失，假息肉形成等。

病理组织学检查活动期表现为弥漫性慢性及急性炎性细胞浸润、隐窝脓肿、糜烂、溃疡，缓解期表现为腺体变形、排列紊乱、杯状细胞减少等。

5. 钡剂灌肠检查　重型或暴发型溃疡性结肠炎一般不宜作钡剂灌肠检查。X线表现主要有：黏膜粗乱和（或）颗粒样改变，肠管边缘呈毛刺样或锯齿状，肠壁见多发小龛影及充盈缺损，结肠袋消失，肠腔短缩，可呈铅管状。

6. B超、CT、MRI　可见肠壁增厚。

诊断要点

临床表现持续或反复发作腹泻、黏液血便、腹痛、伴或不伴不同程度全身症状及关节、皮肤等肠外表现者，在排除其他疾病的基础上，具有结肠镜检查主要改变和（或）黏膜活检特点，或者具有X线钡剂灌肠检查的主要征象时可诊断溃疡性结肠炎。

治疗要点

治疗目的在于尽快控制急性发作、缓解病情、减少复发、防治并发症。

1. 一般治疗　包括休息、饮食营养及对症处理。活动期应卧床休息，减少精神和体力负担。轻中度者宜给流质饮食，病情严重者应禁食，及时纠正水-电解质紊乱、贫血及低蛋白血症，补充维生素及微量元素。应慎重给予抗胆碱能药或止泻药，因其有发生中毒性巨结肠的危险。重症有继发感染者，应给予广谱抗生素。

2. 药物治疗

（1）氨基水杨酸制剂：柳氮磺胺吡啶（简称SASP）为治疗本病的常用药物，该药口服后大部分到达结肠，经细菌分解后释放出主要有效成分5-氨基水杨酸（5-ASA）。其作用机制不明。适用于轻、中型或重型使用糖皮质激素治疗已有缓解者，疗效较好。用法：活动期3～4g/d，无效者可增至6 g/d，分4次口服。直肠炎者可用栓剂，起效时间一般为2～3周。病情缓解后可逐渐减量为1～2g/d，至少维持1～2年。该药副作用有恶心、呕吐、皮疹、粒细胞减少、皮疹、发热等。近年来有多种新型5-ASA制剂面市，其疗效与SASP相仿，优点为副作用明显减少，但价格昂贵。主要分为：pH依赖型制剂（在小肠及结肠发挥作用，如Asacol等）；微粒型（在整个肠道发挥作用，如颇得斯安、爱迪沙等）；以前体药形式存在（主要在结肠发挥作用，如奥沙拉嗪、巴柳氮等）。目前已有5-ASA的灌肠剂、栓剂，适用于病变局限于直肠者。

（2）肾上腺糖皮质激素：对急性发作期有较好疗效。适用于氨基水杨酸制剂疗效不佳的轻、中型患者，以及暴发型或重型活动期患者，本药能非特异性抗炎及抑制免疫反应。一般轻、中型患者予泼尼松或泼尼松龙 30～40mg/d 口服，2～3 周后可见到效果，重症患者先予较大剂量静脉滴注，常用氢化可的松 200～300mg/d、地塞米松 10mg/d 或甲强龙 40～60mg/d 静脉滴注，待病情稳定后可改为口服泼尼松，随病情好转可逐渐减量至停药，在减药期间应配合应用氨基水杨酸制剂或免疫抑制剂，以免复发。

（3）免疫抑制剂：适用于对糖皮质激素治疗效果不佳或对糖皮质激素依赖的慢性活动性患者，加用免疫抑制剂后可逐渐减少糖皮质激素的用量甚至停用。免疫抑制剂的潜在副作用大，应注意监测。主要包括硫唑嘌呤或硫嘌呤，作用缓慢，起效时间平均 3 个月，维持用药至少 1～2 年。其他的免疫抑制剂包括甲氨蝶呤、环孢素等。

3. 手术治疗　对积极内科治疗无效，有严重合并症者，应及时采用手术治疗。

总之，溃疡性结肠炎的治疗应根据患者的具体情况、病情轻重、病变部位及病期、有无并发症及治疗反应来制订出个体化方案。

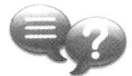

学有所思

溃疡性结肠炎腹痛的规律是什么？教材中提到了哪些治疗溃疡性结肠炎有效的药物？

练习题

选择题

1. 溃疡性结肠炎病变多位于
   A．回肠末段及盲肠
   B．升结肠
   C．升结肠及横结肠
   D．横结肠及降结肠
   E．乙状结肠及直肠
2. 溃疡性结肠炎腹痛的规律为
   A．进食后腹痛缓解
   B．排便后腹痛加剧
   C．进食后腹痛加剧
   D．排便后腹痛缓解
   E．以上都不是
3. 下列哪项不是治疗溃疡性结肠炎的有效药物

A. 抑酸剂
B. SASP
C. 5-ASA
D. 肾上腺皮质激素
E. 免疫抑制剂

简答题

简述溃疡性结肠炎的消化系统表现。

参考答案

选择题

1. E 2. D 3. A

简答题（答案略）

克罗恩病（Crohn病）

定义及发病情况

克罗恩病（Crohn病）为一种慢性肉芽肿性全壁层炎症，病变可累及消化道的任何部位，以末端回肠及临近右侧结肠为主，多呈节段性、非对称性分布。临床表现主要为腹痛、腹泻、腹部肿块、瘘管形成、肛门直肠病变和不同程度的全身症状。

克罗恩病在西方国家相当常见，在发展中国家非常罕见。但是近年来发病呈上升趋势。发病年龄多为20～40岁，男女发病率无明显差异。

临床表现

临床表现与病变部位、病期及并发症有关。起病大多隐匿，少数急性起病。呈慢性病程，活动期与缓解期交替，有终生复发倾向。

1. 消化系统表现

（1）腹痛：腹痛最常见，多位于右下腹或脐周，间歇发作，常为痉挛性疼痛伴肠鸣。进餐后特别是进食含纤维素多的食物易加重，排便或排气后缓解。少数病例以急性腹痛为首发症状，表现与急性阑尾炎和肠穿孔相似。

（2）腹泻：大部分患者有腹泻，大便次数与病变范围有关。粪便多为糊状，一般无脓血或黏液。病变累及下段结肠或肛门直肠者，可有黏液血便、里急后重或便秘、排便困难等症状。

（3）腹部包块：多位于右下腹与脐周。

（4）瘘管形成：为克罗恩病的临床特征之一。内瘘可通向其他肠段、

> 克罗恩病临床表现主要为腹痛、腹泻、腹部肿块、瘘管形成、肛门直肠病变和不同程度的全身症状。

肠系膜、膀胱、输尿管、阴道、腹膜后等处，外瘘通向腹壁或肛周皮肤。

（5）肛门直肠周围病变：为克罗恩病较常见的表现，包括肛门直肠周围脓肿、瘘管形成等。有时这些病变可为本病的首发或突出的临床表现。

2．全身表现　与溃疡性结肠炎相比，本病全身表现更为明显。

（1）发热：约三分之一的患者有低热或中等发热，少数弛张高热伴毒血症，多见于活动期或有并发症者。

（2）营养障碍：表现为消瘦、贫血、低蛋白血症、维生素缺乏、电解质紊乱等。青春前期患者可有生长发育阻滞。

（3）肠外表现：包括杵状指（趾）、关节炎、结节性红斑、坏疽性脓皮病、口腔黏膜溃疡、虹膜睫状体炎、慢性肝炎等。

3．体征

可有腹部压痛、腹部包块。部位多与病变肠管部位一致。以右下腹包块较为多见，形状多为腊肠样，边界不清，比较固定。肛门周围可见脓肿、瘘管，并可见肠外病变及营养缺乏的表现。

4．并发症

（1）肠梗阻：为克罗恩病最常见的并发症。梗阻部位通常位于末端回肠。

（2）瘘管形成、腹腔脓肿及肛周病变：瘘管形成为克罗恩病特有的并发症。

（3）癌变：累及结肠的克罗恩病患者患大肠癌的危险性增加。有小肠病变的患者发生小肠癌的危险性也增加。

（4）其他：肠穿孔、急性大出血均少见。

辅助检查

1．实验室检查　贫血常见，活动期周围血白细胞增高，血沉加快；人血白蛋白常降低；粪便潜血试验常呈阳性。

2．X线检查　小肠病变可作小肠造影检查，结肠病变作钡剂灌肠检查。X线表现为肠道炎性病变，可见黏膜皱襞粗乱等。

3．结肠镜检查　结肠镜下可见病变呈节段性（非连续性）分布，对诊断有主要意义。

4．B型超声、CT、MRI　可显示肠壁增厚、腹腔内包块或脓肿。

诊断要点

克罗恩病的诊断主要根据临床表现、X线检查及内镜检查结果进行综合判定。根据临床表现，若影像学或内镜表现符合克罗恩病，可拟诊本病；如仅临床表现符合，应列为疑诊。确诊需除外肠结核、阿米巴痢疾、耶尔森菌感染、憩室炎、缺血性肠炎、白塞病等慢性肠道感染和非感染性炎症性疾病及肠道肿瘤等疾病。

治疗要点

治疗目的是控制急性发作，维持缓解、减少复发、防治并发症。克罗恩病与溃疡性结肠炎的治疗相似，对于没有并发症的患者，主要采用药物治疗。外科手术仅限于有并发症及难治病例。但对药物治疗的反应不同，手术治疗的预后也不同。

1. 一般治疗

活动期患者应充分休息，一般予少渣高营养饮食，适当补充叶酸、维生素 B_{12} 等多种维生素及微量元素，严重者禁食。腹痛、腹泻发作频繁时，可适量应用解痉药和止泻药。合并感染者，积极抗感染治疗。有精神症状或情绪改变时，可适量给予镇静剂和必要的心理治疗。

胃肠内营养应作为克罗恩病的一项重要治疗，特别适用于儿童及青少年。完全胃肠外营养用于严重营养不良、肠瘘及短肠综合征者，但并发症发生率较高，不宜长时间应用。

2. 药物治疗

（1）氨基水杨酸制剂：SASP 对轻、中型患者有一定疗效，主要适用于病变局限在结肠者。一些新型氨基水杨酸制剂对病变在回肠和结肠者均有效。用药方法参见溃疡性结肠炎的治疗。

（2）糖皮质激素：可有效控制病情，是治疗中至重度克罗恩病的主要药物。用药方法与溃疡性结肠炎相似。与溃疡性结肠炎相比，应用糖皮质激素治疗克罗恩病更难获得临床缓解，也更难完全停用激素。目前不主张应用糖皮质激素作长期维持治疗。对激素依赖患者，可加用免疫抑制剂，然后过渡到用氨基水杨酸制剂或免疫抑制剂维持治疗。

（3）免疫抑制剂：硫唑嘌呤或巯嘌呤适用于对糖皮质激素治疗效果不佳或对糖皮质激素依赖的慢性活动性病例，加用这类药物后可逐渐减少糖皮质激素用量乃至停用。剂量及用法与溃疡性结肠炎相似。甲氨蝶呤可用于对上述二药无效的病例。

（4）其他：甲硝唑对肛周瘘管有较好疗效。促生态制剂对某些患者有益。近年来应用于临床的 TNF-α 嵌合体单克隆抗体有显著疗效而不良反应很少，但价格昂贵，其疗效和安全性也有待进一步证实。

3. 手术治疗

与溃疡性结肠炎相比，更多克罗恩病患者需要手术治疗。半数以上患者在病程中至少需接受 1 次手术治疗。手术治疗复发率高，手术适应证主要是针对并发症，包括持续存在的肠梗阻、脓肿形成及瘘管、急性肠穿孔、内科治疗无效的大出血及并发癌变。手术方式主要是病变肠段切除。术后预防复发仍是治疗难题。

 **学有所思**

除腹痛腹泻外,克罗恩病还有哪些消化系统症状?克罗恩病的诊断可以应用哪些辅助手段?

练习题

选择题

1. 克罗恩病从口腔至肛门各段消化道均可受累,最多见的部位是
A. 空肠
B. 左半结肠
C. 回肠
D. 回肠末段与邻近右半结肠
E. 全结肠

2. 克罗恩病最常见的并发症是
A. 癌变
B. 腹腔内脓肿
C. 出血
D. 结肠溃疡
E. 肠梗阻

3. Crohn 病患者粪便性状的特点多为
A. 水样便
B. 糊状便
C. 脓血便
D. 黏液便
E. 蛋花汤样便

简答题

简述克罗恩病的诊断要点。

参考答案

选择题

1. D 2. E 3. B

简答题(答案略)

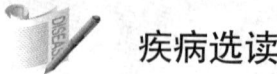 **疾病选读**

急性胆囊炎

定义及发病情况

急性胆囊炎是胆囊发生的急性化学性和（或）细菌性炎症，其中95%为结石性胆囊炎，5%为非结石性胆囊炎。

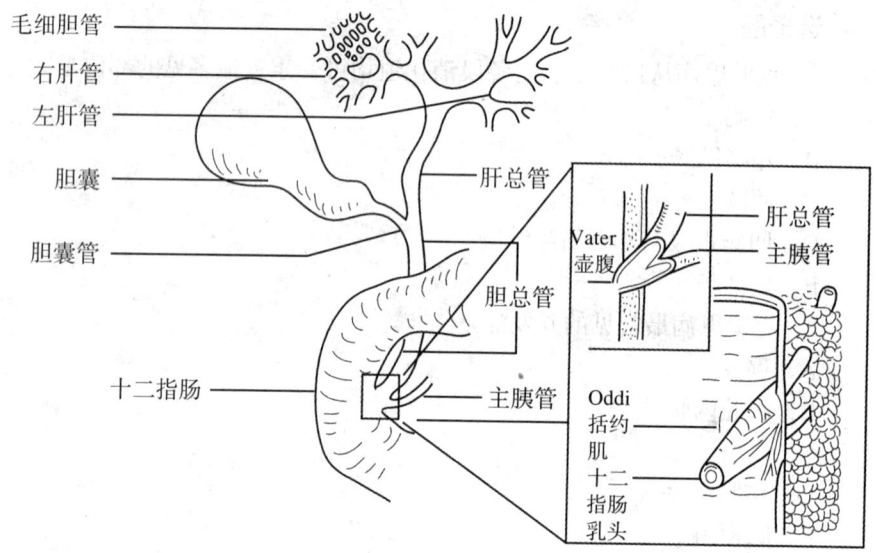

图4-3-2　肝内、外胆道系统

胆道系统包括肝内胆管、肝外胆管、胆囊及Oddi括约肌等部分，主要负责胆汁的分泌、储藏、运输与调配。肝细胞分泌的胆汁由各级毛细胆管收集流入左、右肝管，然后汇集注入肝总管，再经胆总管排入十二指肠；或经胆囊管储存进胆囊备用。胆汁主要参与人体对脂肪、脂溶性维生素等营养素的消化吸收工作。

病因及发病机制

1．结石嵌顿造成胆囊管梗阻

胆囊结石阻塞或嵌顿在胆囊管或胆囊颈，嵌顿的结石直接损伤受压部位的黏膜而引起炎症，是引起急性胆囊炎的重要原因之一。

2．细菌感染

各种致病菌可通过胆道逆行侵入胆囊，进而造成急性炎症。其中以大肠埃希菌、厌氧菌等感染最为常见。

由于胆汁排出受阻，胆囊肿大，压力增高，黏膜充血水肿；高浓缩的胆汁酸盐有很高的细胞毒性，可加重胆囊黏膜的炎症。若梗阻持续不能解除，严重时可导致胆囊血液供应发生障碍，胆囊坏疽，甚至穿孔。若梗阻解除，也可恢复原来的结构。反复发作可导致胆囊纤维化，迁延成慢性胆囊炎。急性结石性胆囊炎严重时还可以引起胆管炎和胰腺炎。

临床表现

女性高发。典型表现为突发右上腹阵发性绞痛，多于进食油腻后发作，或夜间发作。疼痛常放射到右肩部、肩胛部或背部。伴恶心、呕吐、厌食等消化道症状。随着病变发展，疼痛可呈持续性并阵发性加剧。病人常有轻度发热。若有寒战高热，预示病情加重或已有并发症发生。胆囊坏死或穿孔，可引起严重弥漫性腹膜炎，可出现休克症状。B超可显示胆囊增大，有"双边"征，以及胆囊内结石声影。

治疗

急性胆囊炎的主要治疗方法是手术。病情轻的患者可先进行非手术治疗，对症处理，控制感染，待症状缓解后择期手术。病情重并有急性腹膜炎者应尽早手术治疗。

胃癌

定义及发病情况

胃癌为最常见的消化道肿瘤之一，好发年龄40～60岁，男女发病率之比为2∶1。

胃癌病因不明，可能与以下因素有关：

1. 地域环境及饮食生活因素　胃癌的发生有明显的地域性，我国西北与东北部沿海地区发病率明显高于南方地区。熏烤、盐腌制食品中含有大量的亚硝酸盐、真菌霉素等致癌物或前致癌物，饮食中缺乏新鲜蔬菜、水果、乳品和蛋白质均与胃癌的发生有关。

 **相关链接——熏烤、盐腌的食品为何容易致癌？**

熏烤、盐腌的食品，例如烟熏鱼、咸菜等食品中含有高浓度的硝酸盐，在胃内可被细菌里的酶还原成亚硝酸盐，再与胺结合形成一种叫亚硝胺的致癌物。

细菌又是从何来的呢？饮食不清洁，或吃了不新鲜或腐败的食物，细菌就会随食物大量进入体内，正常的胃里有胃酸可以杀死大部分细菌，但胃炎或溃疡患者，胃内防护能力降低，胃里就会有许多细菌。细菌会产生大量的亚硝酸盐类的致癌物或自身产生一些毒素，长期作用于胃黏膜可能导致癌变。

因此日常均衡饮食，多吃清洁的新鲜瓜果蔬菜，饭菜现吃现做，是预防癌症的好办法之一！

2. 幽门螺杆菌感染

幽门螺杆菌（Hp）能促使硝酸盐转化成亚硝酸盐及亚硝胺而致癌；Hp 感染引起胃黏膜慢性炎症并通过加速黏膜上皮细胞的过度增殖，导致畸变致癌。Hp 产生的毒性产物也可能具有促癌作用。控制 Hp 感染在胃癌防治中已受到高度重视。

3. 癌前病变

胃息肉、慢性萎缩性胃炎及胃部分切除后的残胃、恶性贫血者和胃溃疡患者，都可能伴有不同程度的慢性炎症过程，胃黏膜肠上皮化生或非典型增生，时间长了可能转变成胃癌。

4. 遗传因素

遗传因素是导致胃癌的一个重要因素。在有癌症遗传的家族中，癌基因在这些人群中，更加容易表达。

病理

胃癌好发的部位依次为胃窦、贲门、胃体、全胃。按其程度可分为早期胃癌与进展期癌。腺癌占胃癌的 95%，按癌细胞的分化程度主要分为高、中、低分化腺癌，还有黏液腺癌，印戒细胞癌，髓样癌等，少数高度恶性类型。胃癌可以通过直接扩散、淋巴转移、血行播散和腹膜种植等几种方式扩散。

临床表现

早期胃癌多无症状或无明显症状体征，少数患者有恶心、呕吐等非特异性的消化道症状。因此早期诊断率很低。

疼痛与体重进展性体重下降是进展期胃癌最常见的临床症状。病人多有较明显的上腹饱胀不适、进食后更重，随病情进展上腹疼加重。贲门癌累及食管下端时可出现吞咽困难。溃疡型或癌瘤破裂时可引起黑便或呕血，继发贫血。在幽门附近可导致幽门梗阻。若发生远处转移，可出现相应症状，晚期患者可出现恶病质。

诊断要点

由于胃癌无特异性的临床表现及体征，要依赖辅助检查来确诊。主要采用的方法有：

1. X 线钡餐检查　早年为诊断胃癌的较常用的方法，常采用气钡双重造影，常见的表现有充盈缺损、龛影等影像学特点。

2. 纤维胃镜检查　首选直接观察胃黏膜病变的位置和范围，并可获取病变组织做病理学检查，是诊断早期胃癌的最有效方法。

3. 腹部超声、CT 与 MRI 检查　有助于观察胃邻近脏器（特别是肝）受浸润和淋巴结转移情况。

手术治疗

1. 手术　手术治疗在胃癌的治疗中占主导地位，根治性手术是能够达到治愈目的的重要方法，只要病人情况允许又无明显远处转移，均应手术探查，争取根治切除。即使达不到根治的预期目的，也应当使肿瘤组织减少到最低程度，以便为其他综合性治疗创造条件。

2. 内镜下治疗　对早期胃癌的一种治疗方法，在内镜下用电灼、激光、微波或做剥离活检切除。但对有局部淋巴结转移者，不很可靠。

3. 化学治疗　抗肿瘤药物常用以辅助手术治疗，以提高手术效果。常用氟尿嘧啶，丝裂霉素、阿霉素和草酸铂等。

预后

胃癌的预后与其病理分期、部位、组织类型和治疗措施等因素有关。早期胃癌比进展期胃癌预后好。进展期胃癌如令其自由发展，一般从症状出现到死亡，平均一年的时间。我国早期胃癌诊断率很低，影响预后。提高诊断率将显著改善胃癌的 5 年生存率。

（李　军　李湘萍　姚景鹏　刘　彦）

4.4 泌尿生殖系统疾病

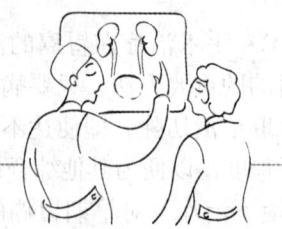

内容导航
    4.4.1 常见症状
    4.4.2 肾小球疾病
         肾小球疾病总论
         急性肾小球肾炎
         慢性肾小球肾炎
         肾病综合征
    4.4.3 肾盂肾炎
    4.4.4 肾衰竭
         慢性肾衰竭

学习目标
通过对本章节的学习，希望你达到下列学习目标：
1．简述引起水肿、血尿、少尿的常见原因。
2．简要解释肾小球疾病的定义和急慢性肾炎的临床表现。
3．简述急慢性肾盂肾炎诊断及治疗要点。
4．列举引起慢性肾衰竭的常见原因和主要临床表现。

4.4.1 常见症状

肾性水肿

由肾疾病引起的水肿，称为为肾性水肿，是肾疾病最常见的症状，可以分为肾病性水肿及肾炎性水肿两大类。

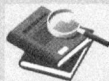 **相关链接——肾性水肿发生机理**

①肾小球滤过率下降，肾小管重吸收功能尚好，引起球管失衡，导致水钠潴留为主者，称为肾炎性水肿，多见于急、慢性肾炎。②大量蛋白尿造成低蛋白血症，致血浆胶体渗透压降低，引起组织间隙水肿，称为肾病性水肿。以上水肿均有神经内分泌因素参与，肾素－血管紧张素－醛固酮系统被激活，引起水钠潴留。

临床表现：肾性水肿先发生在组织疏松部位，如眼睑及面部，晨起时尤为明显，能起床活动者下午以双下肢水肿明显，严重者可延及全身，甚至胸腔积液、腹水。肾性水肿多伴有血压增高、蛋白尿及血尿等改变。

肾性高血压

指肾病变引起的血压增高，且高血压严重程度与肾疾病严重程度及其预后密切相关。

 **相关链接——肾性高血压的发生机制**

①容量依赖型，即高血压是由于水钠潴留而发生，如急、慢性肾炎、尿毒症早期等。限制水钠摄入或增加水钠排泄可改善高血压。②肾素依赖型，由于肾素－血管紧张素－醛固酮系统被激活或肾内激肽释放酶、前列腺素生成减少，即降压物质分泌减少等因素引起。应用血管紧张素转换酶抑制剂和钙阻断剂可使血压下降。肾性高血压绝大多数为容量依赖型，较多病例可同时存在以上两种因素。

临床表现：具有高血压病一般症状，如头痛、头晕、耳鸣、失眠等。肾性高血压也可累及脏器，如心脏扩大、心力衰竭或发生高血压脑病等。各种类型肾小球病变均可产生高血压，并常在疾病过程中逐渐加重，高血压发生或加重多是导致肾功能损害的重要因素，故应给予积极治疗。

尿量异常

正常成人24h尿量为1000～2000ml，每日尿量少于400ml为少尿，若少于100ml为无尿。少尿、无尿多见于急、慢性肾衰竭及血容量不足而导致肾小球滤过率下降。每日尿量＞2500ml称为多尿，常由肾小管浓缩功能受损所致，见于慢性肾炎、糖尿病肾病及急性肾衰竭多尿期。夜尿量超过白天尿量或夜尿持续＞750ml，称为夜尿多，常是肾浓缩功能减退的早期表现。

> 成人每日尿量少于400ml为少尿，少于100ml为无尿。

 **学有所思**

正常成人24h尿量是多少？少尿的标准是多少？无尿的标准是多少？

蛋白尿

每日尿蛋白量持续超过150mg称为蛋白尿。蛋白尿定性均为阳性，而24h蛋白定量更可靠。蛋白尿时由于尿液表面张力改变，排出尿液表面有细小泡沫，且不易消失。蛋白尿常见于各种肾小球疾病，由于肾小球滤过膜通透性增高所致。若尿蛋白量大于3.5g/d，则称为大量蛋白尿。若蛋白尿由于体位、运动、发热、寒冷等引起称为生理性蛋白尿，蛋白尿较轻，一般24h尿蛋白定量不超过1g，持续时间较短，诱因去除后蛋白尿在短期内消失。

血尿

新鲜尿离心沉渣后每高倍镜视野红细胞＞3个，或1h尿红细胞计数＞10万，或12h计数＞50万，均可诊断为镜下血尿。尿外观为洗肉水样、血样或有血凝块时，称为肉眼血尿。血尿发生原因多为肾小球肾炎、肾盂肾炎、结石、肿瘤等。

尿路刺激征

尿意频繁而尿量不多为尿频；一有尿意急不可待要排尿为尿急；排尿时会阴、下腹、尿道感到挛缩样疼痛或烧灼感称尿痛。尿频伴尿急、尿痛称为尿路刺激征。常为膀胱三角区及膀胱颈受刺激所致，为尿路感染的常见症状。

肾区疼痛及肾绞痛

急、慢性肾疾病，常表现单侧或双侧肾区，持续或间歇性隐痛或钝痛，多由于肾包膜牵拉所致。输尿管结石可表现病侧发作性绞痛，并向下腹、会阴、大腿内侧放射，多伴血尿。疼痛剧烈时可有恶心、呕吐、大汗淋漓、面色苍白，甚至引起休克。

肾区疼痛、肾绞痛原因与胸10至腰1段的感觉神经分布于肾被膜、输尿管和肾盂有关，肾盂、输尿管内张力增高或被膜受牵扯时可引起疼痛。

练习题

名词解释

肾单位、尿路刺激征、蛋白尿

填空题

1. 正常成人 24h 尿量为_____ml，少尿每日尿量少于_____ml。

简答题

男，18 岁，2 周来发现双下肢水肿，食欲缺乏，近 3 天加重入院，经血、尿检查确诊为肾病综合征，体检：心、肺（－），腹部膨隆、腹壁水肿，移动性浊音（＋），腰骶部及双下肢明显可凹性水肿。请写出患者水肿的表现。

参考答案

名词解释（答案略）

填空题

1000～2000　400

简答题

腹壁水肿，腹部移动性浊音，腰骶部及双下肢可凹性水肿。

4.4.2　肾小球疾病

肾小球疾病总论

肾小球疾病是一组病因、发病机制、病理改变、病程和预后不尽相同，有相似的临床表现（血尿、蛋白尿、高血压等），病变主要累及双侧肾小球的疾病。其病理改变主要为肾小球，可分为原发性、继发性及遗传性。继发性肾小球疾病是指全身性疾病（如系统性红斑狼疮、过敏性紫癜、糖尿病等）引起的肾小球损害；遗传性肾小球疾病是遗传基因病变造成的肾小球疾病（如遗传性进行性肾炎）；原发性肾小球疾病多数病因不明，在肾小球疾病中占大多数，而且是我国引起慢性肾衰竭的最主要病因，应予以重视。本节仅叙述原发性肾小球疾病。

> 肾小球疾病病变累及双侧肾小球，常有血尿、蛋白尿、高血压等临床表现。

原发性肾小球疾病的分型

原发性肾小球疾病可作临床及病理分型：

1. 临床分型（根据国内 1992 年原发性肾小球疾病分型标准）

（1）急性肾小球肾炎

(2) 急进性肾小球肾炎

(3) 慢性肾小球肾炎

(4) 隐匿性肾小球肾炎 [无症状性血尿或（和）蛋白尿]

(5) 原发性肾病综合征

2．病理分型（根据1995年世界卫生组织分类标准）

(1) 轻微性肾小球病变。

(2) 局灶性节段性病变包括局灶性肾小球肾炎。

(3) 弥漫性肾小球肾炎。

1) 膜性肾病

2) 增生性肾炎：a．系膜增生性肾小球肾炎；b．毛细血管内增生性肾小球肾炎；c．系膜毛细血管性肾小球肾炎；d．新月体和坏死性肾小球肾炎。

3) 硬化性肾小球肾炎

4) 未分类的肾小球肾炎某些肾小球疾病可根据免疫荧光和（或）免疫组织化学检查结果做出免疫病理诊断，如IgA肾病及IgM肾病等。

临床分类与病理类型之间尚无肯定的相应关系。怀疑有肾小球疾病的病人应首先根据临床表现做出临床诊断，在肾活检后再确定其病理类型。

急性肾小球肾炎

定义及发病情况

急性肾小球肾炎简称急性肾炎。急性肾炎是一组常见的疾病，急性起病，病程短，以血尿、蛋白尿、高血压、水肿，可伴一过性氮质血症等为常见临床特点。多见链球菌感染后，而其他细菌、病毒等感染也可引起。下述介绍链球菌感染后急性肾炎。本病多见于儿童，男性多于女性，大部分病人预后较好。

病因及发病机制

急性肾炎多因β-溶血性链球菌A组12型等"致肾炎菌株"感染所致，常表现为上呼吸道感染（多见扁桃体炎）或皮肤感染（多为脓疱疮）等链球菌感染后。发病主要是由于感染所诱发的免疫反应引起，当链球菌致病抗原进入人体1～3周后，刺激机体产生抗体，抗原-抗体结合形成循环免疫复合物沉积在肾小球致病；或链球菌抗原先种植在肾小球，再结合循环中相应抗体形成原位免疫复合物而导致肾病变。

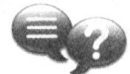 学有所思

急性肾炎的发生与哪种细菌的关系最密切？

临床表现

以链球菌感染后肾炎为例。在链球菌感染（扁桃体炎、脓疱疮等）后7～20天（平均10天左右）开始出现临床症状。潜伏期相当于机体接触抗原后初次免疫反应后产生免疫复合物所需时间，呼吸道感染者潜伏期较皮肤感染者短。本病起病较急，病情轻重不一，常伴疲乏、食欲缺乏及腹部不适等全身症状，大多预后良好。本病典型表现如下：

1. 水肿　常为起病的初发表现，发生率约为80%～90%。轻者晨起眼睑水肿，严重水肿可波及全身如头皮、阴囊及浆膜腔积液。大部分病人于2～4周自行利尿、消肿。水肿持续发展，常提示预后不良。水肿常因肾小球滤过率下降，球管功能失衡致水、钠潴留所致。

2. 尿异常及肾功能损害

（1）血尿：几乎见于全部病例，常为起病的首发症状，尿色呈洗肉水样或棕色浑浊。肉眼血尿持续数日内消失，也可持续数周转为镜下血尿，可伴有轻、中度蛋白尿。

（2）肾损害：大部分病人起病时因水钠潴留及肾小球滤过率下降而尿量减少，尿量多在500～800ml/d。少数可发生少尿引起一过性氮质血症，多在1～2周后尿量逐渐增加，肾功能可逐渐恢复正常。仅有极少数患者可表现急性肾衰竭。

3. 高血压　见于80%左右病例出现一过性轻、中度高血压，偶可见严重高血压，甚至发生高血压脑病。高血压常与水钠潴留有关。随着利尿，血压可逐渐恢复正常。

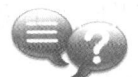 **学有所思**

急性肾炎的临床表现有哪些？

辅助检查

1. 尿常规检查　几乎全部病人均有镜下血尿及尿蛋白阳性，少数病例可呈大量蛋白尿，尿沉渣中有红、白细胞及管型，如颗粒管型和红细胞管型等。

2. 起病初期部分患者血清总补体及补体C3下降，均于8周以内恢复正常水平。部分病人起病早期循环免疫复合物试验阳性。血清抗链球菌溶血素"O"滴度可增高，提示近期曾有过链球菌感染。

3. 肾小球滤过率下降，可有血肌酐及尿素氮升高。

4. 肾活检组织病理检查　是确诊肾炎的重要手段。病理类型主要为毛细血管内增生性肾炎。

诊断要点

根据病史、链球菌感染后 1～3 周中发生血尿、蛋白尿、尿少、水肿、高血压，血清补体 C_3 下降等典型表现，诊断多无困难。临床表现不明显者，必要时需作肾组织活检，以明确诊断。

治疗要点

本病治疗以休息及对症治疗为主，少数急性肾衰竭应予以透析治疗，待其自然恢复。本病为自限性疾病，一般不使用激素及细胞毒类药物。

1. 休息　急性期应卧床休息，直至肉眼血尿消失，水肿消退，血压恢复正常后逐渐增加活动量。血肌酐恢复正常之后，可更多增加活动。

2. 饮食　一般饮食原则应给富有维生素的低盐饮食。肾功能正常者不需限制蛋白入量，出现氮质血症时，应限制蛋白入量，仅给优质蛋白（牛奶、瘦肉、鱼、鸡蛋）。水肿及高血压者应免盐或低盐饮食（＜3g/d）。

3. 对症治疗

（1）利尿：水肿严重者，应用利尿剂，噻嗪类利尿剂，如氢氯噻嗪（双氢克尿噻）25～50mg，每日 2～3 次，必要时可用呋塞米或依他尼酸钠，此两种药在肾小球滤过功能严重受损时仍有利尿作用。呋塞米（速尿）20～60mg，3 次/日。也可用保钾利尿剂，如氨苯蝶啶 25～50mg，3 次/日。

（2）降压药物：经休息、服用利尿药，高血压仍控制不满意可加用其他降压药物，如血管紧张素转换酶抑制剂贝那普利 10～20mg，每日 1 次，或血管紧张素Ⅱ受体拮抗剂，如氯沙坦。钙拮抗剂如氨氯地平 5～10mg/d。

4. 透析治疗　少数发生急性肾衰竭且有透析指征时，应及时给予短期透析治疗，本病有自愈倾向，肾功能多可逐渐恢复。

5. 控制感染灶　起病初期以往主张链球菌感染者首选青霉素 80 万单位肌内注射，每日 2～3 次，也可静脉点滴 320 万～480 万单位/日，青霉素过敏者可用红霉素治疗。疗程两周左右。但是目前对此治疗有不同看法。

6. 中医中药治疗　治疗要针对表邪、水湿、清热三个环节。本病发展期以清热利湿为主。

练习题

名词解释

肾小球疾病　急性肾小球肾炎

填空题

1. 急性肾炎典型临床表现除可能有一过性肾损害、高血压外，还有＿＿＿＿及轻、中度蛋白尿。

2．急性肾炎治疗应以_____及_____为主。

简答题

简述急性肾炎患者临床表现。

参考答案

名词解释（答案略）

填空题

1．水肿
2．休息　对症治疗

简答题（答案略）

慢性肾小球肾炎

定义及发病情况

慢性肾小球肾炎简称慢性肾炎，为最常见的一组原发性肾小球疾病，基本临床表现为蛋白尿、血尿、水肿和高血压。其特点为病情迁延，病变进展缓慢，最终将发展成慢性肾衰竭的一组肾小球病。慢性肾炎以中、青年多见，男性多于女性。

> 慢性肾小球肾炎病情迁延，进展缓慢，最终将发展为慢性肾衰竭。

病因和发病机制

仅少数急性链球菌感染后肾炎可迁延而致慢性肾炎。大多数慢性肾炎，起病即属慢性肾炎。发病的起始因素多为免疫介导炎症，从多数病例肾穿刺活检发现肾小球内有免疫复合物沉积而得到证实。

病程慢性化的发病机制除免疫因素外，非免疫非炎症因素在慢性肾炎的发展中占有重要地位。非免疫非炎症因素包括：①肾功能不全时健存的肾小球代偿性发生肾小球毛细血管高灌注、高压力和高滤过，这"三高"可引起肾小球上皮细胞、内皮细胞受损，且使肾小球通透性增加，使蛋白尿增加而损伤肾小管，以上均可促进肾小球硬化；②超负荷的蛋白饮食使肾小球负担过重，易导致肾小球硬化。

临床表现

多数起病隐袭，早期可有乏力、疲倦、腰部疼痛等不适，部分患者可无症状。主要表现为：①轻、中等量尿蛋白，是慢性肾炎必有的表现；②血尿多为镜下血尿，可出现管型尿；③轻、中度水肿，晨起多为眼睑、颜面水肿，下午双下肢水肿明显；④血压可正常或轻度升高；肾功能正常或轻度受损。

上述情况可持续数年甚至数十年，肾功能逐渐进行性损害，可步入尿毒症，也可因感染、劳累或肾毒性药物而使病情急剧恶化，去除诱因肾功能可在一定程度上恢复或转为肾衰竭。肾衰竭时病人可出现贫血；血压中等以上程度升高，甚至出现严重高血压导致高血压脑病、高血压性心脏病。此时如血压控制不好，则肾功能恶化较快。另外，在合理治疗情况下，肾功能损害进展主要与病理类型相关，如系膜毛细血管性肾炎进展较快。

慢性肾炎容易并发尿路感染、上呼吸道感染，其原因多与患者抵抗力差及应用免疫抑制药物有关。慢性肾功能不全为其终末期并发症。

 **学有所思**

慢性肾炎的临床表现有哪些？并发症有哪些？

辅助检查

1. **尿检查** 蛋白尿，尿蛋白量常在 1～3g/d，肉眼血尿或镜下血尿及管型尿。

2. **血液检查** 晚期血浆白蛋白降低，血脂可升高，肌酐清除率下降，血尿素氮、肌酐上升，血红蛋白下降。

3. **肾活检组织病理学检查** 可以确定病理类型，以系膜增生性肾炎、系膜毛细血管性肾炎等为常见。其中以系膜毛细血管性肾炎进展较快，膜性肾病进展慢。

诊断要点

表现为蛋白尿、血尿、水肿及高血压史达 1 年以上，有无肾功能损害均应考虑本病，但应除外继发性肾炎，即可确诊为慢性肾炎。

治疗要点

治疗主要目的在于防止或延缓肾功能进行性减退，改善症状及防治严重并发症，而不以消除尿蛋白及血尿为目标。可采用下列综合治疗措施。

1. **一般治疗** 低蛋白低磷饮食，肾功能不全氮质血症患者应限制蛋白、磷的摄入，蛋白质给予 0.5～0.8g/（kg·d），其中 60% 为优质蛋白如鸡肉、牛奶、瘦肉等，限制蛋白入量后也达到低磷摄入，并保证足够热量。水肿、高血压患者应限制盐 < 3g/d。

2. **积极控制高血压**

高血压是促进肾小球硬化及肾功能恶化的重要因素，因此必须积极治疗高血压。争取血压控制在理想水平：蛋白尿 ≥ 1g/d 时，血压控制在 125/75mmHg 以下；蛋白尿 < 1g/d 时，血压控制在 130/80mmHg 以下。

近年研究证实血管紧张素转换酶抑制剂（ACEI）及血管紧张素 II 受体拮抗剂除有降压作用外，还有减少尿蛋白及保护肾功能作用，其原理是扩张出球小动脉作用大于入球小动脉，可降低肾小球内高压、高滤过。此外，该类药还能通过抑制细胞因子、减少尿蛋白和细胞外基质的蓄积，而延缓肾小球硬化发展。故ACEI类药物可作为慢性肾炎控制高血压的首选药物。具体用药如下：

（1）利尿药：如氢氯噻嗪、呋塞米，是对水钠潴留的容量依赖性高血压可首选的利尿药。

（2）血管紧张素转换酶抑制剂（ACEI）：如卡托普利（开搏通）25mg，3次/日，贝那普利10～20mg，每日1次。肾功能不全者应用ACEI要注意高血钾副作用。血管紧张素Ⅱ受体拮抗剂，如氯沙坦50～100mg，每日1次。

（3）其他：β受体阻滞剂，如普萘洛尔（心得安）10～30mg，3次/日，但不可单独应用，需与其他药物联合应用。另外，还常用钙通道阻滞剂如氨氯地平5～10mg，每日1次。

3．糖皮质激素和细胞毒药物　一般不主张积极应用，但对肾功能正常或轻度受损，病理类型较轻如早期膜性肾病，肾体积正常，尿蛋白较多，无禁忌证者可试用。

4．抗血小板药物　长期用血小板解聚药，可改善微循环，能延缓肾功能衰退。双嘧达莫（潘生丁）用量为300～400mg/d，阿司匹林用量为40～300mg/d，有抗血小板聚集作用。目前研究此类药物仅对系膜毛细血管性肾炎有一定降尿蛋白作用。

> ACEI类药物可作为慢性肾炎控制高血压的首选药物。

学有所思

慢性肾炎控制高血压的药物有哪些？首选哪类药物？

练习题

名词解释

慢性肾炎

填空题

1．慢性肾炎主要表现为___、___、水肿和高血压，其尿蛋白定量为每日常在_____g。

2．慢性肾炎容易并发_____、_____，其原因多与患者抵抗力差有关。

3．慢性肾炎控制高血压的首选药物是_____，其主要机制可降低肾小球内_____、_____及延缓肾小球硬化的发展。

参考答案

名词解释（答案略）

填空题

1. 血尿　蛋白尿　1～3
2. 尿路感染　上呼吸道感染
3. ACEI　高压　高过滤

肾病综合征

定义

> 肾病综合征的临床表现有大量蛋白尿、低白蛋白血症，常伴高度水肿、高脂血症。

肾病综合征为一组临床症候群。临床表现为大量蛋白尿（24小时尿蛋白定量大于3.5g）、低白蛋白血症（人血白蛋白低于30g/L），常伴有高度水肿、高脂血症。肾病综合征是多种肾疾病的共同表现，不是一独立疾病。

病因和发病机制

肾病综合征按病因分为原发性和继发性。原发性肾病综合征是指原发肾本身疾病，如急性肾炎、急进性肾炎、慢性肾炎等疾病过程中发生肾病综合征。可有多种病理类型变化。继发性肾病综合征病因很多，常见为糖尿病肾病、肾淀粉样变、狼疮性肾炎以及过敏性紫癜、感染及药物等引起的肾病变。

原发性肾病综合征的病因及发病机制至今并未完全清楚，较肯定的是免疫（体液及细胞免疫）因素在发病中起重要作用。

临床表现

原发性肾病综合征一般发病较急，可于短期内发病，少数隐袭起病。

1. 水肿　是最常见症状，且较重，水肿部位常随体位而移动，晨起眼睑、头枕部及腰骶部水肿较著，起床后则逐渐以下肢为主，呈可凹性，严重时全身水肿并出现腹水及胸腔积液，水肿时伴有尿量减少。
2. 高血压　成人肾病综合征约20%～40%有高血压，血压多为轻、中度增高，部分病人可随水肿消退而血压降为正常。
3. 其他　长期低蛋白血症可致营养不良表现，面色苍白，疲乏无力，头晕，站立时或体位由卧位变为立位时，常易晕厥，与低血压有关。
4. 并发症

（1）感染：是常见并发症。常发生感染部位是呼吸道、泌尿道、皮肤感染，病原体可为细菌（包括结核分枝杆菌）、病毒及真菌。感染可影响肾病综合征疗效或导致肾病综合征复发，引起感染的因素很多，如低蛋白血症使抗体形成减少，免疫功能紊乱及使用大量糖皮质激素治疗等。

（2）血栓及栓塞：多数肾病综合征病人由于血液浓缩、高脂血症造成血液黏稠度增加及凝血、抗凝失衡，常使血液呈高凝状态，可自发形成血栓、栓塞并发症。以肾静脉血栓最常见，此并发症可直接影响肾病综合征治疗效果和预后。

（3）动脉粥样硬化：常见冠心病心绞痛、心肌梗死，与长期高脂血症有关。

（4）肾功能不全：肾病综合征并发的肾功能不全有两种类型：①少尿型急性肾衰竭，以微小病变型肾病者居多；②慢性肾衰竭，是肾病综合征导致肾损伤的最终后果。

辅助检查

1．尿液检查　尿常规检查示大量蛋白尿，24小时尿蛋白定量测定＞3.5g，尿沉渣常见颗粒管型及红细胞。

2．血液检查　人血白蛋白低于30g/L，血清胆固醇及三酰甘油可升高。

3．肾功能　肌酐清除率可正常或降低，血尿素氮、肌酐可正常或升高。

4．肾活检病理检查

常见3种病理类型：①微小病变型肾病（属轻微型肾小球病变）；②系膜增生性肾炎；③膜性肾病；三型各占原发肾综合征的25%～30%。

诊断要点

肾病综合征的诊断标准包括4条：①大量蛋白尿（＞3.5g/d）；②低白蛋白血症（人血白蛋白＜30g/L）；③高脂血症；④水肿。前两条为诊断必备条件，伴有③或④或同时存在，均可确诊肾病综合征。要除外继发性肾病综合征后才能诊断原发性肾病综合征。

 **学有所思**

肾病综合征的诊断要点包括哪四点？肾病综合征的并发症有哪些？

治疗要点

1．一般治疗

（1）休息：严重水肿、低蛋白血症者需卧床休息，至水肿消失，一般情况较好可起床活动。

（2）饮食：蛋白摄入应为正常人入量1.0g/（kg·d），其中≥50%为高质量蛋白（富含必需氨基酸的动物蛋白），并保证充足热量。高蛋白饮食会增加肾小球高滤过而加重肾病变，故一般不主张应用。为减轻高脂血症，应少进富含饱和脂肪酸的食物，如动物油脂，多吃植物油及鱼油。水肿时应低盐（食盐 < 3g/d）。

2．对症治疗

（1）利尿消肿

1）噻嗪类利尿药与保钾利尿药：噻嗪类利尿药如氢氯噻嗪 25mg，3 次/日，口服，保钾利尿药如氨苯蝶啶 50mg 或螺内酯（安体舒通）20mg，3 次/日，口服，两类药可以合用，以增强利尿效果，减少钾代谢紊乱。疗效不佳时可选用呋塞米（速尿）20～40mg，3 次/日。

2）提高血浆胶体渗透压：706 代血浆或低分子右旋糖酐 500ml 静脉点滴，隔日 1 次。

（2）减少尿蛋白

血管紧张素转换酶抑制剂（ACEI）这类药能直接降低肾小球内高压，从而减少尿蛋白排泄，并延缓肾功能损害。常用贝那普利 10～20mg，每日 1 次或卡托普利 6.25～25mg，3 次/日。血管紧张素Ⅱ受体拮抗剂也有类似 ACEI 类药物的作用，如氯沙坦 50～100mg，1 次/日，口服。

3．主要治疗

（1）糖皮质激素：主要对微小病变型、轻度系膜增生性肾炎及早期膜性肾病，疗效较好。应用激素一定要遵从下列用药原则：①起始用量要足。以泼尼松为例，始量应每日 1mg/kg，或 40～60mg/d，共服 12 周。②减药要慢。有效病例每 2～3 周减原用量的 10%，当减至 20mg/d 左右时更需谨慎。③维持用药要久。最后以 10～15mg/d 为维持量，再服半年至一年。服药方法目前最常用为顿服法，即一天剂量在早晨 8 点顿服。

泼尼松疗效欠佳时，可更换为泼尼松龙或地塞米松。该类药可能是通过抑制免疫和炎症反应，抑制醛固酮和抗利尿激素分泌等作用，而达到减少尿蛋白及利尿消肿的作用。长期应用激素患者，其副作用是易发生感染、血糖增高、骨质疏松。

（2）细胞毒药物：这类药物可用于激素减药易复发者或激素治疗无效者。无糖皮质激素禁忌者，这类药物一般不作为首选或单独治疗用药，常作为协同激素治疗。环磷酰胺是目前最常用的细胞毒药物，主要副作用是骨髓抑制、中毒性肝炎、出血性膀胱炎、性腺抑制（尤其男性）及脱发、胃肠道反应。此外，还有硫唑嘌呤等药物。

（3）其他药物：激素及细胞毒药物治疗无效的难治性肾病综合征可试用环孢素，可作为二线药物。该药副作用大（肝肾毒性、高血压、高尿酸血症、多毛及牙龈增生等），停药后易于复发。

近年有报告吗替麦考酚酯（MMF）可对部分难治性肾病综合征有效，

已受到重视。该药已广泛用于肾移植后排斥反应，不良反应相对小。

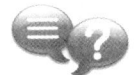 **学有所思**

请理解糖皮质激素是肾病综合征治疗中的主要药物，在治疗时应遵从哪些原则？

4．中医药治疗

雷公藤总苷 20mg，3 次/日，口服，可配合激素应用。

5．防治并发症　并发症存在是影响患者长期预后的重要因素，必须积极防治。

（1）感染：发现感染，应及时选用强效且无肾毒性、对致病菌敏感的抗生素；有感染灶者应尽快去除。

（2）血栓及栓塞：发生血栓、栓塞者应尽早给予尿激酶、链激酶全身或局部溶栓，同时配合抗凝治疗，可用肝素钠、华法林等，也可同时服用双嘧达莫或阿司匹林。

（3）急性肾衰竭：一旦发生可采用襻利尿剂，利尿无效可进行血液透析，同时积极治疗原发病，且口服碳酸氢钠碱化尿液，以减少管型形成。

（4）蛋白质及脂肪代谢紊乱：除饮食调整蛋白质及脂肪外，可用减少尿蛋白的药物如 ACEI 等，降脂药物可选用洛伐他汀（以降低胆固醇为主），非诺贝特（降低三酰甘油为主）等。

练习题

名词解释

肾病综合征

填空题

1．肾病综合征的并发症有感染、_____、_____和肾功能不全。

2．肾病综合征病人用糖皮质激素治疗时其用药原则是起始用量要足、_____及_____。

简答题

说明肾病综合征病人诊断的必备条件及采用糖皮质激素、环磷酰胺治疗时的副作用。

参考答案

名词解释（答案略）

填空题

1. 血栓及栓塞　动脉粥样硬化
2. 减药要慢　用药要久

简答题（答案略）

4.4.3 肾盂肾炎

定义及发病情况

> 肾盂肾炎是由细菌引起的肾盂肾盏和肾实质的感染性炎症。

尿路感染是指微生物侵入尿路黏膜或组织，并得以生长繁殖。肾盂肾炎是尿路感染中常见的重要临床类型。主要是由细菌引起的肾盂肾盏和肾实质的感染性炎症。尿道炎和膀胱炎称为下尿路感染，而肾盂肾炎则称为上尿路感染。尿路感染是常见病，多发于女性，女：男为10：1。而育龄女性，女幼婴和老年妇女患病率更高。本节所述为肾盂肾炎。肾盂肾炎临床上分为急性和慢性。

病因和发病机制

1. **病因**　致病菌以大肠埃希菌为最常见，约占70%以上，其次为变形杆菌、克雷伯杆菌、产碱杆菌、粪链球菌、铜绿假单胞菌和葡萄球菌等，铜绿假单胞菌多见于尿路器械检查后病人。

2. **感染途径**

（1）上行感染：即细菌沿尿道上行至膀胱、输尿管至肾，是最常见的感染途径。正常情况下，尿道口周围是有细菌寄生的，由于人体对细菌有自卫能力，故一般不引起感染。当机体抵抗力下降或尿道黏膜有轻微损伤（如月经期、尿液过度浓缩、性生活后等）时，可引起上行感染。例如：尿失禁时，尿道口有尿液溢出，细菌更易上行至膀胱；医源性逆行操作易将细菌带入膀胱。细菌进入膀胱后，经过输尿管上行，引起肾盂肾炎。

（2）血行感染：较少见，多为体内感染灶的细菌侵入血循环到达肾，引起肾盂肾炎。

（3）淋巴管感染：更少见，多因盆腔、肠道炎症时，细菌经该处淋巴管与肾周围淋巴管交通支进入肾，引起炎症。

3. **发病机制**

（1）细菌致病力

细菌是否引起尿路感染，与它的致病力有关。如大肠埃希菌某些菌株，具有对尿路上皮细胞的吸附能力，是引起尿路感染的重要致病力。

（2）易感因素

多种因素的影响，可使尿路抵抗力减弱，而易发生尿路感染：

1) 尿流不通畅：是最主要的易感因素。如结石、肿瘤、留置尿管等、尿流淤积处细菌大量繁殖引起细菌逆流到肾，造成感染。

2) 机体抵抗力降低：如糖尿病或长期应用糖皮质激素或免疫抑制剂的病人、长期卧床慢性病者，均可使机体抵抗力下降而易患本病。

3) 女性的易感因素：女性尿道短、直而宽，括约肌力弱。而且尿道口与肛门、阴道相近，粪便细菌容易引起上行感染。

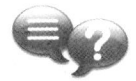 **学有所思**

尿路感染与肾盂肾炎之间存在怎样的关系？女性为什么容易患尿路感染？有哪些因素可以促发尿路感染？

临床表现

1. 急性肾盂肾炎　起病急、畏寒、发热、体温可高达40℃，常伴有头痛、全身不适、疲乏无力、食欲减退，有时恶心、呕吐等全身症状。泌尿系统表现有尿频、尿急、尿痛及下腹不适，可有腰痛、肾区压痛或（和）叩痛，部分患者有膀胱区、输尿管走行区压痛、尿浑浊或血尿。轻症患者可无明显全身症状，仅有尿路刺激征及尿液改变。

2. 慢性肾盂肾炎　大多数由急性肾盂肾炎未彻底治愈反复发作引起。临床表现多不典型，病程长，迁延不愈，反复发作。急性发作时与急性肾盂肾炎相似。部分病人仅有低热、乏力，多次尿培养细菌阳性，称为"无症状性菌尿"。还有病人以高血压、轻度水肿为首发表现，少数就诊时已是尿毒症期，但平时无泌尿系统症状。

3. 并发症　多见于严重急性肾盂肾炎，可有肾周围炎、肾周围脓肿、肾乳头坏死及败血症等。

辅助检查

1. 尿常规　尿蛋白少量，尿沉渣白细胞、红细胞增多，其中以白细胞最常见。若见白细胞（或脓细胞）管型，对肾盂肾炎有助诊断。少数患者可有肉眼血尿。

2. 血常规　急性期血白细胞计数和中性粒细胞可增高，慢性期血红蛋白可降低。

3. 尿细菌定量培养　临床常用清洁中段尿作细菌定量培养，菌落计数，定量检查若尿含菌量 > 10^5/ml，为有意义的细菌尿，又称为真性菌尿，多为肾盂肾炎。

4. 肾功能检查　慢性晚期可出现肾功能损害，肾浓缩功能减退，如夜尿多，尿渗透浓度下降，肌酐清除率降低等。

5．其他检查

（1）X线检查：①腹部X线平片：观察肾大小、形态、位置、有无结石。②造影：包括静脉肾盂造影、逆行肾盂造影等。

（2）放射性核素检查：包括放射性核素肾图、放射性核素动态扫描，了解肾的分泌、排泄功能、大小、形态、有无梗阻及肾功能。

（3）B型超声检查：可了解肾大小、形态、结构及尿路有无梗阻、结石。

诊断要点

1．急性肾盂肾炎　典型表现为发热、全身不适，出现尿路刺激征，尿液有白细胞、尿培养为真性菌尿，诊断不难。

2．慢性肾盂肾炎　急性肾盂肾炎多次发作或反复出现尿路刺激征，病情迁延不愈，或临床无症状，尿常规有多数白细胞，尿培养为真性菌尿，结合静脉肾盂造影检查如肾盂、肾盏变形、缩窄等改变可考虑本病。

治疗要点

治疗目的是控制感染，采取合理抗菌药物，消灭病原菌，去除诱因及防止复发。

> 肾盂肾炎治疗目的是控制感染，去除诱因，防止复发。

1．急性肾盂肾炎

（1）一般治疗：休息、多饮水、勤排尿，保持每日尿量在2000～2500ml。碳酸氢钠1g，3次/日，以碱化尿液，减轻尿路刺激征。

（2）抗菌药物治疗：在留取尿标本做尿常规、细菌检查之后，立即应用抗菌药物。一般采用10～14天疗程，若为严重感染或老年人感染，可选用两种药物联合应用。轻症可选口服抗生素，较重者可肌内注射或静脉滴注抗生素。

1）磺胺类：复方磺胺甲基异噁唑0.8g，2次/日，口服。

2）喹诺酮类：诺氟沙星0.2g，3次/日；环丙沙星0.25g，2次/日；氧氟沙星0.2g，2次/日。口服喹诺酮不宜同时服用制酸剂，以免影响吸收。

3）其他：头孢拉定每次1g，2～3次/日，肌内注射，还有头孢噻肟、头孢他啶静脉点滴；氨苄西林、羧苄西林可以肌内注射；氨基糖苷类、奈替米星副作用小，可以肌内注射。

抗生素治疗第3天作尿培养，观察抗生素是否有效，停药后1周和1个月作尿培养，观察是否治愈。

2．慢性肾盂肾炎

（1）去除易感因素：首要是寻找易感因素，并予以去除，如解除尿流不畅、尿路梗阻，纠正尿路畸形，提高机体免疫力等。

（2）抗菌药物治疗：当慢性肾盂肾炎急性发作时，选用敏感药物，不要用氨基糖苷类抗生素，多需两类药物联合应用，疗程 2～4 周，如经过两个疗程足量抗生素治疗后，尿细菌仍持续阳性，可选用长程低剂量治疗，多采用复方新诺明（SMZ）或呋喃妥因或诺氟沙星，每晚 1 次，每次 1～2 片，用 3～6 个月。

另外，可采用中西医结合治疗。

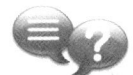 **学有所思**

肾盂肾炎有哪些症状？常用哪些抗生素进行治疗？

练习题

名词解释

肾盂肾炎、真性菌尿

填空题

肾盂肾炎最常见致病菌是_____，最常见感染途径是_____，即是细菌沿尿道直至膀胱、输尿管及肾。

简答题

简述对急性肾盂肾炎病人的诊断要点及治疗措施。

参考答案

名词解释（答案略）

填空题

大肠埃希菌　上行感染

简答题（答案略）

4.4.4 肾衰竭

急性肾衰竭是由于各种原因引起肾功能在短期内（数小时至数日）急剧下降，主要表现为肾小球滤过率明显降低导致进行性尿素氮升高，及肾小管功能低下引起的水、电解质和酸碱平衡紊乱的临床综合征。根据尿量多少分为少尿（无尿）型和非少尿型两类。若及早诊断治疗，肾功能可部分或完全恢复。

慢性肾衰竭

定义和发病情况

慢性肾衰竭（简称慢性肾衰），是各种慢性肾病缓慢地进行性发展恶化的最终结局，主要表现为肾功能减退，代谢产物潴留引起全身各系统症状，水、电解质及酸碱平衡失调的一组临床综合征。与急性肾衰竭不同，为不可逆性的，预后差。慢性肾功能不全可分为四个阶段：

1. 肾功能不全代偿期　肌酐清除率在50ml/min以上，临床无症状。
2. 肾功能不全失代偿期（氮质血症期）肌酐清除率达25～50ml/min，临床出现夜尿多、乏力、轻度贫血等症状，即氮质血症期。
3. 肾衰竭期　肌酐清除率降至25ml/min以下时即进入此阶段。出现全身中毒症状，突出表现在消化系统、心血管系统、造血系统、神经系统等症状，同时有水、电解质、酸碱平衡紊乱。
4. 肾衰竭晚期　肌酐清除率在10ml/min以下，酸中毒症状明显，全身各系统症状严重，为慢性肾衰竭晚期。又称尿毒症期。

病因和发病机制

泌尿系统病变可破坏肾的结构及功能者均能引起慢性肾衰竭，如原发和继发性肾小球疾病、慢性尿路梗阻等均可导致肾衰竭。我国常见病因依次为原发性慢性肾小球肾炎、糖尿病肾病、高血压肾病等。慢性肾衰竭发病机制未完全清楚，目前有以下解释：

1. 健存肾单位学说　肾实质疾病导致相当数量肾单位破坏，残余健全肾单位代偿，其肾小球滤过功能和肾小管处理滤液的功能增强，肾小球毛细血管内高压、高灌注和高滤过，以适应机体需要，这种肾小球内"三高"可损伤肾小球内皮、上皮细胞，使肾功能不断恶化，健全肾单位越来越少，最后不能达到人体代谢的最低要求，就发生肾衰竭。
2. 毒素滞留学说　肾衰竭时体内多种物质蓄积，包括甲状旁腺激素、尿素、肌酐、胍类、胺类等，可引起某些尿毒症症状。

近年研究发现血管紧张素Ⅱ（AⅡ）在肾衰竭进行性恶化中起重要作用。

临床表现

慢性肾衰竭早期仅有原发病症状，直至病情发展到肾功能不全代偿期时，可引起全身各系统中毒表现。

1. 各系统症状

（1）消化系统：胃肠道症状是慢性肾衰竭常见的最早期症状。表现有食欲缺乏最明显、尿毒症时多有恶心、呕吐、腹泻及消化道出血，口腔有尿味。上述症状与体内毒素刺激胃肠道及代谢性酸中毒等因素有关。

（2）心血管系统

1）高血压：尿毒症时约80%以上患者有高血压，与水钠潴留、肾素增高有关，多以前者为主。高血压可引起左室扩大、心力衰竭及加重肾损害。

> 胃肠道症状是慢性肾衰竭常见的最早期症状。

2）心力衰竭：可表现为急性左心衰竭、慢性全心衰竭，是常见死亡原因之一。与水钠潴留、高血压有关。但有部分患者可能与尿毒症心肌病有关。其病因可能与代谢毒素蓄积和贫血等因素有关。

3）心包炎：可分为尿毒症性及透析相关性。尿毒症性心包炎已极少见，后者可见于透析不充分者，心包炎可为干性，表现为胸痛、心包摩擦音，也可为心包积液，其积液多为血性。

4）动脉粥样硬化：血液透析者更甚于未透析者。其原因是由高脂血症、高血压所致，脑、心、全身周围动脉均发生动脉粥样硬化，冠心病是主要死亡原因之一。

(3) 呼吸系统：酸中毒时呼吸深而长。胸片肺门血管淤血，周缘肺野相对清楚，为蝶翼分布，称"尿毒症肺炎"，为尿毒症毒素引起。

(4) 血液系统：慢性肾衰竭时贫血显著，贫血主要原因是肾产生红细胞生成素减少，还有铁摄入减少及透析过程失血使之发生缺铁性贫血；尿毒症毒素可抑制骨髓造血。另外，患者常有出血倾向，如皮肤瘀斑、鼻出血、严重呕血及便血，主要由于毒素的作用使血小板功能异常所致。部分病例白细胞减少且杀菌力减弱，易发生感染。

(5) 神经系统：肾衰竭早期常有疲乏、失眠及注意力不集中，逐渐出现精神异常，如抑郁、淡漠，严重者昏迷。同时常有周围神经病变，以下肢受累最多见，病人有肢体麻木，烧灼或疼痛感，以及肢端袜套样分布的感觉丧失，上述有些症状在透析后可消失或改善。

(6) 骨骼系统：慢性肾衰竭可引起肾性骨营养不良症，又称肾性骨病。常见表现包括：纤维囊性骨炎，肾性骨软化症（肾性佝偻病），骨质疏松症及肾性骨硬化症。肾性骨病可引起自发性骨折，骨酸痛，行走不便等；肾性骨病是由于缺乏骨化三醇、营养不良等因素引起。

(7) 皮肤表现：常见皮肤瘙痒，有时难以忍受，可能与钙盐沉着于皮肤有关，还可能与尿素随汗在皮肤排出形成尿素霜有关。

(8) 性功能障碍：女性患者月经不规则甚至闭经。男性患者常有阳痿现象。透析后可部分得到改善。

(9) 易伴发感染：以肺部感染为最多见，且不易控制，多为主要死亡原因之一。易感染原因与机体免疫功能低下、白细胞功能异常等有关。

2. 水、电解质和酸碱平衡失调

(1) 钠水平衡失调：肾衰竭时肾调节水、钠功能很差，患者常有厌食、呕吐或腹泻，易引起血容量不足，尿少。当水、钠的摄入量增加，易引起体液过多，可出现水肿、高血压和心力衰竭。此多为尿毒症常见的特点。

(2) 高钾血症：尿毒症者常发生高钾血症，常因进食水果、肉类等含钾多的食品或药物、使用保钾利尿药等均可加重高钾血症。其表现部分患者常诉肌无力或麻痹，高钾血症可导致严重心律失常，突然出现心脏骤停等。慢性肾衰竭时低钾血症少见。

（3）代谢性酸中毒：是慢性肾衰竭进展中常见的症状。因酸性代谢产物在体内潴留引起。严重者出现呼吸深长、食欲缺乏、呕吐、甚至发生昏迷。

（4）低钙血症与高磷血症：慢性肾衰竭时，尿磷排出减少，血磷升高。血磷高与血钙结合成磷酸钙沉积在组织上，使血钙下降。高磷低钙刺激甲状旁腺分泌增加，促使尿磷排出增多，血磷逐渐下降。尿毒症晚期时尿磷排出不增加，甲状旁腺激素分泌仍然增加，血磷仍维持高水平。早期防止高磷血症有利于预防继发性甲状旁腺功能亢进。

 学有所思

慢性肾衰竭有哪些临床表现？出现最早的症状是什么？可以有哪些电解质出现紊乱？

辅助检查

1. 血常规　血红蛋白多在80g/L（8g/dl）以下，白细胞与血小板计数可正常或偏低。血小板黏附、聚集功能均下降。

2. 尿常规　尿蛋白＋~＋＋＋，晚期可阴性。尿沉渣有管型，腊样管型对诊断有意义。可有红细胞、白细胞，若数量增多表示病情活动或有感染。尿量可正常，夜尿多，尿比重低，严重者尿比重固定在1.010。

3. 血生化试验　血肌酐、尿素氮、尿酸增高，肌酐清除率多在30ml/min以下。血白蛋白和总蛋白常降低。血二氧化碳结合力降低。

4. 其他检查　B型超声检查示双肾体积变小、肾皮质萎缩、肾图示双肾功能明显受损。

诊断要点

根据慢性肾病的病史，尿毒症临床表现和肾功能损害的指标，一般诊断不困难。确诊慢性肾衰竭后，尽量寻找原发病和促使肾衰竭恶化的诱因（如感染、脱水、心力衰竭、肾毒性药物、高血压等）。

治疗要点

1. 治疗原发病和纠正肾衰竭诱因　是治疗慢性肾衰竭的关键，如控制感染，停止肾毒性药物使用等，可使肾功能获得改善。

2. 饮食疗法　低蛋白饮食能使尿素氮水平下降，尿毒症症状减轻，还有利血磷降低。蛋白质入量根据肾功能加以调整，肌酐清除率为10~20ml/min者，每日用0.6g/kg；大于20ml/min者，可加5g。上述蛋白

质中 50%～60% 为优质蛋白如鸡蛋、牛奶、瘦肉、鱼等。在低蛋白饮食中，提供足量糖和脂肪以保证供给充足的热量以减少体内蛋白质的消耗而分解。并补充多种维生素。有高血压、水肿及尿量少者应限盐 3g/d 以下。尿量在 1000ml/d 以上者，可不限制饮水。应摄入低磷低钾食物。

3．必需氨基酸疗法　慢性肾衰竭患者若不能进行透析，食欲极差，若每日摄入蛋白质仅为 20g，超过 3 周，可发生营养不良，必须给予必需氨基酸或与 α- 酮酸混合制剂以长期维持较好营养状态。

4．对症治疗

（1）高血压：首选血管紧张素转换酶抑制剂（ACEI）或血管紧张素 Ⅱ 受体拮抗剂（ARB），无高血压者也宜使用 ACEI 或（及）ARB，因可直接降低肾小球内高压，减少蛋白尿且可延缓肾功能减退。如依那普利 10mg/d，或氯沙坦 50mg，每日 1 次。其他降压药有钙拮抗剂、α- 受体阻滞剂、β- 受体阻滞剂。

（2）感染：应积极控制感染，避免使用肾毒性药物。

（3）代谢性酸中毒：当二氧化碳结合力 >16mmol/L，可口服碳酸氢钠 1～2g，3 次 / 日，当二氧化碳结合力 <15mmol/L 时，酸中毒明显，应静脉补碱，使二氧化碳结合力达到 20mmol/L 即可。

（4）贫血者：重组人类红细胞生成素是治疗肾性贫血的特效药，同时补充造血原料（铁剂、叶酸），红细胞生成素主要副作用是高血压、头痛、偶尔有癫痫发作。严重贫血可适当输新鲜血。

（5）肾性骨病：可应用骨化三醇，其适应证肾性骨病，主要用于长期透析者。该药使小肠吸收钙增加，并调节骨质矿化，对肾性骨软化症疗效其佳，对纤维囊性骨炎有一定疗效。

5．透析疗法

透析疗法可以代替肾排泄功能，使尿毒症者减轻症状，维持生命。透析方法可分为：

（1）血液透析

透析目的：①延长患者生命；②配合肾移植；③因可逆急性诱因造成肾衰竭加重，血透帮助渡过难关。

一般每周作血透 3 次，每次 4～6 小时，坚持合理的透析，较多患者能过上正常生活且存活时间大大延长，不少患者能存活 20 年以上。

（2）腹膜透析：更适于老年、糖尿病、心血管合并症等患者。腹透设备简单，易操作，近十余年采用者剧增，透析管永久地植入腹腔内，每次输注透析液 2L，6 小时更换一次，每日更换 4 次透析液。

6．肾移植　对慢性肾衰竭患者，经保守治疗无效时，应考虑作肾移

> 重组人类红细胞生成素是治疗肾性贫血的特效药。

植。肾移植后长期需用免疫抑制药，以防排斥反应，常用药物为环孢素A或硫唑嘌呤、糖皮质激素或吗替麦考酚酯等。

练习题

名词解释

慢性肾衰竭、肾性骨病

填空题

1．慢性肾衰竭最早期症状是＿＿＿＿，皮肤瘙痒的原因是＿＿＿＿和＿＿＿＿。

2．肾性骨病包括＿＿＿＿、骨软化症、骨质疏松症及骨硬化症，采用骨化三醇治疗对＿＿＿＿疗效甚佳。

3．治疗肾性贫血的特效药是＿＿＿＿。

简答题

说明对慢性肾衰竭患者的诊断及治疗要点。

参考答案

名词解释（答案略）

填空题

1．胃肠道症状　钙盐　尿毒霜

2．纤维恶性骨炎　肾性骨病

3．重组人红细胞生成素

简答题（答案略）

疾病选读

妇科常见疾病

女性生殖器炎症

女性生殖器炎症是妇产科常见病。其中外阴、阴道、子宫颈、盆腔及附件（输卵管及卵巢）的炎症最为常见。女性生殖器自然防御功能下降和外界病原体感染是诱发生殖器炎症的主要病因。

外阴炎

1．病因及临床表现

由阴道分泌物、粪便、尿液、异物等原因对外阴的刺激，糖尿病人尿液里糖分的刺激或外阴局部营养不良引起。表现为外阴皮肤瘙痒、疼痛或有烧灼感。局部红肿。偶然伴湿疹溃疡。长期慢性炎症可导致皮肤增厚或皲裂。根据病史及瘙痒等临床表现,同时仔细进行局部及全身检查和化验检查不难找出病因和确定诊断。

2. 治疗　嘱患者注意外阴干燥清洁,内衣要宽松透气,无刺激。切忌搔抓,避免用过热的水及肥皂清洗。感染时用1:5000高锰酸钾溶液或其他外阴洗液坐浴,局部可选止痒、消炎及抗过敏的软膏等对症处理。

阴道炎

正常女性的阴道具有对病原体自然的防御功能:阴道口闭合,阴道前后壁紧密贴合,阴道上皮在雌性激素影响下增厚,阴道上皮富含糖原,可被阴道内的乳酸杆菌分解成为乳酸,从而维持阴道内为pH4.5左右的酸性环境,这种稳定的酸性环境保护着阴道的安全。一旦这些自然防御功能降低或被破坏,细菌便可乘虚而入,导致阴道炎症。

导致阴道炎症最常见的致病原有滴虫、真菌和细菌等。绝经后的老年妇女也可因卵巢功能衰退,雌激素水平降低,导致阴道壁萎缩、变薄,无法维持恰当的酸性环境,导致老年性阴道炎的发生。

1. 滴虫性阴道炎

由毛滴虫引起,是最常见的一类阴道炎。月经前后阴道内pH值发生变化,抵抗力降低,适宜因外界接触的或原来隐藏在阴道内的滴虫大量繁殖,而引发炎症。滴虫可通过性交、公共浴池、浴盆、浴巾、泳池等途径传播。

典型的临床表现:主要为阴道分泌物增多,外阴瘙痒,白带呈稀薄的泡沫状,有腥臭味。若混合其他细菌感染,分泌物呈脓性。从阴道分泌物中检验出滴虫即可诊断。

预防及治疗:切断传染途径,杀灭阴道毛滴虫。若男方也有生殖器滴虫病,需同时治疗。可口服和阴道局部使用甲硝唑治疗,并在用药前局部配合使用1%乳酸溶液或0.1%~0.5%醋酸液冲洗阴道,改善阴道内环境,提高疗效。治疗后检查滴虫为阴性时,仍应每月月经后复查白带,经3次检查均阴性者,才称治愈。

2. 念珠菌性阴道炎

80%~90%由白念珠菌引起。往往在阴道糖原增多,酸度增高,(pH在4.0~4.7之间),局部抵抗力下降,最适合白念珠菌生长时引发炎症。多见于孕妇、糖尿病患者、长期应用抗生素导致菌群紊乱者、接受大量雌激素治疗者和肥胖者。临床主要表现为外阴瘙痒、灼热和疼痛。还可以伴尿频及性交痛。急性期白带增多并呈白色黏稠的豆腐渣样是该病最典型的表现。实验室检查可找到孢子及假菌丝。

治疗：要消除令阴道变酸的诱因，切断传染途径，恢复正常酸碱环境。局部使用克霉唑或制霉菌素栓或片。用碱性的 2%～4% 的碳酸氢钠冲洗阴道。在治疗后于月经前复查以便防止复发和及时给予治疗。

3. 细菌性阴道炎

多为阴道加德纳菌、某些厌氧菌及支原体引起的混合感染。约 10%～40% 患者可无症状，有症状者多为阴道分泌物增多，呈灰白色，有恶臭或鱼腥味，外阴瘙痒或灼热感。可根据阴道 pH 值 > 4.5；氨臭味试验阳性；阴道分泌物涂片可见表面呈颗粒状，边缘不清的阴道上皮细胞来诊断。防治主要为注意个人卫生及会阴清洁，常换内裤。药物方面为口服甲硝唑，克林霉素及甲硝唑阴道用药，2% 克林霉素软膏局部使用，此外可用 1% 乳酸液或 0.5% 的醋酸溶液清洗阴道，改善阴道环境。

宫颈炎

宫颈炎分为急性与慢性两种类型。

1. 急性宫颈炎

现在多见，多由于流产、产褥感染、宫颈手术及操作、不洁性交等因素造成。最常见的病原体为淋菌及沙眼衣原体，其次为葡萄球菌、链球菌、大肠埃希菌、念珠菌、滴虫及阿米巴原虫等。

临床症状以白带增多、呈脓性或脓血性，可伴下腹坠疼，腰酸胀，性交痛及尿频、尿急、尿痛。妇科检查可见宫颈红肿，充血、糜烂，黏膜外翻，触痛。并可见脓性分泌物流出。在以上临床表现的基础上，取分泌物做涂片检查和药敏实验，可确诊造成感染的病原体种类。

治疗要针对病原体采取全身及局部抗感染为主。采取及时、足量、规范、彻底的治疗原则，同时治疗性伴侣。无并发症的急性淋病奈氏菌性宫颈炎抗生素的选用多采用头孢菌素类抗生素、氧氟沙星、大观霉素；而衣原体感染则常用红霉素类，喹诺酮类抗生素。

2. 慢性宫颈炎

慢性宫颈炎多由急性宫颈炎治疗不彻底转变而来。也有无急性病史直接患病者。

根据病理可分为：

（1）宫颈糜烂：宫颈外口处的宫颈阴道部呈颗粒状的红色区域。

根据糜烂区域所占面积及深浅程度，可分为：

- 单纯型：糜烂浅，表面红色光滑
- 颗粒型：表面凹凸不平，呈颗粒状
- 乳头型：糜烂组织增生明显，呈乳头状

根据糜烂区域所占宫颈面积可将糜烂分为 III 度：（图 4-4-1）

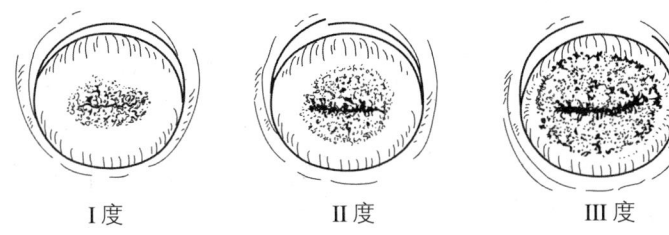

图 4-4-1　宫颈糜烂分度

- 轻度：糜烂面积小于宫颈面积的 1/3；
- 中度：糜烂面积占宫颈面积的 1/3～2/3；
- 重度：糜烂面积大于宫颈面积的 2/3。

临床常见的诊断多同时表示糜烂的程度和类型，例如：轻度糜烂、单纯型。

（2）宫颈息肉　由于慢性炎症长期刺激导致宫颈管黏膜增生，形成息肉，单个到数个不等，根部在宫颈口或宫颈管内。

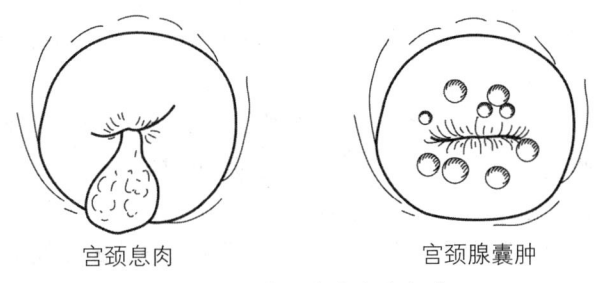

图 4-4-2　宫颈息肉和腺囊肿

（3）宫颈腺囊肿：在宫颈糜烂愈合过程中，新生的鳞状上皮覆盖并阻塞宫颈腺管口，腺体分泌物无法排出，潴留形成囊肿。多为多个青白色的小囊泡，内含无色黏液。

（4）宫颈管炎：炎症局限于宫颈黏膜或黏膜下组织。宫颈口可充血、脓性分泌物堵塞。

临床多见阴道分泌物增多，由于引发的病原体种类、炎症的范围及程度不同，分泌物的量、性质、颜色及气味不同。多为乳白色黏液状、淡黄色脓性，伴有息肉时易有血性白带或性交后出血。有时伴有腰骶部疼痛、下腹坠胀。诊断时应在妇科检查的基础上，常规做宫颈刮片、宫颈管吸片检查，以排除宫颈肿瘤样病变。

防治：预防应积极治疗急性宫颈炎。避免损伤宫颈的手术与操作。治疗主要分为物理治疗和药物治疗。

物理疗法：主要采用电熨、冷冻、激光、微波、红外线等物理手段治疗。

药物治疗：适用于面积炎症浸润浅的病例。多为局部和全身给药治疗。

手术治疗：适用于糜烂较深，反复治疗无效者。多采用宫颈锥切、息肉摘除术或电切术。

盆腔炎

女性的内生殖器及其周围结缔组织、盆腔腹膜发生炎症时称盆腔炎。盆腔炎分急性与慢性。多发于性活跃期，有月经的妇女。当生殖器自身防御能力降低，全身免疫力下降时，需氧菌、厌氧菌及支原体和衣原体等病原体可诱发炎症，炎症可局限于一个部位或同时累及几个部位。严重时可蔓延引起弥漫性腹膜炎、败血症、感染性休克甚至危及生命。

1. 急性盆腔炎

常由产后或流产感染、宫腔手术操作后感染、经期卫生不良、感染性传播疾病、临近器官例如阑尾、腹膜炎症直接蔓延，宫内节育器继发感染等造成。

急性盆腔炎有以下几种病理变化：

(1) 急性子宫内膜炎和子宫肌炎：多见于流产、分娩后。

(2) 急性输卵管炎、输卵管卵巢炎（附件炎）和输卵管卵巢脓肿。

- 病原菌通过宫颈的淋巴播散到宫旁结缔组织，侵犯输卵管及其周围组织，造成输卵管及其周围炎。
- 卵巢很少单独发炎，多与输卵管伞端粘连，发生输卵管卵巢炎（附件炎）。
- 炎症通过卵巢排卵的破孔侵入卵巢形成卵巢脓肿，卵巢脓肿与输卵管积脓并联贯穿，就形成输卵管卵巢脓肿。

(3) 急性盆腔结缔组织炎：炎症经阴道、宫颈的破损经淋巴管侵入盆腔结缔组织。

(4) 急性盆腔腹膜炎、败血症和脓毒血症：盆腔炎症蔓延到腹膜，更严重者，感染无法控制导致败血症和脓毒血症，甚至危及患者生命。

临床表现因炎症的轻重程度和累及范围而各异。常见症状为寒战、高热同时伴下腹（单侧或双侧）或病变部位剧痛。月经量增多、经期延长；非月经期可有白带增多，月经期出血。如果有脓肿包块形成造成局部压迫，可产生膀胱刺激征、腹泻或便秘。妇科检查可见阴道充血，有脓性分泌物，恶臭。宫颈充血，举痛明显。子宫增大，压痛，活动受限。双侧附件区增厚、触痛、可及包块。若有腹膜炎可有下腹肌紧张、压痛和反跳痛。

诊断可根据病史，体征，并需同时具备以下 3 项：①下腹疼痛伴或不伴反跳痛。②宫颈或子宫体举痛或摇摆痛。③附件区压痛。另外配合实验室检查、B 超、腹腔镜、穿刺等辅助手段，进一步确定炎症的区域、程度及引发的病原体种类，以便明确诊断和治疗。

防治：预防要注意经期，孕产褥期卫生，避免因手术及操作引发损伤及感染。注意性生活卫生。

治疗本着积极彻底的原则，嘱病人休息，加强营养。对症处理各种临床症状,并根据药敏试验选用最有效的抗生素。由于急性盆腔炎多为需氧菌、厌氧菌及衣原体等混合感染,因此临床常采用联合用药。常用的抗生素有:青霉素类、头孢菌素类、氨基糖苷类、大环内酯类、四环素类、硝基咪唑类,其他抗生素如克林霉素和林可霉素。以上根据临床治疗反应给予及时调整。同时可以辅以中药治疗。

当药物治疗无效,输卵管积脓或输卵管卵巢脓肿、脓肿破裂等情况发生时宜采用手术治疗。

2．慢性盆腔炎

慢性盆腔炎多由急性盆腔炎治疗不彻底,或患者体质差,病程迁延所致。也可无急性病史。疾病顽固,当身体抵抗力减低时,炎症会反复急性发作。其病理改变有如下几种:

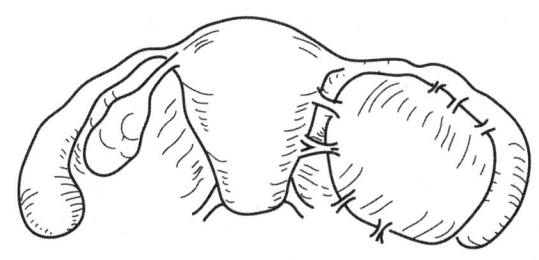

图 4-4-3　输卵管积水（左）、输卵管卵巢囊肿（右）

- 慢性输卵管炎和输卵管积水
- 输卵管卵巢炎和输卵管卵巢囊肿
- 慢性盆腔结缔组织炎

全身症状不明显,有时仅有低热,易疲倦。慢性炎症造成粘连和盆腔充血,多有下腹坠胀、疼痛、腰骶酸痛。也可有月经量增多,月经失调,若输卵管阻塞可导致不孕。妇科检查,子宫可后倾,固定;可触及条索状增粗的输卵管或活动受限制的囊性肿物。慢性盆腔结缔组织炎还可以触及子宫侧有片状增厚、压痛、触痛。

通过病史及临床表现,结合B超、腹腔镜等辅助手段,在排除子宫内膜异位、卵巢囊肿和结核等疾病后,慢性盆腔炎诊断多无困难。

防治需注意个人卫生,性交清洁,积极彻底治疗急性盆腔炎。手术治疗及用药与急性盆腔炎大致相同,在适当时候加激素治疗。

月经失调

月经失调为妇科一系列常见疾病的总称,包括功能性子宫出血(功血)、闭经、痛经、多囊卵巢综合征、经前期综合征及围绝经期(更年期)

综合征等。

下面介绍几种最常见的月经失调：

1. 功能性子宫出血（dysfunctional uterine bleeding，DUB） 是由于神经内分泌机制失常导致的异常子宫出血，内外生殖器无器质性病变，分无排卵及有排卵两种类型。主要表现为子宫不规则出血，月经周期紊乱，经期长短不一，出血量多少不定，出血多者常伴有贫血。治疗多采用激素调节，纠正内分泌及神经调节紊乱，恢复正常的月经周期。

2. 闭经（amenorrhea） 分为原发性和继发性两类。原发性是指年龄超过16岁，有第二性征发育，或超过14岁，无第二性征发育，且无月经来潮者。继发性闭经较多见，是指以往曾有正常月经，此后由于某种病理原因，月经停止6个月，或按自身原有的周期计算停经3个月以上者。精神紧张，环境变化、体重下降和营养缺乏、过于剧烈的运动和肿瘤等为最常见的继发性闭经的病因。闭经时不要擅自用药治疗，必须去医院做各方面详细的检查。医生将根据病因对症治疗，同时采用合理的心理、营养和药物治疗，才能取得良好的治疗效果。

3. 痛经（dysmenorrhea） 是指在行经前后或月经期出现下腹的疼痛、坠胀，伴腰酸或其他不适，严重影响正常工作及生活者称为痛经。痛经为妇科最常见症状之一，多见于青少年。常见的痛经多为原发性，主要是因为月经时子宫内膜释放的前列腺素浓度过高，诱发子宫平滑肌收缩，产生痉挛性下腹绞痛。精神紧张，焦虑、恐惧等因素也可以诱发痛经。痛经须经医生确诊，排除其他疾病。在医生指导下对症使用药物，加以心理治疗，解除精神压力，将减少痛经的发生或疼痛的程度。

围绝经期综合征

绝经通常发生在45～52岁，是妇女卵巢功能开始衰退，生殖功能终止的生理过程。而绝经就是指最后一次月经。从卵巢功能开始衰退到最后一次月经后一年，称为围绝经期（旧称更年期）。历时长短不等。在此期间，约2/3的女性会因性激素分泌减少产生一系列的症状，称为围绝经期综合征。

围绝经期内卵巢功能逐渐衰退，雌激素分泌逐渐减少，主要表现为：

月经紊乱，潮热汗出，精神情绪不稳定，激动、易怒，焦虑抑郁或情绪波动无法自制，失眠健忘。工作效率降低等。同时可产生泌尿道症状，生殖道黏膜萎缩。受激素影响，冠心病、脑血管疾病和血脂、血糖耐量异常和骨质疏松的易患性提高。皮肤渐变苍老。

针对40岁以上妇女,出现上述症状,应认真排除身体其他脏器的器质性病变,方可确诊。

治疗:

应心理与药物治疗相结合。有失眠、精神问题的,必要时辅助以艾司唑仑、谷维素等镇静类药安眠。潮热汗出可用可乐定。为预防骨质疏松,应嘱患者坚持适度体育锻炼,增加日晒时间,注意补充丰富的钙。

激素替代疗法是合理补充雌激素,以预防和控制围绝经期的症状及疾病。适应证:因雌激素缺乏导致的老年性阴道炎、泌尿道感染、潮红潮热及精神症状,对心血管疾病和骨质疏松有一定的预防作用。禁忌证:雌激素依赖型肿瘤、原因不明的子宫出血、妊娠、严重的肝病、胆汁淤积型疾病,血栓栓塞性疾病。使用该方法有子宫出血的可能,子宫内膜癌及乳腺癌的患病危险性也上升,应根据病人实际情况,严格掌握适应证与禁忌证,准确控制剂量,定期随访。药物多采用天然雌激素,雌二醇和雌三醇。我国常用天然雌激素倍美力等,孕激素采用甲羟孕酮。无禁忌证的可采用口服药物治疗。也可通过阴道给药、皮肤贴片及皮下埋藏等方法治疗。

子宫内膜异位症

当具有生长功能的子宫内膜组织出现在子宫腔被覆黏膜以外的身体其他部位,并引起疼痛,称为子宫内膜异位症。其发病率约为15%,多见于生育期妇女,并和卵巢的周期性变化有关。目前病因不明,公认的为子宫内膜种植学说,主要认为月经期经血所含的子宫内膜组织顺输卵管逆流至腹腔,种植于卵巢及临近的盆腔腹膜,形成内膜异位。此外还有淋巴及静脉播散、体腔上皮生化及免疫学说等。

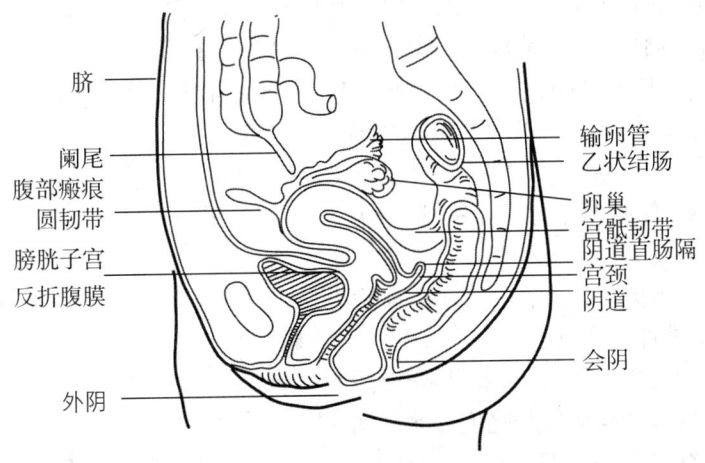

图 4-4-4　子宫内膜异位症的发生部位

痛经和不孕是异位症的主要症状。痛经多为继发，且为随局部病变加重而逐年加重。疼痛多发于下腹和腰骶部。也可以有月经失调、不孕、性交痛等症状，随异位部位不同也可以伴随腹泻、便秘、尿频尿痛等。查体时，子宫多为后位，后壁峡部、宫底韧带或后凹陷处可能触及硬节。若子宫后侧方可触及活动差的包块，提示有卵巢巧克力囊肿。此外 B 超、腹腔镜、实验室检查也可辅助诊断。

治疗主要采取防止经血倒流，避免不必要的盆腔检查和宫腔手术操作。药物多采用激素治疗，短效避孕药、高效孕激素、达那唑、孕三烯酮、促性腺激素释放激素激动剂等。另外手术与手术和药物联合治疗也较为常用。

妊娠高血压疾病

妊娠期高血压疾病是妊娠期特有的疾病，主要强调生育年龄妇女发生高血压、蛋白尿等症状与妊娠之间的因果关系。多数病例在妊娠期出现一过性高血压、蛋白尿等症状，在分娩后即随之消失。该病严重影响母婴健康，是孕产妇及围生儿病率及死亡率的主要原因。

疾病好发于以下人群：精神过分紧张或受刺激、寒冷季节及气温变化过大；气压过高；年轻初孕或高龄孕妇；有慢性高血压、慢性肾炎、糖尿病病史；营养不良；矮胖；多胎；家族高血压病史。

病因至今不明，有免疫、子宫-胎盘缺血、血浆内皮素等学说。基本病理改变是全身小动脉痉挛导致管腔狭窄，周围阻力增大，血管内皮细胞损伤，通透性增强，体液及蛋白渗漏。

分类及临床表现：

临床表现为血压升高，蛋白尿，血液浓缩等，全身各组织器官也有不同程度的损伤，严重造成心、脑、肾、肝及胎盘损伤，导致抽搐、昏迷、脑出血、心功能衰竭、肾衰竭、肺水肿、肝细胞坏死、胎盘早剥及 DIC 等。

根据病史，临床表现和实验室检查，本病不难诊断，应需要将妊高征与原发性高血压，慢性肾炎相鉴别。子痫时也应和癫痫、脑出血，低血糖、糖尿病酮症酸中毒等相鉴别。

预防及治疗：

加强健康教育，坚持定期产前检查。指导孕妇合理膳食及充足休息。早发现早处理，改善预后。

治疗的目的是预防患者发生子痫和并发症。

1. **妊娠期高血压与轻度先兆子痫**

注意休息，左侧卧位，保证睡眠。饮食上要保证充足的蛋白质和铁与钙剂。适度控盐饮食。睡眠不好者可给予镇静剂如苯巴比妥或地西泮睡前口服。加强产前检查，关注病情进展，发现重度子痫及时治疗。

2．重度先兆子痫

应及时住院，给予解痉、镇静、降压、镇静、合理扩容及利尿处理。必要时适时终止妊娠。

- 镇惊止抽药物多采用硫酸镁；
- 镇静安眠多采用地西泮、冬眠合剂及巴比妥类药物；
- 降压药物一般在收缩压≥160mmHg或舒张压≥105～110mmHg时才用，血压不要降得太低，一般收缩压维持在140～150mmHg，舒张压维持在90～100mmHg即可，要避免脑血管意外和胎盘早剥。长期使用要注意有无胎儿生长受限（FGR）的发生。常用药物主要有硝苯地平、尼莫地平、甲基多巴、拉贝洛尔、硝普钠、苄氨唑啉。
- 扩容治疗只有在严重低蛋白血症时，可选用血浆、冻干血浆、人血白蛋白等。
- 一般不主张用利尿剂，只有在左心力衰竭、肺水肿及脑水肿或肾功能不全时才给利尿脱水治疗。利尿药物有：呋塞米、甘露醇。

适时终止妊娠：有轻度先兆子痫、重度先兆子痫、先兆子痫伴脏器损害者，应适时终止妊娠。

终止方式：引产及剖宫产。

3．子痫的处理

控制抽搐首选硫酸镁，必要时配合镇静药，若血压过高加用降压药静脉滴注。颅压高时用甘露醇快速静脉滴注，肺水肿则用呋塞米。并应用抗生素预防感染。用药同时加强护理，避免刺激，严密观察，及早发现处理并发症。

4．妊娠合并原发性高血压的处理

早孕期确定高血压期别及有无脏器损害，若有左心室肥大、肾功能受损等则不宜继续妊娠。注意休息，低盐饮食，定期产前检查，注意控制血压。原发高血压合并妊娠者的妊娠结局与高血压的期别有关，故孕早期应加强产前检查，控制血压，积极防治先兆子痫的发生，及时终止妊娠，改善母儿预后。

男性常见疾病

良性前列腺增生

概述

良性前列腺增生简称前列腺增生，亦称良性前列腺肥大。病理学表现为细胞增生,而不是肥大,故正确命名应为前列腺增生,是男性老年人常见的疾病。随着我国人均寿命的延长,发病率也逐渐增高。

病因及发病机制

前列腺增生的真正病因尚不清楚,但老龄和有功能的睾丸是发病的基础,两者缺一不可。前列腺增生开始于围绕尿道精阜部位的腺体(亦称移行带),腺体增生后,将周围的腺体(亦称外周带)挤压成一包膜,称为外科包膜,另外包绕射精管部分腺体为中央带。腺体增生常为结节状,形状不规则,尿道两侧增生最常见。形成所谓两侧叶肥大,膀胱颈部腺体增大,突入膀胱内,称为中叶肥大。两侧叶肥大与中叶肥大可同时发生。致使前列腺部尿道拉长、受压、变形,膀胱颈口抬高,引起排尿困难。排尿困难的程度不与增生的程度相一致,而与增生的形状和位置有关,中叶增生极易堵塞尿道内口,引起严重排尿困难及尿潴留。

前列腺增生致下尿路梗阻,早期膀胱逼尿肌代偿性增厚,肌束增粗,黏膜表面形成小梁小室。输尿管间嵴亦增粗肥厚,加重排尿困难。梗阻较重时,膀胱膨胀,产生输尿管反流,梗阻与反流可引起肾积水和肾功能减退。

临床表现

前列腺增生症多在50岁以后出现症状。症状与前列腺体积大小不成比例,而决定于引起梗阻的程度、病变发展速度以及是否合并感染等。症状可时轻时重。

尿频是前列腺增生病人最常见的早期症状,夜间更为明显。尿频的原因,早期是因增生的前列腺充血刺激引起。随着病情发展,梗阻加重,残余尿量增多,膀胱有效容量减少。此外,梗阻诱发逼尿肌功能改变,膀胱顺应性降低或逼尿肌不稳定,尿频更为明显,同时伴有尿急。

排尿困难是前列腺增生最重要的症状,病情发展缓慢。典型表现是排尿迟缓、断续、尿流细。尿无力、射程短、终末滴沥、排尿时间延长。如梗阻严重,残余尿量较多时,常需要用力增加腹压帮助排尿,排尿终末常有尿不尽感。

当梗阻加重达一定程度时,过多的残余尿可使膀胱逼尿肌功能受损,收缩力减弱,逐渐发生尿潴留并出现尿失禁。膀胱过度充盈致使少量尿液从尿道口溢出,称为充溢性尿失禁。前列腺增生的任何阶段中,可因气候变化、劳累、饮酒、便秘、久坐等因素,使前列腺突然充血、水肿导致急性尿潴留,病人不能排尿,膀胱胀满,下腹疼痛难忍,常需去医院急诊处理。

前列腺增生合并感染或结石时,可出现明显尿频、尿急、尿痛症状,并可出现血尿。增生腺体表面黏膜较大的血管破裂时,亦可发生不同程度的无痛性肉眼血尿,应与泌尿系肿瘤引起的血尿鉴别。梗阻引起严重肾积水、肾功能损害时，可出现慢性肾功能不全，如食欲不振、恶心、呕吐、贫血、乏力等症状。长期排尿困难导致腹压增高，还可引起腹股沟疝、内痔与脱肛等。

诊断要点

凡老年男性发生尿频、排尿困难、尿线变细、尿滴沥、急性尿潴留等症状，首先考虑前列腺增生。老年患者有膀胱炎、膀胱结石、肾功能不全时，不论有无排尿困难，亦应想到前列腺增生的可能。

直肠指检是简单而又准确的诊断方法，可扪到前列腺增大，表面光滑，质韧而有弹性，中央沟变浅或消失。有时可发现膨胀的膀胱。多数病人靠病史及直肠指检即可做出诊断，少数患者中叶增大突入膀胱，直肠指检前列腺并不增大，但中央沟常变浅或消失。

尿动力学检查可发现早期病例，表现为最大尿流率、平均尿流率均降低，排尿时间延长，尿道阻力增加等，借以判断是否存在逼尿肌功能受损、不稳定和膀胱顺应性变化等情况。

B型超声检查可测量前列腺大小，计算重量，测定残余尿量，鉴别前列腺癌，并可发现膀胱内病变。

膀胱造影摄片可见到前列腺突入膀胱之负影，似日出征象，并可观察膀胱壁是否整齐，有无憩室，输尿管有无反流等。排泄性尿路造影可了解有无肾积水、输尿管有无扩张及下端上移等情况。膀胱镜检可直接看到前列腺增大部位及程度，以及膀胱内并发症。

治疗要点

前列腺增生未引起梗阻者一般无需处理。梗阻较轻或不能耐受手术者可采用药物治疗或姑息性手术。膀胱残余尿量超过50ml或既往出现过急性尿潴留，全身状况能够耐受手术者，应争取早日手术治疗。对前列腺增生的治疗可分为：

1. 等待观察　前列腺增生病人若长期症状很轻，不影响生活与睡眠，一般无需治疗可等待观察。但需密切随访，如症状加重，应选择其他方法治疗。

2. 药物治疗　治疗前列腺增生的药物很多，常用的药物有α受体阻滞剂、5α-还原酶抑制剂和植物类药等。其中$α_1$受体对排尿影响较大，$α_1$受体主要分布在前列腺基质平滑肌中，阻滞$α_1$受体能有效地降低膀胱颈及前列腺的平滑肌张力，减少尿道阻力，改善排尿功能。常用药物有特拉唑嗪（terazosin）、哌唑嗪（prazosin）、阿夫唑嗪（alfazosin）、多沙唑嗪（doxazosin）及坦索罗辛（tamsulosin）等，对症状较轻、前列腺增生体积较小的病人有良好的疗效。常见的副作用多较轻微，主要有头晕、鼻塞、直立性低血压等。5α-还原酶抑制剂是激素类药物，在前列腺内阻止睾酮转变为双氢睾酮，故可使前列腺缩小。一般在服药3个月之后见效，停药后症状易复发，需长期服药。过去常用的雌激素因对心血管系统副作用大，不宜常规应用。

3. 手术治疗　前列腺增生梗阻严重、残余尿量较多、症状明显而药物治疗效果不好，身体状况能耐受手术者，应考虑手术治疗。如有尿路感染、残余尿量较多或有肾积水、肾功能不全时，宜先留置导尿管或膀胱造瘘引流尿液，并抗感染治疗，待上述情况明显改善或恢复后再择期手术。手术疗效肯定，但有一定痛苦与并发症等。手术有开放前列腺切除术和经尿道前列腺电切术（TURP），经尿道前列腺切除术（TURP）适用于绝大多数良性前列腺增生病人。

男性性功能障碍

概述

正常男性性功能包括性欲（libido）、性兴奋、阴茎勃起（erection）性交、射精和性高潮等过程。这一过程是正常的心理、神经、内分泌系统、血管系统及正常生殖系统参与下完成的一个极为复杂的过程，其中主要受到大脑控制和支配。根据临床表现可分为：①性欲改变；②勃起障碍（erectile dysfunction，ED）；③射精障碍，包括早泄、不射精和逆行射精。

最常见的男性性功能障碍是勃起障碍（ED）。

病因及发病机制

流行病学40～70岁男性半数以上患有ED。与ED相关的危险因子与下列因素有关：①年龄增长；②躯体疾病，包括心血管病、高血压和糖尿病、肝肾功能不全、高血脂、肥胖、内分泌疾病、神经疾病、泌尿生殖系统疾病等；③精神心理因素；④用药，主要包括利尿剂、降压药、心脏病用药、安定药、抗抑郁药、激素类药、细胞毒类药、抗胆碱药等；⑤不良生活方式，包括吸烟、酗酒及过度劳累等；⑥外伤、手术及其他医源因素。

医学资料显示，约50%的勃起障碍为单纯的器质性病因，30%为单纯的心理性病因，20%为器质性和心理性病因同时存在。

临床主要表现

持续或反复不能达到或维持足够阴茎勃起以完成满意性生活。

诊断要点

全面了解性生活史、既往病史及心理社会史对ED首诊很重要，并由病人回答过去6个月有关性活动的5个问题（表4-1-1）。根据表4-1-1可做出判断ED的严重程度，总分5～10分，重度；11～15分，中度；16～20分，轻度；21～25分，正常。

表 4-1-1

题目\评分标准	0 分	1 分	2 分	3 分	4 分	5 分	得分
1. 您对获得勃起和维持勃起的自信程度如何		很低	低	中等	高	很高	
2. 您受到性刺激而有阴茎勃起时，有多少次能够插入	无性活动	几乎没有或完全没有	少数几次（远少于一半时间）	有时（约一半时候）	大多数时候（远多于一半时候）	几乎总是或总是	
3. 您性交时，阴茎插入后，有多少次能够维持勃起状态	没有尝试性交	几乎没有或完全没有	少数几次（远少于一半时间）	有时（约一半时候）	大多数时候（远多于一半时候）	不困难	
4. 您性交时，维持阴茎勃起直至性交完成，有多大困难？	没有尝试性交	困难极大	困难很大	困难	有点困难	几乎总是或总是	
5. 您性交时，有多少次感到满足？	没有尝试性交	没有尝试性交	少数几次（远少于一半时间）	有时（约一半时候）	大多数时候（远多于一半时候）	几乎总是或总是	

总分_____

此外，夜间阴茎勃起试验（NPT）对区分心理性和器质性 ED 有帮助。为进一步查明器质性的病因，已发展相关的神经系统血管系统检查（如彩色双功能超声检查、海绵体测压造影等）、阴茎海绵体注射血管活性药物试验、VISER（vascular indication of sexual excitation response）诊断仪检查可做出动脉性、静脉性和肌性等病因学的诊断。海绵体活检已被采用来评价海绵体结构与功能。

一般认为，病程至少应在 3 个月以上方能诊断为 ED。

治疗要点

1. 矫正引起 ED 的有关因素，包括：①改变不良生活方式和社会心理因素；②性技巧和性知识咨询；③改变引起 ED 的有关药物；④对引起 ED 的有关器质性疾病治疗，如雄激素缺乏者，可用雄激素补充治疗。

2. 针对 ED 的直接治疗，包括：①性心理治疗，如性心理疗法或夫妇间治疗等。②口服药物，万艾可（sildenafil）是一种选择性 5 型磷酸二酯酶抑制剂，临床应用有效，但禁忌与硝酸酯类药物合用，否则会发生严重低血压。酚妥拉明是一种 α 肾上腺素受体阻断剂，对性中枢和外周均有作用，适用于轻、中度 ED 应用。③局部治疗，阴茎海绵体注射血管活性药物，前列腺素 E1（PGE_1），疗效可达 80% 以上，但因有创、疼痛，异常勃起以及长期使用后阴茎局部形成瘢痕，而少用；经尿道给药，比法尔是一种局部外用 PGE_1 乳膏，疗效可达 75%，不良反应有局部疼痛和低血压；真空缩窄装置是通过负压将血液吸入阴茎，然后用橡皮圈束于阴茎根部维持阴茎勃起，缺点是使用麻烦，并有阴茎疼痛、麻木、青紫、射精障碍等。④手术治疗包括血管手术和阴茎假体，只有在其他治疗方法均无效的情况下才被采用。

由于性功能障碍的发病原因比较复杂、每个性功能障碍患者的个体差异不同，因此总的治疗原则是确定导致性功能障碍的主要原因，结合针对性治疗方案，采取心理治疗、中西医结合、性健康指导、微创生殖整形和专家行为训练等系统治疗方法，不滥用药物，方能达到标本兼治的效果。

（姚景鹏　刘　彦　范孜轶）

4.5 血液系统疾病

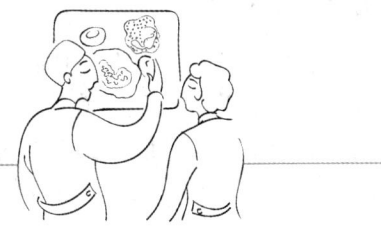

内容导航
4.5.1 贫血
    缺铁性贫血
    巨幼细胞贫血
    再生障碍性贫血
4.5.2 白血病
4.5.3 特发性血小板减少性紫癜
4.5.4 血栓性疾病

学习目标
通过对本章节的学习，希望你达到以下学习目标：
1. 简述贫血的定义和分类。
2. 简述贫血的症状体征和出现原因。
3. 简述缺铁性贫血的病因，理解缺铁性贫血是最常见的贫血。
4. 简述再生障碍性贫血的概念和临床表现。
5. 简述急性白血病的临床表现及症状出现的原因。
6. 简述中枢神经系统白血病的临床表现、发生原因和预防措施。
7. 简述特发性血小板减少性紫癜的治疗要点、首选药物、作用机理及副作用。

4.5.1 贫血

贫血是一种病理状态，其病因和发病机制多种多样。贫血的定义是指人体外周血液单位体积内血红蛋白含量（Hb）、红细胞计数和（或）红细胞比容低于正常参考值，其中以血红蛋白含量最重要。在我国，成人血红蛋白含量男性低于120g/L，女性低于110g/L可诊断为贫血。

贫血分类

目前临床上通常根据贫血的病因、发病机制和红细胞形态两种方法进行分类。

1．按病因和发病机制分类

（1）红细胞生成减少

1）造血物质缺乏：如铁元素缺乏导致的缺铁性贫血，叶酸和（或）维生素B_{12}缺乏所致的巨幼细胞贫血。

2）造血功能障碍：由于造血细胞、造血调节异常所致如再生障碍性贫血，造血系统恶性克隆性疾病如白血病、淋巴瘤、骨髓瘤等伴发的贫血，某些慢性疾病伴发的贫血如急性和慢性感染、尿毒症、系统性红斑狼疮等。

（2）红细胞破坏过多

1）红细胞内在缺陷：红细胞膜异常如遗传性球形红细胞增多症；红细胞酶异常如葡萄糖-6-磷酸脱氢酶缺乏症；血红蛋白异常如血红蛋白病、海洋性贫血。

2）红细胞外在异常：如免疫性溶血性贫血（自身免疫性、血型不合输血等）及物理、化学、生物因素引起的溶血性贫血。

（3）失血：常见急性及慢性失血引起的贫血。

2．按红细胞形态特点分类

根据红细胞平均体积（MCV）、红细胞平均血红蛋白浓度（MCHC）将贫血分成三类：

（1）大细胞性贫血：MCV＞100μm³，MCHC 320～350g/L；常见于巨幼细胞贫血。

（2）正常细胞性贫血：MCV 80～100μm³，MCHC 320～350g/L；常见于再生障碍性贫血、急性失血性贫血等。

（3）小细胞低色素性贫血：MCV＜80μm³，MCHC 小于320g/L；常见于缺铁性贫血、海洋性贫血等。

在临床工作中以上两种分类均被使用，常以病因、发病机制分类为基础，红细胞形态分类为参考。

 **学有所思**

为什么要将贫血进行病因学和红细胞形态学的分类？（提示：病因学分类：明确贫血的病因是治疗的前提；红细胞形态学分类：明确红细胞的形态，可以帮助医生缩小可疑疾病的范围。）

临床表现

贫血的病理生理学基础是血液中血红蛋白量减少，血液携氧能力减低，引起机体各系统和组织缺氧，产生相应的症状和体征。贫血症状与贫血程度、年龄、原身体状况有关。贫血程度越重，症状越明显；老年人或伴心肺疾病者对贫血耐受差，症状也相对较重。贫血的症状还与贫血发生的速度有关，急性贫血发生较迅速，来不及代偿，常出现较重的症状；慢性贫血时机体可充分地代偿，有适应低氧的过程，红细胞内部变化，致红细胞在组织内释放氧增多，以减轻缺氧状态，同时机体对缺氧耐受性增强，即使贫血较重而症状也可以较轻。

> 贫血的病理生理学基础是血液中血红蛋白量减少，血液携氧能力减低，引起机体各系统和组织缺氧，产生相应的症状和体征。

贫血症状、体征：

1. 一般表现　皮肤黏膜苍白是贫血最突出的体征。检查部位以甲床、手掌、睑结膜、口唇较为可靠。疲乏无力等是贫血早期和常见的症状，但常易被病人忽视。

2. 中枢神经系统　中枢神经系统对缺氧最敏感，贫血常产生头晕、头痛、耳鸣、记忆力减退、注意力不集中、嗜睡等。晕厥、意识模糊可出现在严重贫血，特别是老年患者。

3. 心血管系统　贫血使血氧含量降低，病人常感呼吸困难。中度以上贫血者在体力活动后常出现心慌、气短。长期严重贫血可发展为贫血性心脏病，最后导致心力衰竭。贫血纠正后上述症状可恢复正常。

4. 消化系统　由于胃肠道缺血缺氧，消化液分泌减少及胃肠蠕动功能紊乱，多表现为食欲缺乏、恶心、腹胀、便秘等症状。

5. 泌尿生殖系统　早期可出现尿浓缩功能减退、夜尿增多、多尿，低比重尿等，贫血严重时可出现蛋白尿。月经不调、继发闭经和性欲减退等也较多见。

上述症状表现轻重与贫血程度有关，临床上将贫血分为轻度（男 Hb < 120g/L，女 Hb < 110g/L）、中度（Hb < 90g/L）、重度（Hb < 60g/L）、极重度（Hb < 30g/L）四级。

 **学有所思**

贫血有哪些症状?为什么会产生这些不同系统的症状?(提示:血红蛋白的重要功能是携带氧气,贫血时,各器官组织将发生缺氧,引起不同的症状)

诊断要点

通过询问病史、体格检查及有关化验检查,可做出贫血的诊断、程度及细胞类型,然后进一步查找贫血病因或原发病。

治疗要点

1. 一般治疗　轻度贫血可做轻体力劳动,中、重度贫血要适当休息或完全休息。饮食宜为高蛋白、高维生素、高热量易消化食物。

2. 去除病因　寻找病因、去除病因是治疗贫血的重要环节。如缺铁性贫血的病因为慢性失血-月经量过多所致,患者必须进行妇科检查,治愈月经量过多后,贫血方可根治。

3. 药物治疗　不同治疗贫血的药物具有不同药理的作用,故治疗贫血必须选择合适的药物。如叶酸及维生素 B_{12} 治疗巨幼细胞贫血;铁剂治疗缺铁性贫血;雄激素类药物治疗慢性再生障碍性贫血;红细胞生成素治疗肾性贫血等。

4. 对症治疗　严重贫血者应输血以迅速改善贫血症状,故输血是对症治疗的重要措施。根据病情需要可以输入全血或成分血。贫血伴感染者应积极控制感染,伴出血者应给予止血处理。

练习题

名词解释

贫血

填空题

1. 贫血按病因及发病机制分为红细胞生成减少、＿＿＿＿及失血。
2. 贫血按红细胞形态分类为＿＿＿贫血、＿＿＿贫血及＿＿＿贫血。

简答题

简述贫血的临床表现。

参考答案

名词解释(答案略)

填空题

1. 红细胞破坏增多
2. 大细胞性　正细胞性　小细胞低色素性

简答题（答案略）

缺铁性贫血

定义及发病情况

缺铁性贫血是体内贮存铁缺乏，血红蛋白合成不足，红细胞生成障碍引起的一种小细胞低色素性贫血。体内贮存铁主要存在于骨髓、肝、脾等组织中。本病是我国最常见的一种贫血，各年龄组均可发生，婴幼儿、青春期、育龄妇女和孕妇由于需要量增加更多见。

> 缺铁性贫血是小细胞低色素性贫血。

 **学有所思**

按照贫血的红细胞形态学分类，缺铁性贫血归属于哪一类？

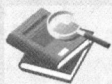 **相关链接——关于铁的知识**

含铁量较丰富的食物有动物肝、瘦肉类、血、蛋黄、豆类、木耳、紫菜、海带及香菇等，谷类、多数蔬菜、水果含铁较低，乳类（如牛奶）含铁最低。

铁是血红蛋白的重要组成部分。正常人体每天制造红细胞所需铁约 20～25mg，大部分来自衰老红细胞破坏后释放的铁。

十二指肠及空肠上段为铁的主要吸收部位，亚铁离子被小肠吸收后，大部分铁通过肠黏膜进入血流。铁的吸收受体内贮存铁的含量控制，当铁贮备量充足时，铁的吸收减少；相反，铁吸收增多。

正常人每天排泄铁量极微，主要由粪便排出，皮肤、出汗、尿液也排出少量铁。育龄妇女主要通过月经、妊娠、哺乳而丢失铁。正常男性每天排泄铁不超过 1mg，女性每天排泄 1～1.5mg，而哺乳期妇女每天从乳汁中排出铁约 1mg。

病因和发病机制

1. **需铁量增加而摄入不足**　婴幼儿、青少年生长发育期，红细胞、肌肉容量不断增长，需铁量也增加，婴儿仅以牛乳为主要食物，不及时补充蛋黄、肝、瘦肉等食物，可导致缺铁。育龄期女性需铁量增加，如哺乳期妇女每天从乳汁中丢失铁约 1mg；胎儿每公斤体重每天需母体供给 80mg

铁。若育龄妇女饮食中供铁不足，易发生缺铁性贫血。

2. **铁吸收障碍** 十二指肠及空肠上段为铁的主要吸收部位，胃大部切除或胃空肠吻合术后，由于胃酸分泌不足及食物在肠内滞留时间短，肠蠕动加快，严重影响铁的吸收，这种病人多在手术后数年体内贮存铁被用完后才发生缺铁性贫血。胃酸缺乏疾病、肠道功能紊乱等均可使铁吸收障碍。

3. **慢性失血** 长期慢性失血是缺铁性贫血的主要病因，常见溃疡病出血、痔疮出血、月经过多、钩虫病、血红蛋白尿等可引起缺铁性贫血。由于反复多次小量失血，常使体内贮存铁耗竭。体内铁缺乏时，还可引起含铁酶和铁依赖酶活性下降，可影响患者精神、行为及体力，以及患儿生长发育和智力。缺铁还可引起外胚叶组织营养障碍。

临床表现

本病发病多缓慢，常有原发病的表现，缺铁加重才出现贫血及含铁酶活性降低的表现。本病早期多无症状，贫血明显时可具有一般贫血的症状体征，如面色苍白、疲乏无力、头晕、耳鸣、心悸气短、严重可发生贫血性心脏病。部分患者可出现下列特征：

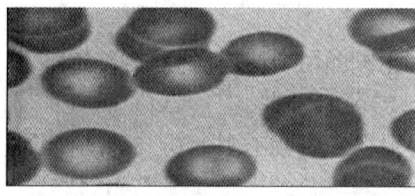

正常血液正常红细胞涂片
血红蛋白分子含有能接受氧的色素，使血液呈红色

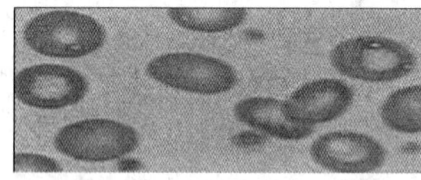

缺铁性贫血
贫血时，红细胞数量减少；由于缺乏血红蛋白，红细胞呈苍白色，含氧量较正常细胞少

图 4-5-1 正常血液与缺铁性贫血的外周血涂片

1. **舌炎、口角炎及胃炎** 表现为舌乳头萎缩、舌痛、舌质淡而光滑、口角皲裂、慢性萎缩性胃炎胃酸缺乏等。由于咽部、食管黏膜萎缩、变性可引起吞咽困难，表现为吞咽时感觉有食物粘附在咽部，此表现在我国患者中少见。

2. **缺铁所致外胚叶营养障碍** 常表现为皮肤干燥、皱缩、毛发干枯、易脱落，指（趾）甲变平，指甲条纹隆起，严重呈"反甲"、薄脆易裂。

3. **神经、精神系统** 儿童患者易激动、烦躁、生长发育迟缓、智力低下等。少数病人有异食癖，喜吃泥土、生米、冰块、石子等。以上表现与脑组织中铁依赖酶活性降低有关。

辅助检查

1. 血象　血红蛋白降低，红细胞体积较小为小细胞、低色素性贫血，白细胞、血小板均正常（图4-5-1）。

2. 骨髓象　骨髓中度增生，主要是中晚幼红细胞增生活跃。骨髓铁染色检查可反映体内贮存铁情况，本病常表现骨髓细胞外含铁血黄素消失，幼红细胞内含铁颗粒（铁粒幼细胞）减少或消失。

3. 其他　血清铁降低，多< 8.95μmol/L；血清铁蛋白< 12μg/L。

诊断要点

根据病史、症状体征、有关检查为小细胞低色素性贫血，血清铁及铁蛋白降低，骨髓细胞铁染色显示铁粒幼细胞极少或消失、细胞外铁缺失，可诊断为缺铁性贫血。缺铁原因应进一步查明。

治疗要点

1. 去除病因　查明缺铁的病因后必须积极治疗，病因得到纠正，贫血才能彻底痊愈而不再复发。

2. 补充铁剂　包括含铁丰富的食物及药物。一般铁剂以口服为宜，常用口服铁剂：硫酸亚铁成人剂量每次0.3g，3次/日；硫酸亚铁缓释剂（福乃得），每次1片，1次/日；琥珀酸亚铁（速力菲）每次0.2g,3次/日。口服铁剂应于餐后服用，以减少对胃肠道刺激。口服铁剂同时可服用维生素C 100mg，3次/日，胃酸缺乏者可同服稀盐酸溶液均可促进铁吸收。服铁剂后1周网织红细胞上升达高峰，血红蛋白于2周后上升，平均1～2个月后可恢复正常，血红蛋白正常后铁剂治疗需维持4～6个月。

口服铁剂胃肠道反应严重而不能耐受，或有胃肠道疾病服用铁剂时可使病情加重，或消化道对铁剂吸收不良或病情要求迅速纠正贫血等情况可使用注射铁剂。常用肌内注射铁剂为右旋糖酐铁或山梨醇铁，成人首剂50mg深层肌内注射，无不适，次日改为100mg/d，严格掌握注射剂量，避免过量导致铁中毒。

 **学有所思**

为什么建议铁剂和维生素C同时服用？（提示：维生素C等还原物质可以将高铁变成无机亚铁，亚铁易被肠黏膜吸收。）

练习题

名词解释
缺铁性贫血

填空题
1．缺铁性贫血是由于_____缺乏，使血红蛋白合成不足，引起的一种小细胞低色素性贫血。

2．含铁丰富的食物有动物肝等，多数_____、_____含铁较低，而含铁最低的食物为_____。

简答题
1．说明口服铁剂的注意事项。
2．血红蛋白正常后仍要继续服用铁剂的原因。
3．简述对缺铁性贫血的原因和好发人群。

参考答案

名词解释（答案略）

填空题
1．铁
2．蔬菜　水果　乳类

简答题（答案略）

巨幼细胞贫血

定义及发病情况

巨幼细胞贫血是由于叶酸和（或）维生素 B_{12} 缺乏所引起细胞核脱氧核糖核酸（DNA）合成障碍的一类贫血。特点为大细胞性贫血，骨髓中红系、粒系和巨核细胞均发生巨幼变，外周血红细胞平均体积大于正常。此类贫血以叶酸缺乏所致最多见，国内以山西、陕西、河南、山东等地为多发区，其他各地散见，恶性贫血罕见。

> 巨幼细胞贫血是由于叶酸和（或）维生素 B_{12} 缺乏所引起细胞核脱氧核糖核酸（DNA）合成障碍的一类贫血。

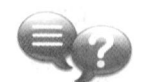

学有所思

按照贫血的红细胞形态学分类，巨幼细胞贫血属于哪一类？

病因和发病机制

维生素 B_{12} 是一种水溶性维生素，体内维生素 B_{12} 全部由食物供给。动物肝、肾、肌肉，鱼、蛋类及乳制品等含有丰富的维生素 B_{12}，蔬菜含量极少。食物中的维生素 B_{12} 与胃体壁细胞分泌的内因子结合,主要在回肠吸收,维生素 B_{12} 被吸收后,随血液循环输送至肝、骨髓等,正常成人体内含维生素 B_{12} 总量约为 2～5mg,大部分贮存在肝内。食物缺乏维生素 B_{12} 引起本病的极少见。维生素 B_{12} 缺乏原因多为内因子缺乏,使食物中维生素 B_{12} 不能被吸收导致缺乏,如恶性贫血,此病在我国较少见。

叶酸也是水溶性维生素,易被光照及煮沸分解破坏。人体叶酸全部从食物中获得,动物肝、肾、绿色新鲜蔬菜、水果等含叶酸较高。叶酸主要吸收部位为十二指肠及空肠,吸收后转变为四氢叶酸,随血流输送至全身各组织,人体内叶酸贮存量为 5～20mg,主要贮存在肝。

四氢叶酸及维生素 B_{12} 是合成 DNA 过程中的重要辅酶,当叶酸和(或)维生素 B_{12} 缺乏到一定程度时,骨髓幼红细胞内 DNA 合成障碍,而胞浆内 RNA 合成不受影响,结果幼红细胞形成体积大、核发育幼稚的一类贫血,粒系和巨核细胞也发生类似改变。维生素 B_{12} 缺乏还可引起神经精神异常。

1. 叶酸缺乏原因

(1) 摄入量不足:主要原因与食物加热煮沸过度而破坏大量叶酸有关,其次是偏食、婴儿喂养不当,食物中肉蛋类、蔬菜供给减少。

(2) 需要量增加:婴幼儿、妊娠、哺乳期妇女等需要量增加,而供给不足。

(3) 吸收不良:如小肠吸收不良综合征、腹泻等,均可影响叶酸吸收。

(4) 利用障碍:使用抗叶酸药物如甲氨蝶呤、苯妥英钠、氨苯蝶啶、乙胺嘧啶、异烟肼等,可干扰叶酸的利用。

2. 维生素 B_{12} 缺乏原因

(1) 摄入量不足:可见长期完全素食者。

(2) 吸收障碍:为 $VitB_{12}$ 缺乏最常见的原因,可见内因子缺乏,主要见于恶性贫血和全胃切除术后,肠道细菌或寄生虫感染也可消耗 $VitB_{12}$。

(3) 利用障碍:可见先天性疾病引起 $VitB_{12}$ 输送困难等。

 学有所思

叶酸摄入量不足的原因有哪些?

临床表现

1. 贫血 起病大多缓慢,维生素 B_{12} 缺乏者更明显。常表现有头晕、疲乏、无力、皮肤黏膜苍白,活动后心悸、气短,少数病人可有轻度黄疸。重者出现全血细胞减少,可伴反复感染、出血。

2. 消化道症状 由于胃肠道黏膜萎缩，疾病早期多有食欲缺乏、腹胀、腹泻及便秘。部分病人有舌痛、口角炎、舌质绛红如"牛肉舌"，舌乳头萎缩、舌面光滑等。

3. 神经系统症状 维生素 B_{12} 缺乏者（多见恶性贫血者），可出现神经系统症状，表现周围神经炎：四肢发麻、无力、共济失调，锥体束征阳性，深部知觉减退或消失；部分患者可出现精神异常，如妄想、易怒等多见于叶酸缺乏者；抑郁、失眠、幻觉及精神错乱等多见于 $VitB_{12}$ 缺乏者。

4. 其他 少数病人由于蛋白质摄入不足可伴消瘦，眼睑、下肢水肿，可影响小儿生长发育。粒细胞和血小板减少者，易发生感染和出血。

辅助检查

1. 血象 大细胞正色素性贫血，重者伴全血细胞减少。血涂片可见大卵圆形红细胞，还可见中性粒细胞核分叶过多。

2. 骨髓象 骨髓增生活跃，尤其红系增生显著，可见各阶段巨幼红细胞，其特点为细胞体积大，核发育落后于细胞浆。粒系也有呈"巨幼变"，成熟粒细胞分叶多；巨核细胞体积增大。

3. 叶酸和维生素 B_{12} 测定 对本病诊断有重要价值。血清 $VitB_{12}$ 浓度低于 74pmol/L，血清叶酸浓度低于 6.8nmol/L 均有诊断意义。怀疑恶性贫血者可进行内因子抗体测定。

治疗要点

1. 去除病因 针对不同病因，给予治疗，如纠正偏食、改进烹煮方法、积极补充富有叶酸或维生素 B_{12} 的食物，以及治疗原发病。

2. 补充叶酸和（或）维生素 B_{12}

（1）叶酸：适用于叶酸缺乏者，每次叶酸 5～10mg 口服，3次/日。一般治疗 1～2 个月血象、骨髓象均可恢复正常，若病因已去除，即可停药。维生素 B_{12} 缺乏的贫血，口服叶酸也有效，但是神经系统症状不会减轻，甚至反而会加重，故必须合用维生素 B_{12}。

（2）维生素 B_{12}：适用于维生素 B_{12} 缺乏者，每日维生素 B_{12} 500μg 肌内注射，每周 2 次。无维生素 B_{12} 吸收障碍者，可口服维生素 B_{12} 片剂 500μg，每日 1 次；有神经系统症状，治疗维持半年至 1 年。恶性贫血患者血象正常后，改为 100 微克/月肌内注射，维持终身。

学有所思

对巨幼细胞贫血最具诊断意义的检查是什么？

练习题

填空题

1. 人体对叶酸吸收的主要部位是_____和_____。
2. 叶酸缺乏中摄入量不足主要原因是与食物_____过度有关。

名词解释

巨幼细胞贫血

简答题

巨幼细胞贫血的诊断和治疗方法。

参考答案

填空题

1. 十二指肠　空肠
2. 煮沸

名词解释（答案略）

简答题（答案略）

再生障碍性贫血

定义及发病情况

再生障碍性贫血（简称再障）是由多种病因引起，以造血干细胞数量减少和质的缺陷为主的一类骨髓造血功能衰竭的贫血，临床上以全血细胞减少（红细胞、粒细胞和血小板均减少）为主要表现的一组综合征，可表现为进行性贫血、出血、感染；骨髓检查为造血功能低下。按病程及表现分为急性再障（又称重型再障-Ⅰ型）及慢性再障，慢性再障病情恶化时可演变为急性型又称重型再障-Ⅱ型。

我国再障发病率每年 0.74/10 万人口，各年龄段均可发生，青年发病率较高，男、女发病率无明显差别。

> 再障的临床表现特征为：全血细胞减少。

 **学有所思**

当发生再生障碍性贫血时，哪些细胞可以减少？

病因和发病机制

1. **病因**　多数病人患病原因不明，称为原发性再障；如能查出病因则为继发性再障。可能引起再障的因素如下：

(1) 药物及化学物质：药物中最多见的能引起再障者为氯霉素类抗生素，其次是磺胺类、抗肿瘤化疗药物，化学物质如苯、杀虫剂等。苯广泛用于化工、油漆、染料及皮革等生产，是骨髓抑制的重要毒物。其中抗肿瘤药和苯对骨髓的抑制与剂量有关，剂量大对骨髓抑制严重，而抗生素、磺胺类药物及杀虫剂造成的再障与剂量关系不大，与个体敏感性有关（详见下表）。

(2) 物理因素：主要是 X 线、放射性核素等，长期接触可干扰 DNA 复制，使骨髓细胞生成减少。

(3) 病毒感染：各型肝炎病毒能抑制骨髓造血细胞生成，引起再障；其他病毒如 EB 病毒、风疹病毒等也可引起再障。

表 4-5-1　引起再障的常见药物和化学物质

药物	抗微生物药：氯霉素、合霉素、磺胺药、四环素、链霉素、异烟肼等
	解热止痛药：保泰松、吲哚美辛、阿司匹林、安乃近等
	抗惊厥药：苯妥英钠、三甲双酮等
	抗甲状腺药：甲硫咪唑、卡比马唑、甲硫氧嘧啶等
	其他：氯丙嗪、米帕林、氯喹、甲苯磺丁脲、乙酰唑胺、抗癌药中氮芥、白消安
化学物质	环磷酰胺等
	苯及其衍生物、滴滴涕（DDT）、有机磷农药、染发剂等

2．发病机制

(1) 造血干细胞缺陷（"种子"学说）：上述病因损伤造血干细胞，造成骨髓各系造血细胞显著减少，外周血全血细胞减少。

(2) 造血微环境受损（"土壤"学说）：骨髓微环境由基质细胞、细胞因子及细胞外基质构成，部分再障患者骨髓基质细胞体外培养生长差，基质细胞受损的患者做造血干细胞移植不易成功。

(3) 免疫异常（免疫学说）：再障患者骨髓及外周血淋巴细胞比例增高，T 细胞分泌造血负调控因子明显增多，且发现粒、红、巨核系细胞凋亡亢进，此外，多数患者用免疫抑制剂治疗有效。目前多数学者认为再障的主要发病机制是免疫异常。

 学有所思

请列举三种可以引起再障的药物。

临床表现

主要表现为进行性贫血、出血、反复感染;但肝、脾、淋巴结多无肿大。临床根据病情、病程、起病缓急将再障分为急性(重型)和慢性(非重型)两型。

1. 急性再障(又称重型再障) 起病急、发展快,常以出血和感染表现为主,病初贫血常不明显,但随病程发展而进行性加重,逐渐出现苍白、头昏、心跳气短等症状;感染表现为发热,且发热难以控制,呼吸道感染最常见,其次为泌尿道、皮肤、咽部黏膜等,严重可合并败血症;感染的病原菌多为革兰阴性杆菌、金黄色葡萄球菌和真菌;病人多有出血倾向,60%以上有内脏出血,主要表现为消化道出血、血尿、咯血、眼底出血和颅内出血,后者多为死亡原因之一。皮肤黏膜出血广泛而严重,不易控制。

2. 慢性再障(又称非重型再障) 起病缓、发展慢、病程长,贫血多为主要表现,感染及出血均较轻,且易控制。患者可存活多年,治疗恰当病情可缓解或治愈。少数病情恶化可演变为急性再障(又称重型再障-Ⅱ型),预后极差。

辅助检查

1. 血象 全血细胞减少,急性型较明显,贫血为正常细胞正常色素型,网织红细胞低于正常;血小板减少,出血时间延长;白细胞计数多减少,以中性粒细胞减少为主。

2. 骨髓象 ①急性型骨髓增生低下或极度低下,粒、红、巨核系明显减少;②慢性型多部位骨髓增生减低,各系均减少。

诊断要点

根据症状、体征(脾一般不大)、实验室检查(全血细胞减少,网织红细胞绝对值减少,骨髓至少一部位增生低下)、一般抗贫血药物治疗无效,并能除外其他全血细胞减少的疾病可诊断为再障。

治疗要点

1. 去除病因 凡可能诱发再障的病因均应设法去除,今后不再接触此类物质,禁用对骨髓有抑制作用的药物。

2. 支持治疗

(1)贫血治疗:严重贫血者可输血,慢性贫血症状不明显者,尽量减少输血,以减少输血并发症发生。

(2)防治出血:对皮肤、黏膜出血者,可用酚磺乙胺或糖皮质激素,对颅内、内脏出血应输浓缩血小板或新鲜血,避免外伤,防止出血。

(3)防治感染:做好个人卫生及病室清洁,控制探视人员,减少感染机会。感染发生时,检查感染部位并做细菌培养,同时给予广谱抗生素,根据化验结果再换敏感抗生素。

3. 促造血治疗

（1）雄激素：可适用于急、慢性再障，且对慢性再障疗效较好，为治疗慢性再障的首选药物。作用机理为刺激肾产生促红细胞生成素，同时还对骨髓有直接的刺激红细胞生成的作用。常用的药物有丙酸睾酮，成人剂量50～100mg肌内注射，每日1次，需坚持治疗3～6个月，才能判断是否有效。口服剂型有司坦唑醇（康力龙）、达那唑（大力补），安特尔等，但上述药物对肝有损害，要定期检查肝功能。

> 雄激素为治疗慢性再障的首选药物。

（2）造血生长因子：适用于急慢性再障，尤其是急性再障用免疫抑制剂治疗后，常用制剂为粒-单核系集落刺激因子、粒系集落刺激因子、红细胞生成素等。

4. 免疫抑制治疗

免疫抑制治疗的常用药物有抗淋巴细胞球蛋白或抗胸腺细胞球蛋白，适用于40岁以上或无供髓者的急性重型再障，机理是去除抑制性T淋巴细胞对骨髓的抑制作用，剂量为抗胸腺（或淋巴细胞）球蛋白（ATG、ALG）5～10 mg/（kg·d），静脉注射5d为一疗程。

> 急性重型再障常选用免疫抑制治疗。

环磷酰胺、甲泼尼龙等有时也能取得一定效果；环孢素可用于急、慢性再障治疗，但起效慢，剂量为5～10 mg/（kg·d），如果疗效好，可延长疗程至3～6个月。

5. 造血干细胞移植　是治疗重型再障的最佳方法，能达到根治的目的，适用于40岁以下有合适供髓者急性再障患者。

6. 其他治疗

（1）胎肝细胞输注：采用4～5个月胎儿肝组织制成悬液，给病人输注。

（2）糖皮质激素：对造血干细胞作用不能肯定，但可减少毛细血管出血。

（3）脾切除：由于脾引起红细胞破坏过多，成为患者贫血的重要原因，可行脾切除术，术后贫血常可减轻。

学有所思

再生障碍性贫血的血象和骨髓象有什么特点？

练习题

名词解释

再生障碍性贫血　全血细胞减少

填空题

1. 急性再障又称为____，起病急、发展快，早期以____和____为主要表现。
2. 慢性再障起病缓、病程长，多以____为主要表现，治疗时临床多选用____。

简答题

1. 简述再障诊断要点。
2. 简述再障的治疗。

参考答案

名词解释（答案略）

填空题

1. 重型再障　出血　感染
2. 贫血　雄激素

简答题（答案略）

4.5.2 白血病

定义、分类及发病情况

白血病是一类原因未明的造血干细胞的恶性克隆性疾病。由于造血干细胞发生恶性克隆性改变，异常原始细胞（白血病细胞）分化成熟障碍、增殖失控、凋亡受阻，在骨髓及其他造血组织中弥漫性、恶性增生，浸润破坏体内脏器和组织，而正常造血受抑制，临床上产生贫血、出血、感染，肝、脾、淋巴结肿大等各种症状和体征。

> 白血病是一类原因未明的造血干细胞的恶性克隆性疾病。

临床常用的白血病分类方法如下：

1. 根据白血病细胞成熟程度和白血病自然病程分为急性和慢性两类。急性白血病起病急，骨髓及外周血中多为原始及早幼细胞，病情发展迅速，病程仅数月。慢性白血病起病缓慢，白血病细胞多为成熟和较成熟的细胞，病情发展慢，自然病程一般在一年以上。

2. 按照主要受累细胞系列将急性白血病分为急性淋巴细胞白血病与急性非淋巴细胞白血病。

急性淋巴细胞白血病又分成3种亚型：①L_1型：白血病淋巴细胞以小细胞为主；②L_2型：白血病淋巴细胞以大细胞为主；③L_3型：白血病淋巴细胞以大细胞为主，形态较一致。

急性非淋巴细胞白血病分成8型：①急性髓细胞白血病微分化型

(M_0)；②急性粒细胞白血病未分化型（M_1），预后较差；③急性粒细胞白血病部分分化型（M_2）；④急性早幼粒细胞白血病（M_3）；⑤急性粒-单核细胞白血病（M_4）；⑥急性单核细胞白血病（M5）；⑦急性红白血病（M_6）；⑧急性巨核细胞白血病（M_7）。

慢性白血病常见慢性粒细胞白血病和慢性淋巴细胞性白血病。

我国白血病发病率为2.76/10万，急性白血病比慢性白血病多见，其中以急性非淋巴细胞白血病最多，其次为急性淋巴细胞白血病、慢性粒细胞白血病。成人中以急性非淋巴白血病多见。儿童以急性淋巴细胞白血病多见。我国白血病发病率与亚洲国家相近，低于欧美国家。

病因和发病机制

白血病的病因目前尚不完全清楚，可能发病的有关因素如下：

1. **病毒** 已经证明C型RNA肿瘤病毒是某些动物患白血病的病因。从动物白血病细胞分离出C型RNA病毒接种于多种动物包括人以外的灵长类动物，常能发生白血病。人类白血病病因的研究，到目前为止已肯定证明人类T淋巴细胞病毒-Ⅰ能引起成人T细胞白血病（ATL）和淋巴瘤，并从恶性T细胞中已分离出病毒，就是一种C型逆转录RNA病毒。

2. **放射** 电离辐射可致白血病已被肯定。一次大剂量或多次小剂量照射均可引起白血病。常见急性淋巴细胞白血病、急性粒细胞白血病或慢性粒细胞白血病。

3. **化学因素** 多种化学物质或药物可诱发白血病，苯及其衍生物已被认为可致白血病。氯霉素、保泰松、烷化剂及细胞毒药物均有可能致白血病。

4. **遗传因素** 遗传因素与白血病发病有关。一个家族中偶有多个白血病患者发生。有染色体异常的一些遗传性疾病，如先天愚型、先天性再生障碍性贫血（Fanconi综合征）等较易发生白血病。

白血病发病机制非常复杂，可能是在上述各种因素作用下，机体免疫功能缺陷，对恶性细胞不能识别及消灭，最终导致白血病。

急性白血病

定义

急性白血病是造血干细胞克隆性恶性疾病，发病时骨髓中大量白血病细胞增殖并浸润各种器官和组织，而正常造血受抑制，临床上以贫血、发热、出血和肝、脾、淋巴结不同程度肿大等为主要表现。

临床表现

多急性起病，常有高热或明显出血表现；也有部分缓慢起病，表现为疲乏、低热、伤口出血不止等。本病主要表现为发热、出血、贫血及各种器官和组织浸润所引起的症状和体征。现分述如下：

1. 发热　发热为半数患者早期常见症状，可高热也可低热；①较高发热常说明有继发感染。发生感染最主要原因是成熟粒细胞缺乏，其次人体免疫力低下；②感染部位以口腔炎、牙龈炎、咽峡炎最常见，且可伴溃疡或坏死；还有肺部感染及肛周炎、肛周脓肿。严重时可致菌血症或败血症；③最多见致病菌为革兰阴性杆菌如铜绿假单胞菌、肺炎球菌、大肠埃希菌等，还有金黄色葡萄球菌等革兰阳性球菌。疾病后期常伴真菌感染，这与长期应用广谱抗生素、糖皮质激素、细胞毒类化疗药物有关。还可有病毒感染如带状疱疹等。

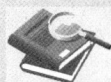

相关链接——发热与血液病

发热是某些血液病常伴有的症状，例如白血病、淋巴瘤、粒细胞缺乏症等。血液病发热的原因常由于正常成熟白细胞形成减少，特别是中性粒细胞少，使机体防御能力降低，免疫反应、抗体形成均低下，血液病中恶性疾病化疗期间上述防御功能进一步遭到破坏，患者常易导致感染性发热，引起感染的常见病原体为细菌、病毒、真菌。

2. 出血　多数病人有不同程度的出血表现，出血部位可遍及全身，尤其急性早幼粒细胞白血病易合并弥散性血管内凝血（DIC），出血可更严重。常见皮肤瘀点、瘀斑、鼻出血、齿龈出血、口腔血肿、子宫出血。眼底出血可致视力障碍，颅内出血最为严重，常表现剧烈头痛、呕吐，两侧瞳孔大小不等，多随之昏迷而死亡。出血最主要原因是正常血小板减少。

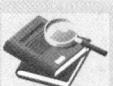

相关链接——出血倾向

出血倾向是血液病常见的表现，指的是止血和凝血功能障碍而引起自发性出血或轻微创伤后出血不易停止的一种症状。其发生原因可分为三种：①血小板数量减少或功能异常：如原发性血小板减少性紫癜、再生障碍性贫血、先天性血小板无力症等；②血管壁异常：如过敏性紫癜、老年性紫癜；③凝血因子减少或缺乏：如各型血友病、维生素 K 缺乏症等。出血常见的部位是皮肤黏膜（口腔、鼻腔、牙龈等）、关节腔、内脏出血（咯血、呕血、便血、血尿及阴道出血）。严重时可发生颅内出血，多危及生命。

3. 贫血　部分病人早期可无贫血，随病情发展而进行性加重，贫血原因主要是正常红细胞生成减少。

白血病的临床表现主要有：发热、出血、贫血及各种器官和组织浸润所引起的症状和体征。

4．白血病细胞浸润器官和组织的表现

（1）骨骼和关节：常有胸骨下段局部压痛，提示骨髓腔内白血病细胞过度增生。四肢骨骼、关节可有疼痛，常以儿童多见。

（2）肝、脾、淋巴结肿大：白血病细胞浸润多发生在肝、脾及淋巴结，一般肝、脾轻度至中度肿大。淋巴结肿大以急性淋巴细胞白血病较多见。

（3）中枢神经系统白血病：中枢神经系统被白血病细胞浸润时，多发生在缓解期，轻者表现头痛、头晕，重者表现为头痛、呕吐、颈强直，甚至抽搐、昏迷，但不发热，脑脊液压力增高。发生原因是由于化疗药物不易通过血脑屏障，隐藏在中枢神经系统的白血病细胞不能被有效杀伤所致。

（4）其他部位：牙龈可增生、肿胀；眼部常见白血病细胞浸润眼眶骨膜，可引起眼球突出、复视或失明；睾丸受浸润表现无痛性肿大，多为一侧性。

辅助检查

1．血象　多数病人白细胞计数增多，甚至可大于$100×10^9/L$，部分病人白细胞数正常或减少。分类中可发现原始细胞及幼稚细胞。

贫血轻重不同，一般属正常细胞性贫血。早期血小板轻度减少或正常，晚期明显减少。

2．骨髓象　骨髓检查是诊断白血病的重要依据，多数骨髓增生明显活跃或极度活跃，主要细胞为白血病原始细胞和幼稚细胞，正常粒系、红系细胞及巨核细胞系统均显著减少。

3．其他　白血病患者血液中尿酸浓度及尿液中尿酸排泄均增加，在化疗期间更显著，甚至出现尿酸结晶，这是由于大量细胞被破坏所致。患者发生 DIC 时可出现凝血功能障碍。急性单核细胞白血病血清和尿溶菌酶活性增高，急性粒细胞白血病不增高，而急性淋巴细胞白血病常降低。

诊断要点

根据临床表现（贫血、出血、发热、骨痛）、血象、骨髓象的检查可以确诊，目前常用的诊断标准是 WHO 诊断标准，即骨髓中原始细胞≥20% 可做出诊断（FAB 分型中的诊断标准是原始细胞≥30%）。

 学有所思

急性白血病的症状有哪些？骨髓象有什么特点？

治疗要点

近些年来急性白血病治疗已有明显进展，表现在支持治疗加强、有效联合化疗方案应用及造血干细胞移植的推广。在治疗期间，为治疗需要及

减少患者反复穿刺的痛苦，建议留置深静脉导管。

1．支持治疗　病情较重的病人需卧床休息，最好是将病人安置在隔离病室或无菌层流室进行治疗。

（1）防治感染：加强皮肤、口腔、肛门、阴道护理，以防交叉感染。有发热多是感染引起，感染病灶未明，应查找原因，需作胸部X线检查、咽拭子及血培养和药敏试验，同时应用广谱抗生素治疗，待培养结果出来后再更换抗生素。严重者可输新鲜血及采用粒细胞集落刺激因子或粒-单核细胞集落刺激因子，均具有提高粒细胞数量作用。

（2）控制出血：血小板计数过低引起出血应输浓缩血小板悬液或新鲜血。为预防严重出血，需要维持血小板 $\geqslant 20 \times 10^9$/L。

（3）纠正贫血：严重贫血可输浓缩红细胞或全血。

（4）预防尿酸肾病：由于大量白血病细胞被破坏，化疗时则更甚。血液及尿液中尿酸浓度明显增高，可产生尿酸肾结石，并引起肾小管阻塞，病人表现少尿无尿，严重者可致肾衰竭。故要求病人多饮水并碱化尿液，必要时静脉补液；给予别嘌醇100mg口服，3次/日，以抑制尿酸合成。

（5）加强营养：白血病为严重消耗性疾病，特别在化疗、放疗中消耗更重，应重视补充营养，给予患者高蛋白、高热量、高维生素易消化食物，维持水、盐平衡，必要时可经静脉补充营养，以保证化疗、放疗顺利进行，杀伤更多白血病细胞。

2．化学治疗　现将常用化疗药物列表如下：

表4-5-2　治疗急性白血病常用化疗药物

药名	类别和药理作用	疗效 急淋	疗效 急非淋	主要副作用
长春新碱（VCR）	生物碱，抑制有丝分裂	+	±	末梢神经炎、消化道反应
泼尼松（P）	糖皮质激素，破坏淋巴细胞	+	-	库欣综合征、易感染、高血压、糖尿病、溃疡病、高尿酸血症
巯嘌呤（6-MP）	抗嘌呤代谢，阻碍DNA合成	+	+	骨髓抑制、肝损害
巯鸟嘌呤（6-TG）	同上	+	+	同上
甲氨蝶呤（MTX）	抗叶酸代谢，干扰DNA合成	+	±	口腔、胃肠道黏膜溃疡、骨髓抑制、恶心、呕吐、肝损害

药名	类别和药理作用	疗效 急淋	疗效 急非淋	主要副作用
阿糖胞苷（Ara-C）	抗嘧啶代谢，阻碍DNA合成	+	+	恶心、骨髓抑制、口腔溃疡
环胞苷（CY）	同上	+	+	同上
门冬酰胺酶（L-ASP）	酶类，影响癌细胞蛋白合成	+	−	肝损害、过敏反应、高尿酸血症、出血、白细胞减少
柔红霉素（DAUN/DNR）	抗生素，抑制DNA、RNA合成	+	+	骨髓抑制，心脏毒性，消化道反应
阿霉素（ADM）	同上	+	+	同上
高三尖杉酯碱（H）	生物碱，抑制DNA、RNA合成	−	+	骨髓抑制、心脏毒性、消化道反应
环磷酰胺（CTX）	烷化剂，破坏DNA	±	+	骨髓抑制、脱发、恶心、出血性膀胱炎、肝损害
维A酸（ATRA）	肿瘤细胞诱导分化剂，使白血病细胞分化为具有正常表型功能的血细胞	−	+	皮肤黏膜干燥，消化道反应、肝损害
羟基脲（HU）	抗嘧啶嘌呤代谢，阻碍DNA合成	−	+	消化道反应，骨髓抑制
依托泊苷（VP16）	生物碱，干扰DNA、RNA合成	−	+	骨髓抑制、消化道反应

（1）化疗方法：急性白血病的化疗过程分为两个阶段，即诱导缓解和缓解后（巩固强化）治疗。

诱导缓解：是指从化疗开始到完全缓解。完全缓解标准是白血病的症状、体征消失，血象和骨髓象基本正常，即血象 Hb ≥ 100g/L（男）或 90g/L（女），中性粒细胞绝对值 ≥ 1.5×10^9/L，血小板 ≥ 100×10^9/L，外周血分类中无白血病细胞；骨髓象原始、幼稚白血病细胞 ≤ 5%，红系、粒系、巨核系正常。

急性白血病治疗前，体内白血病细胞数量约为 $10^{10} \sim 10^{13}$/L，达到完全缓解时体内白血病细胞数约减少到 $10^8 \sim 10^9$/L 以下。目前多采用联合化疗，优点是各药物作用在细胞周期不同阶段，且有协同作用及各药物副作用不重叠，对重要脏器损伤较小，以提高疗效。白血病细胞增殖周期大致为5天，每一化疗疗程需7~10天，使在各增殖周期白血病细胞都有机会被药物杀灭。给药时剂量要充足，第一次缓解愈早愈彻底，则缓解期愈长，生存期亦愈长，常用联合化疗方案见下表。

目前急性淋巴细胞白血病首选VP方案，即长春新碱1~2毫克/周，静脉注射，泼尼松40~60mg/d，分次口服，可连续用药4~5周，若疗效不佳时，可改用VDP或VLP或四种药物同时应用（VLDP）等方案。急非淋白血病一般常用DA方案，即柔红霉素40mg/d，静注第1~3天，阿糖胞苷100~150mg/d，静注第1，5，7天，间隔1~2周后开始第二疗程；或使用HOAP或HA方案及其他方案。国内发现对急性早幼粒细胞白血病患者可采用维A酸口服治疗直至缓解，维A酸对白血病细胞有诱导分化作用，维A酸联合其他化疗药物其完全缓解率可达70%~95%，还可降低"维A酸综合征"（表现：发热、呼吸困难、低血压及急性肾衰竭等）的发生率和死亡率。

> 急性淋巴细胞白血病首选VP方案。

（2）缓解后（巩固强化）治疗：达到完全缓解后体内尚有（10^8~10^9）/L白血病细胞，缓解后治疗目的是继续消灭体内残存的白血病细胞，防止复发，延长缓解期，争取治愈。巩固治疗方法为化疗和造血干细胞移植：①急性淋巴细胞白血病可用原诱导缓解方案4~6个疗程，或轮换使用多种药物，以后进入维持阶段每月维持治疗一次，逐步延长间歇期，总疗程一般需3年。②急非淋白血病可用原诱导方案巩固4~6个疗程，或中剂量阿糖胞苷为主的强化治疗等。化疗每1~2个月1次，共计2年，以后随访观察，如有复发再行治疗。急性早幼粒细胞白血病获得完全缓解后，采用化疗与维A酸交替维持治疗2~3年较合适，复发者用砷剂治疗仍有效。

> 巩固治疗方法为化疗和造血干细胞移植。

表4-5-3 急性白血病常用联合化疗方案

治疗方案	药物剂量（mg）	用法	说明
急性淋巴细胞白血病			
VP	VCR 1~2	第1天，每周1次，静脉注射	
	P 40~60	每日分次口服	
VDP	VCR 1~2	第1天，每周1次，静脉注射	完全缓解率74%
	DAUN 30~40	第1~3天，每周3次，静脉注射	
	P 40~60	每日分次口服	
VLP	VCR 1~2	第1天，每周1次，静脉注射	完全缓解率72%
	L-ASP 5000~10000（U）	每日1次，共10天，静脉滴注	
	P 40~60	每日分次口服	

续表

治疗方案	药物剂量（mg）	用法	说明
MVLD	MTX 50～100	第1天1次，静脉注射	
	VCR 1～2	第2天1次，静脉注射	
	L-ASP 2000（U）	第2天1次，静脉滴注	
	DXM（地塞米松）6.75	每日分次口服，共10日	
急性非淋巴细胞白血病			
DA	DAUN 或 ADM 40	第1～3天，每日1次，静脉注射	1个疗程为7天
	Ara-C 150	第1～7天，每日1次，静脉滴注	间歇1～2周 完全缓解率60%
HOAP	H 4～6	第1～7天，每日1次，静脉滴注	
	VCR 2	第1天，每周1次，静脉注射	
	Ara-C 150	第1～7天，每日1次，静脉滴注	
	P 40～60	每日分次口服	

（3）化疗药物毒副作用的防治

1）局部反应：某些化疗药物，如柔红霉素、氮芥、阿霉素等多次静注可引起静脉炎，故在静注后要用生理盐水冲洗静脉，以减轻其刺激。若发生静脉炎需及时使用普鲁卡因局部封闭或冷敷，休息数天直至静脉炎痊愈，否则可造成静脉闭塞。静注时，注意血管要轮换使用。药液外溢皮下可引起局部组织的炎症甚至坏死，处理同静脉炎。

2）骨髓抑制：抗白血病药物在杀伤白血病细胞的同时也会损害正常细胞，在化疗中必须定期查血象，做骨髓穿刺，以便观察疗效及骨髓受抑制情况。

3）消化道反应：某些化疗药物可以引起恶心、呕吐、纳差等反应。化疗期间病人饮食要清淡、易消化和富有营养，必要时可用止吐镇静剂。

4）其他：长春新碱能引起末梢神经炎、手足麻木感，停药后可逐渐消失。柔红霉素、高三尖杉酯碱类药物可引起心肌及心脏传导损害，用药时要缓慢静滴，注意复查心电图。甲氨蝶呤可引起口腔黏膜溃疡，甲酰四氢叶酸钙可对抗其毒性作用。环磷酰胺可引起脱发及出血性膀胱炎所致血尿，有血尿必须停药。

3．中枢神经系统白血病的防治 由于化疗药物通过血脑屏障困难，因此隐藏在中枢神经系统内的白血病细胞常是白血病复发的根源。防治中枢神经系统白血病是治疗急性白血病的一部分。常在缓解前或后鞘内注射甲氨蝶呤，每次 10mg，可同时加地塞米松 5～10mg，每周 2 次，共 3 周。也可用阿糖胞苷鞘内注射。需同时做头颅和脊髓放射治疗。若中枢神经系统白血病已经发生，可用上述方法治疗。

4．睾丸白血病治疗　药物疗效不佳，必须放射治疗，且需要两侧睾丸同时放射治疗。

5．造血干细胞移植　其中以骨髓移植作为治疗白血病方法已应用多年，原理是先用全身放疗和强烈的免疫抑制剂尽量将病人体内白血病细胞最大可能全部杀灭，同时充分抑制病人免疫功能，然后植入正常人的骨髓，以使病人恢复正常造血功能及免疫功能。进行移植的时间目前主张在急性白血病第一次完全缓解时进行，年龄控制在 50 岁以下。骨髓移植后早期主要并发症是严重感染及出血、移植物被排斥，以后是移植物抗宿主病。

近年临床试用自体骨髓移植或自体外周血干细胞移植，结果可使部分病人无病生存时间明显延长。正常脐血输注，使之重建造血，目前主要用于治疗儿童患者。

 **学有所思**

什么是中枢神经系统白血病？如何预防？

练习题

名词解释

白血病、完全缓解

填空题

1．急性白血病缓解后治疗方法包括____和____。
2．白血病发病可能相关因素除病毒感染、电离辐射外，还有____、____。
3．急性白血病发生感染最主要原因是____，其次是____。

简答题

1．简述急性白血病的诊断要点。
2．简述急性白血病的治疗要点。
3．简述中枢神经系统白血病临床表现、发生原因及预防措施。

参考答案

名词解释（答案略）

填空题

1．化疗　造血干细胞移植

2. 化学因素　遗传因素
3. 成熟白细胞减少　免疫力低下

简答题（答案略）

慢性粒细胞白血病

定义及发病情况

> 慢性白血病在我国以慢性粒细胞白血病多见。

慢性白血病按细胞类型分为粒、淋巴、单核细胞白血病三型，我国以慢性粒细胞白血病（慢粒）为多见，其临床特点：病程发展缓慢，化疗后中位生存期为 3～4 年，外周血粒细胞明显增多且不成熟，在绝大多数病人受累细胞中可找到 Ph 标记染色体，可有脾大甚至达巨脾程度。慢粒以中年最多见，且男性多于女性。

临床表现

慢性粒细胞白血病自然病程可分为慢性期、加速期及急变期。

1. **慢性期**　起病缓、早期常无自觉症状。出现症状常是乏力、消瘦、低热、多汗或盗汗等代谢率增高的表现。脾大常为突出体征，可引起左上腹不适，随病情进展脾逐渐增大，可达脐水平甚至可伸入盆腔。若发生脾梗死或脾周围炎时，可引起局部疼痛。多数病例可有胸骨中下段压痛。慢性期可持续 1～4 年。

2. **加速期**　主要表现为发热，骨骼及关节痛，贫血、出血加重，脾迅速肿大。对原来治疗有效药物变为无效。加速期可持续几个月至数年。

3. **急变期**　表现与急性白血病相似，常有严重贫血、出血、感染发热等症状。急变期多数为急粒变，少数为急淋变。此期是慢粒的终末期，预后极差。

学有所思

慢性粒细胞白血病患者的受累细胞中可以找到何种染色体？慢粒的临床表现分几期？

辅助检查

1. **血象**　慢性期白细胞计数多 $> 20 \times 10^9/L$，疾病晚期可达 $100 \times 10^9/L$ 以上，分类中各阶段中性粒细胞均增多，以中幼和晚幼、杆状核粒细胞为主，原始细胞 $< 10\%$。血红蛋白早期可正常，血小板计数正常或增多，晚期血红蛋白及血小板可明显下降。加速期原始细胞 $\geq 10\%$。

2. 骨髓象 骨髓呈现粒细胞系列增生极度活跃，中幼粒、晚幼粒细胞明显增多，慢性期原始粒细胞＜10%，急变期可明显增高达30%～50%或更高。

3. 染色体检查及其他 90%以上慢粒病人血细胞中出现Ph染色体。Ph染色体是9号染色体长臂远端与22号染色体长臂易位，并形成融合基因，其编码蛋白为P210，P210可导致粒细胞转化、增殖，目前认为P210在慢粒发病中起重要作用。Ph染色体可见于粒、红、单核及巨核细胞中。少数患者Ph染色体呈阴性，此类患者预后较差。血清及尿中尿酸浓度增高，与化疗后大量白细胞破坏有关。

> 90%以上慢粒病人血细胞中出现Ph染色体。

诊断要点

临床表现贫血、脾大及Ph染色体阳性对诊断有帮助，确诊主要依靠血象及骨髓象。

治疗要点

1. 化学治疗 化疗药物有羟基脲、白消安、靛玉红、氮芥类药物，其中首选羟基脲。

> 羟基脲为治疗慢粒的首选药物。

（1）羟基脲：药效作用迅速，持续时间短，用药后2～3天细胞数下降，停药后又很快回升。常用剂量为每日3g分两次口服。有资料表明该药治疗慢粒中位数生存期比白消安治疗者为长，且急变率低，为目前首选化疗药物。

（2）白消安（busulfan，马利兰）：为一种烷化剂，用药2～3周后外周血白细胞开始减少，停药后白细胞持续减少2～4周。始用剂量为每日4～6mg，口服。当白细胞数降至$20×10^9/L$时，宜暂停药，待稳定后改用小剂量维持，每1～3天给药2mg，白细胞应保持在$(7～10)×10^9/L$。白消安毒副作用主要是骨髓抑制、血小板减少或全血细胞减少；还可引起皮肤色素沉着、阳痿或停经，还可能促使急性变。

（3）其他药物：靛玉红，从青黛中提取的主要成分，剂量为150～和300mg/d，分3次口服，本药副作用有腹泻、腹痛、便血等症状，使用时要慎重。小剂量Ara-C可控制病情发展；环磷酰胺、砷剂及其他联合化疗也有效，但均在上述药物无效时才考虑应用。

2. α-干扰素 剂量为300～500万U/d，肌内或皮下注射，每周3～7次，需使用数月至数年不等，可使部分病人血细胞Ph染色体减少。白细胞过高者头1～2周可加用羟基脲或小剂量阿糖胞苷。

3. 造血干细胞移植 是目前普遍认为根治性标准治疗方法。异基因骨髓移植需在慢粒慢性期缓解后尽早进行，同胞间移植后患者3～5年无病存活率60%～80%。自体骨髓移植后复发率较高。

4. 其他治疗

脾放射：脾大明显而化疗效果不佳时，可做脾区放射治疗。

别嘌呤醇 100mg，tid，且每日饮水 1500ml 以上，以防化疗期间细胞破坏过多过速引起的尿酸肾病。

5. 加速期治疗　造血干细胞移植，试用伊马替尼、干扰素联合化疗药物等。

6. 急变期治疗　按急性白血病的化疗方法治疗。

练习题

简答题

1. 慢粒白血病的病程分哪几期，各期临床表现特点有哪些？
2. 慢粒诊断要点及治疗首选药物。

（参考答案：略）

4.5.3　特发性血小板减少性紫癜

定义及发病情况

特发性血小板减少性紫癜（idiopathic thrombocytopenic purpura，ITP）是由于外周血的血小板免疫性破坏过多，寿命缩短，造成血小板减少的出血性疾病。临床主要表现为皮肤、黏膜、内脏出血，血液中血小板减少，出现抗血小板自身抗体，骨髓巨核细胞成熟障碍。依其表现可分急性及慢性两型，急性型多见于儿童，慢性型多见成人，以女性常见。

> ITP 的临床特点有皮肤黏膜内脏出血，血小板减少，出现抗血小板自身抗体，骨髓巨核细胞成熟障碍。

病因和发病机制

病因未完全阐明，发病与以下因素有关。

1. 免疫因素　免疫因素可能是 ITP 发病的重要原因：80% 以上患者血小板表面可检测出抗体，称血小板相关抗体，多为免疫球蛋白 IgG 型。

2. 肝、脾因素　与抗体结合的血小板主要在脾遭到破坏，肝也有类似破坏作用。另外，体外培养证实 ITP 病人脾能产生血小板相关抗体 IgG，病人做脾切除后，多数血小板计数上升，血小板抗体有所下降，表明脾在发病中起作用。

3. 感染因素　细菌或病毒感染与 ITP 发病有密切关系，理由是 80% 急性型在发病前 2 周有上呼吸道感染，慢性型常因感染而使病情加重，且在病毒感染后可在血中发现抗病毒抗体或免疫复合物。

4. 其他　慢性型女性病人以青春期与绝经期前易发病，可能是雌激素抑制血小板生成及促进单核-巨噬细胞对抗体结合血小板的破坏有关。毛细血管脆性增高，也加重出血。实验显示 ITP 的发生可能受基因的调控，即与遗传因素有关。

临床表现

本病分急性型和慢性型：

1. 急性型　多见于儿童，80%以上起病前1～2周有上呼吸道感染或病毒感染史，起病急骤，可出现畏寒、发热和出血表现。皮肤可有大片瘀斑，甚至血肿，常先出现于四肢，尤以下肢为多；黏膜出血多位于鼻、齿龈、口腔及眼结膜；当血小板低于20×10^9/L时，可有内脏出血，如消化道及泌尿道出血，颅内出血可危及生命。急性型病程多在4～6周自愈，痊愈后很少复发。

2. 慢性型　以40岁以下的青年女性多见。起病缓慢且不易察觉，女性病人常以月经过多为主要表现。一般出血症状较轻，常表现为反复发作皮肤及黏膜瘀点、瘀斑，可伴轻度脾大，每次发作常持续数周或数月，可迁延多年，病情可因感染而加重。经治疗后少部分病人可痊愈或缓解。

辅助检查

1. 血象　血小板计数减少程度不一，急性型常低于20×10^9/L，慢性型常在50×10^9/L左右。失血多可出现贫血，白细胞计数多正常。

2. 骨髓象　骨髓巨核细胞数量增多或正常，其中产生血小板型巨核细胞减少。

3. 其他　出血时间延长，血块回缩不良，束臂试验阳性。血小板寿命明显缩短，最短者仅几小时，80%以上ITP患者可测出血小板相关抗体及血小板相关补体阳性，主要抗体为免疫球蛋白IgG。

诊断要点

根据出血表现、血小板减少，骨髓内巨核细胞增多或正常，并排除了继发性血小板减少性紫癜，一般诊断可以确立。

治疗要点

1. 一般治疗　血小板明显减少，出血严重者应卧床休息，感染时应使用抗生素。

2. 糖皮质激素　为本病首选药物，有效率达80%，该类药物可减少抗体生成，抑制血小板与抗体结合，阻滞单核-巨噬细胞破坏血小板（主要是脾、肝），并降低血管壁通透性。一般用药后数日即可改善出血症状，但不能根治，停药后易复发。急重症可静脉点滴甲基泼尼松龙或地塞米松，病情好转后改口服泼尼松，一般10～20mg，3次/日，或30～60mg/d顿服。待血小板接近正常，可逐渐减量，常用小剂量（每日5～10mg）维持3～6个月。

ITP治疗的首选药物是糖皮质激素。

3. 脾切除　适应证：①应用糖皮质激素治疗6个月以上无效者；②糖皮质激素有效，但维持量必须大于30mg/d。脾切除作用机制是减少血小板破坏及抗体的产生，切脾后约 70% 可获疗效。一般不做首选治疗。

4. 免疫抑制剂　用以上治疗方法无效或疗效差或不能切脾者，可应用糖皮质激素加用免疫抑制剂，或单独使用免疫抑制剂。常用药物有硫唑嘌呤、环磷酰胺、长春新碱、环孢素等。上述药物有抑制骨髓造血功能的副作用，使用时应慎重。

5. 急症处理

（1）输血和输血小板：适用于危重出血者、脾切除术前准备或做其他手术及合并严重并发症，输新鲜血或浓缩血小板悬液有较好止血效果。多次输注，易产生同种抗体使血小板遭到破坏而使疗效下降。

（2）血浆置换：可清除抗体或免疫复合物，适用于急性型病人。

（3）大剂量甲泼尼龙：1g/d，静脉注射，3～5 次为一个疗程。机制是抑制单核-巨噬细胞系统对血小板的破坏。

（4）静注免疫球蛋白（IVIG）：常规剂量为 400mg/（kg·d），连用 5 天，机制为封闭单核巨噬细胞系统上的 Fc 受体，中和和抑制自身抗体的产生等。

6. 其他　达那唑为合成的雄性激素与糖皮质激素有协同作用，2～3 个月为一个疗程，作用机制与抗雌激素、免疫调节有关。

学有所思

特发性血小板减少性紫癜治疗时的首选药物是什么？

练习题

名词解释

特发性血小板减少性紫癜

填空题

1. 特发性血小板减少性紫癜发病相关因素除与雌激素、遗传因素有关外，还与＿＿因素、＿＿因素及＿＿＿因素有关。
2. 慢性型发病多见人群为＿＿＿＿，主要表现为＿＿＿＿。
3. 治疗本病首选药物是＿＿＿＿。

简答题

简述特发性血小板减少性紫癜治疗方法。

参考答案

名词解释（答案略）

填空题

1. 感染　肝脾　免疫
2. 青年女性　月经过多
3. 糖皮质激素

简答题（答案略）

4.5.4　血栓性疾病

定义及发病情况

血栓形成是指在一定条件下血液有形成分在血管内形成栓子，造成血管部分或全部堵塞、相应组织和（或）器官缺血、缺氧、坏死（动脉血栓）及淤血、水肿（静脉血栓）等血供障碍的病理过程。依血栓组成成分分为血小板血栓、红细胞血栓、纤维蛋白血栓和混合血栓等。按血管种类可分为动脉性、静脉性和毛细血管性血栓。

病因和发病机制

血栓形成是一种涉及许多彼此相互作用的遗传和环境因素的多因素变化的过程，病因未完全阐明，目前认为与以下几个方面的因素有关：①血管壁内皮损伤导致血栓的形成；②血液流变学的改变导致血栓的形成；③血小板数量增加、活性增强等血小板的改变促进血栓的形成；④血液凝固性增高导致血栓的形成；⑤抗凝活性减低导致血栓的形成；⑥纤溶活性降低也可促进血栓形成。

临床表现

1. 动脉血栓形成

动脉血栓形成主要累及心血管、脑血管和外周动脉血管，这些部位的血栓形成多数是在动脉粥样硬化斑块破裂的基础上形成的，即血管内皮的损伤导致血栓形成，严重导致心肌梗死、脑梗死和急性下肢缺血、坏死等。因此，动脉粥样血栓形成就是在动脉粥样硬化基础上斑块破裂和血栓形成，导致血管事件甚至血管性死亡的过程。

2. 静脉血栓栓塞

深静脉血栓形成导致受累局部血液回流不畅，发生淤血和水肿，甚至局部坏死；另外，深静脉系统的血栓可以顺血流栓塞到肺动脉导致肺栓塞，甚至导致死亡（致死性肺栓塞）；在发生静脉血栓栓塞以后，许多患者仍然存在下肢水肿和（或）肢体营养障碍，称为血栓后综合征，影响患者的生活质量。

肺栓塞多发生在深静脉血栓形成的基础之上，尤其近端（腘静脉以上包括腘静脉）深静脉血栓形成。肺栓塞如不能及时诊断和有效治疗，死亡率可以高达30%，多数死亡发生在2h以内，1h内死亡11%，许多患者根本来不及挽救，因此，对于肺栓塞应该从预防深静脉血栓形成开始。

3. 毛细血管血栓形成　常见于弥散性血管内凝血，血栓性血小板减少性紫癜等。临床表现为皮肤黏膜栓塞性坏死，微循环不良可致器官功能障碍发生。

诊断要点

此类疾病的诊断主要基于病史、查体和辅助检查，如CT检查、血管超声和血管造影等。

治疗要点

1. 治疗基础疾病　控制糖尿病，高脂血症、防治动脉粥样硬化症。
2. 抗血小板药物

急性血栓形成中血小板活化起着重要的作用，血小板被激活后，触发血小板黏附、活化和聚集，形成血小板栓子，导致血栓形成。有效地抗血小板治疗已成为急性血栓形成的常规治疗。常用的药物包括环氧化酶抑制剂、特异性因子Xa抑制剂、Ⅱb/Ⅲa受体拮抗剂等。

（1）环氧化酶抑制剂：代表药物为阿司匹林，通过抑制血小板内的环氧化酶达到阻断血小板积聚而发挥抗血栓作用。小剂量（50～150mg/d）阿司匹林可以选择性抑制血小板聚积；大剂量（>500mg/d）不但不能增加疗效，反而会引起明显的胃肠道反应、过敏反应、血小板减少和出血等不良反应。在抗血栓的一级预防中，目前尚无研究证明其他抗血小板药物治疗优于阿司匹林。

（2）二磷酸腺苷ADP受体拮抗剂：是一种强有力的抗血小板制剂，可抑制ADP诱导的血小板的聚集，常用药物为噻氯匹定（ticlopidine，抵克力得），250 mg/d，常见的副作用是胃肠道反应，皮疹、出血等，一般不严重，停药后自然消失。最严重的副作用是骨髓抑制，包括粒细胞及各类血细胞减少；长期口服噻氯匹定后还可致总胆固醇水平升高，发生率为9%，该药因其副作用较大，现已被氯吡格雷所代替。氯吡格雷（clopidogrel，波立维）常用剂量75mg/d，药理作用同噻氯匹定。起效快，口服2h即起效而没有噻氯吡啶引起粒细胞减少的副作用。

（3）血小板膜糖蛋白（GP）Ⅱb/Ⅲa受体拮抗剂：有强的抗血小板聚集反应，应用GP Ⅱb/Ⅲa受体拮抗剂治疗，短期内可降低突发性血管闭塞及冠脉血栓形成的发生率，长期观察可明显降低冠脉事件发生率和死亡率。该药口服无效，需静脉注射，GP Ⅱb/Ⅲa受体拮抗剂的最大潜力在于对冠心病的一、二级预防。

（4）双嘧达莫（潘生丁）：潘生丁通过增加cAMP浓度，减低细胞内钙含量，抑制磷脂酶 C 和磷脂酶 A_2，而发挥抗血小板作用。常用剂量 25～50mg 每日 3 次。双嘧达莫不增加消化溃疡或胃肠出血的危险性，较明显的不良反应有恶心、消化道不适和头痛。

3．抗凝治疗

凝血酶是使纤维蛋白原转变为纤维蛋白最终形成血栓的关键环节，因此抑制凝血酶至关重要。抑制途径包括抑制其生成即抑制活化的因子 X 和直接灭活已形成的凝血酶。目前认为抑制前者较后者在预防血栓形成方面更有效。

(1) 肝素：肝素作为对抗凝血酶药物在临床应用较普遍，但肝素的抗凝效果无法预测，即使是同一剂量的肝素，在不同的个体、同一个体的不同状态下，抗血栓作用也不尽一致。因此，必须监测部分凝血活酶时间 (APTT) 以调整剂量。普通肝素的常见副作用为血小板减少、出血和停药后反跳。而低分子肝素是普通肝素的一个片段，平均分子量约为 4000～6500 之间，其抗因子 Xa 的作用是普通肝素的 2～4 倍。低分子肝素具有应用方便、不需监测凝血时间，无普通肝素引起的血小板减少、出血等优点，国内外治疗指南建议可用低分子量肝素代替普通肝素。

(2) 口服抗凝药：华法林可抑制肝合成的凝血因子 Ⅱ、Ⅶ、Ⅸ、Ⅹ 的活化，使之停留在原有抗原无活性的状态。此药常在肝素治疗的同时或后期给药，以抵消华法林治疗初期 5 天内诱发的短暂高凝；常用剂量为 2～3mg/d，用药时需监测凝血酶原时间。

4．溶栓治疗 溶栓药主要通过纤溶酶原激活剂 (PA) 激活纤维蛋白溶解酶原 (Pg) 转化成纤维蛋白溶解酶 (Pm)，纤维蛋白溶解酶 (Pm) 可以催化血栓的主要基质纤维蛋白 (F) 水解。近年来，溶栓药物的发展很快，根据溶栓药物的疗效及副作用的大小，可将溶栓药物分为三代。

(1) 第一代溶栓药物：以链激酶 (SK) 和尿激酶 (UK) 为代表。此类药物溶栓力强，但缺乏溶栓特异性，在溶解纤维蛋白时又将血中的纤维蛋白原降解，而导致出血等严重不良反应。

(2) 第二代溶栓药物：以组织型纤溶酶原激活剂 (t-PA) 为代表，包括重组人组织型纤溶酶激活剂、甲氧苯甲酰纤溶酶原链激酶激活剂复合物（简称 APSAC）以及尿激酶原 (pro-UK，又称单链尿激酶型纤溶酶原激活剂 scu-PA)。此类药物具有一定程度的溶栓特异性，与抗凝剂、抗血小板药物等联合作用治疗血栓是今后临床研究的主要方向，而如何减少第二代溶栓药物的副作用仍是今后研究的重点。

(3) 第三代溶栓药物：是应用现代分子生物学对第一代和第二代溶栓药物进行改造，在特异性、半衰期、溶栓效率等方面进行改进和提高，但目前大多处于实验阶段。

5. 手术治疗　恢复血管通畅的人工机械方法有球囊导管术和外科栓子切除术。

 学有所思

血栓性疾病可以用哪几类药物治疗？每类药物各举一例。

练习题

1. 名词解释

血栓性疾病

2. 简答题

血栓性疾病治疗选择。

（参考答案：略）

（姚景鹏　景红梅）

4.6 内分泌代谢性疾病

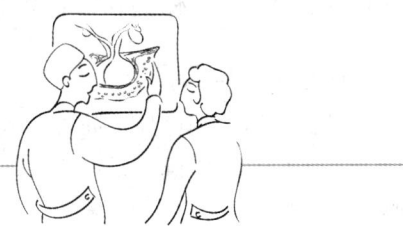

内容导航
4.6.1 甲状腺功能亢进症
4.6.2 糖尿病
4.6.3 高脂血症

学习目标
通过对本章节的学习,希望你能达到下列学习目标:
1. 简要叙述甲状腺功能亢进症常见症状和治疗要点。
2. 简要叙述糖尿病的概念、临床表现、诊断标准和治疗要点。
3. 简要叙述高脂血症的简易分型内容、诊断要点和治疗要点。

4.6.1 甲状腺功能亢进症

定义及发病情况

> 甲状腺功能亢进症（简称甲亢）是指甲状腺腺体本身产生甲状腺激素过多而引起的一组临床综合征。

甲状腺功能亢进症（简称甲亢）是指甲状腺腺体本身产生甲状腺激素过多而引起的一组临床综合征。其病因包括Graves病（即弥漫性毒性甲状腺肿），结节性毒性甲状腺肿和甲状腺自主高功能腺瘤等。本节主要介绍Graves病。

Graves病约占全部甲亢的80%～85%，是最常见病因。普通人群发病率约1%，20～50岁女性显著高发，是男性的4～6倍。临床主要表现为：甲状腺毒症、弥漫性甲状腺肿、突眼等。

病因和发病机制

目前公认本病属自身免疫性疾病，但其发病机制尚未完全阐明。

1. 自身免疫

（1）体液免疫：本病患者血清中存在针对甲状腺细胞促甲状腺素（TSH）受体的特异性自身抗体，称为TSH受体抗体（TRAb），即刺激甲状腺细胞增生，合成和分泌甲状腺激素亢进，是Graves病的主要原因；

（2）细胞免疫：目前认为Graves眼病等属细胞免疫损伤所致，其眶后组织所分泌的白介素-2、肿瘤坏死因子、干扰素等导致淋巴细胞、浆细胞浸润，纤维组织增生。

2. 遗传　Graves病有显著的遗传倾向。

3. 环境因素　感染、创伤、精神刺激等环境因素可能参与了发病。

临床表现

多数起病缓慢，少数在精神创伤或感染等应激后急性起病，老年和儿童患者表现常不典型。

1. 甲状腺毒症表现

（1）高代谢综合征：甲状腺激素分泌过多导致交感神经兴奋性增高和代谢率加快，患者表现为乏力、低热、怕热多汗、皮肤潮湿、多食善饥、体重下降等。

（2）精神神经系统：多言好动、焦躁易怒、失眠不安；腱反射活跃，舌或两手向前平伸时可出现细震颤。

（3）心血管系统：心率增快（静息或休息时仍快）、心音增强，收缩压增高、舒张压降低、脉压增大，房性期前收缩多见；重则出现严重心律失常、心脏扩大、心力衰竭，称甲亢性心脏病。

（4）消化系统：稀便、排便次数增加多见；重则肝大、肝功能受损，偶见黄疸。

(5) 肌肉骨骼系统：多见慢性甲亢性肌病，多累及肩胛、骨盆等近端肌群，表现为肌无力、肌萎缩，患者常诉登楼、蹲起、梳头动作困难。另可见甲亢性周期性瘫痪。少数病例可伴发重症肌无力。

甲亢主要表现包括甲状腺毒症表现、甲状腺肿大及突眼。

(6) 生殖系统：女性月经稀少、闭经；男性阳痿、偶见男性乳房发育；生育力下降。

(7) 其他：约5%患者出现典型胫前黏液性水肿（小腿胫前下 1/3，对称性、非凹陷性橘皮样表现，严重时呈象皮肿）。

2．甲状腺肿大　呈弥漫性对称性肿大，质软，随吞咽上下活动。上下极可闻及血管杂音和触及震颤。

3．突眼

(1) 单纯性突眼（良性突眼）：由于交感神经兴奋性增加，眼外肌群及提上睑肌张力增高所致，随着治疗可恢复。

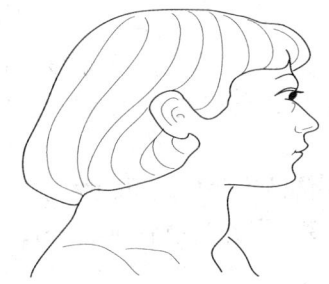
图 4-6-1　甲状腺肿大

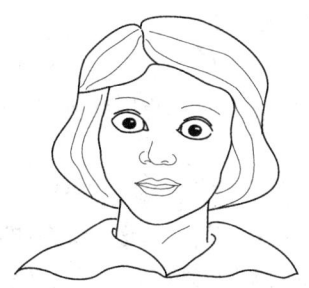
图 4-6-2　单纯性突眼

(2) 浸润性突眼（恶性突眼）：与自身免疫有关，可单独存在或与甲亢并存。病因与球后组织自身免疫炎症有关，呈进行性双眼或单眼发作，眼球显著突出。患者可主诉眼部胀痛、畏光、流泪、视力减退、伴复视、斜视；体检见眼睑肿胀、肥厚，眼球转动受限，眼睑闭合不良，角膜外露而形成溃疡、全眼炎，甚至失明。

 学有所思

甲亢有哪些临床表现？

特殊临床表现及类型

(1) 甲状腺危象：又称甲亢危象，是甲状腺毒症急性加重的一个综合征，少见，但可危及生命。常见于病情严重、病程长且近期有明显恶化者。感染、严重精神创伤、^{131}I 治疗、手术准备不充分、心肌梗死等常为

诱因。甲状腺危象的发生可能与游离甲状腺激素（主要是 FT_3）增高有关，同时也与交感神经兴奋、机体反应性增高有关。临床表现为原有甲亢症状加重，高体温（≥ 39℃）、心率 ≥ 140 次 / 分、伴房颤或心房扑动、烦躁不安、大汗淋漓、厌食、恶心、呕吐、腹泻等，严重者出现休克、谵妄、昏迷，可合并心力衰竭、肺水肿等。

（2）老年性甲亢：又称淡漠型甲亢，多见于老年患者，发病隐匿，高代谢综合征、突眼、甲状腺肿大均不明显。往往表现为嗜睡、抑郁、淡漠、厌食、腹泻，可伴有心房颤动和肌病等体征。老年人新发生房颤或明显消瘦时应想到本病。

辅助检查

1. 血清总 T_3（TT_3）、总 T_4（TT_4） 易受血清甲状腺激素结合球蛋白（TBG）影响，故不如游离血清 T_3、T_4 准确。一般情况下，甲亢患者血清 TT_3、TT_4 水平增高。

2. 血清游离 T_3、游离 T_4（FT_3、FT_4） 甲亢时增高，灵敏度、特异度均高于 TT_3、TT_4，与甲状腺激素的生物效应密切相关，是诊断甲亢的首选指标。

3. 促甲状腺激素（TSH） TSH 水平的改变是反映甲状腺功能的最敏感指标，常在 T_4、T_3 改变之前即发生改变。甲亢时患者血清 TSH 水平显著降低甚至测不到。

4. 促甲状腺激素释放激素（TRH）兴奋试验 甲亢时血清 T_3、T_4 增高，反馈抑制垂体 TSH 释放，不受外源性 TRH 兴奋。当静脉注射 TRH 后 TSH 升高者，可排除甲亢；反之则支持甲亢诊断。

5. 甲状腺自身抗体测定 80% ~ 100% 新诊断 Graves 病患者甲状腺刺激抗体（TSAb）阳性。该指标有助于诊断 Graves 病，同时可评价疗效和预后。

6. 甲状腺摄 ^{131}I 率 目前主要用于鉴别甲状腺毒症是否由甲状腺功能亢进引起。测定前 2 个月内禁食含碘药物或食物，测定前晚餐后禁食，次日清晨空腹口服 ^{131}I，其后 3h、24h 分别作甲状腺部位的放射性测定。正常人 3h 摄 ^{131}I 率 5% ~ 25%，24h 20% ~ 45%，高峰在 24h 出现。甲亢患者摄碘率增高且高峰前移。

7. 三碘甲腺原氨酸（T_3）抑制试验 正常人和单纯性甲状腺肿患者口服一定量外源性 T_3 后，其甲状腺 ^{131}I 摄取率可被抑制（下降 50% 以上），而甲亢者则不被抑制。

诊断要点

根据病人怕热、多汗、激动、食欲亢进伴消瘦、静息时心率过速等高代谢症候群，甲状腺肿大，结合血清 FT_4 增高，TSH 降低等，可诊断甲状腺功能亢进症。

治疗要点

目前主要有三种疗法，即抗甲状腺药物、放射性碘和手术治疗。

1. **抗甲状腺药物** 是 Graves 病的基础治疗，也用于手术和放射性碘治疗前的准备。

常用药有硫脲类和咪唑类两类，硫脲类包括甲硫氧嘧啶和丙硫氧嘧啶，咪唑类包括甲巯咪唑（他巴唑）和卡比马唑（甲亢平），较常用的是丙硫氧嘧啶和他巴唑。两类药物作用机制相同，均通过抑制甲状腺腺泡细胞内过氧化物酶从而阻断甲状腺激素（T_4）合成，其中丙硫氧嘧啶可阻断外周 T_4 转变为 T_3，故严重病例或甲状腺危象可作为首选。

丙硫氧嘧啶 300～450mg/d 或他巴唑 30～40mg/d，约经 6～8 周，甲亢症状明显改善，可逐渐减量，每 2～4 周减量 1 次，约 3～4 个月减至维持量，即硫脲类 50～100mg/d 或咪唑类 5～10mg/d，维持 1～1.5 年或更长。

抗甲状腺药物治疗主要副作用为粒细胞减少、肝功能损害、药疹等。其中粒细胞减少为致命性，多于初治 2～3 个月及复治 1 个月内发生。危险期内需每周复查血白细胞计数及分类，如血白细胞 $< 3 \times 10^9/L$ 或中性粒细胞 $< 1.5 \times 10^9/L$ 应考虑停药。

> 常用的抗甲状腺药物有硫脲类和咪唑类。

 **学有所思**

抗甲状腺药物有哪两大类？各包括什么？主要的副作用有哪些？

2. **放射性碘** 利用 ^{131}I 释放的 β 射线选择性破坏甲状腺组织从而治疗甲亢，由于 β 射线射程仅 2mm，故对毗邻组织影响较小。适用于抗甲状腺药物治疗无效或不能手术治疗的 25 岁以上患者，主要副作用是永久性甲状腺功能减退，故定期监测甲状腺功能十分重要。

3. **手术** 适用于甲状腺肿大显著、压迫症状明显、结节性甲状腺肿、长期服药无效者等。手术常采取甲状腺次全切除术，术前需服用抗甲状腺药物、碘剂等充分准备，以免诱发甲亢危象。手术主要并发症有喉返神经损伤及永久性甲减、甲状旁腺功能低下等。

4. **其他治疗**

(1) β-肾上腺素受体阻断剂：可阻断甲状腺激素对心脏的兴奋作用，阻断外周 T_4 向 T_3 转变，主要用于初治期控制甲亢症状、术前准备、^{131}I 治疗前后、甲亢危象。常用普奈洛尔（心得安）10～40mg，每天 3～4 次。对于哮喘者可使用美他洛尔、阿替洛尔等。

(2) 碘剂：复方碘化钠溶液可减少甲状腺充血，抑制甲状腺激素释放，但均属暂时性，故仅用于术前准备和甲亢危象。

(3) 镇静剂：安定类镇静剂可改善患者失眠、紧张不安等症状。

5. 甲状腺危象的治疗

(1) 迅速减少甲状腺激素的合成和释放：首选丙硫氧嘧啶 600mg 口服或经胃管注入，以后 250mg，每 6h 口服，症状缓解后减至一般治疗剂量。给丙硫氧嘧啶 1～2h 后加用复方碘化钠溶液或碳酸锂，连用数日后停药。

(2) 降低外周组织对甲状腺激素的反应：无心力衰竭和哮喘者可选用 β 受体阻断剂，如普萘洛尔 20～40mg，每 6～8h 口服一次。

(3) 降低应激反应：氢化可的松 50～100mg 加入 5%～10% 葡萄糖溶液静滴，每 6～8h 一次，病情控制后逐渐减量。

(4) 降低和清除血浆甲状腺激素：上述治疗不满意时，可采用血浆置换或血液透析、腹膜透析等迅速降低血浆甲状腺激素水平。

(5) 对症治疗：①高热可用药物或物理降温，必要时采用人工冬眠疗法（氯丙嗪）。禁用阿司匹林，该药可与甲状腺结合球蛋白结合而释放游离甲状腺激素，使病情加重；②补液；③吸氧。

6. 浸润性突眼的治疗

(1) 首选抗甲状腺药物控制甲亢，避免手术或 ^{131}I 治疗，以免加重突眼。

(2) 高枕卧位，低盐饮食，使用利尿剂减轻眼周及球后水肿。

(3) 1% 甲基纤维素或 0.5% 氢化可的松滴眼，减轻局部刺激症状；外出时戴墨镜防强光和灰尘刺激；睡眠时使用抗生素眼膏，戴眼罩防角膜损伤。

(4) 早期炎症反应明显时，口服或球后及结膜下注射糖皮质激素及其他免疫抑制剂，消除局部炎症、抑制免疫反应。

(5) 重症突眼、暴露性角膜炎、压迫性视神经病变者，可行球后或垂体放射治疗、眶减压术等。

(6) 服用抗甲状腺药物时合用 L-T_4 或甲状腺素片，预防突眼加重。

练习题

名词解释

1. 甲亢
2. 甲状腺危象（甲亢危象）

3. 老年性甲亢

简答题

1. 列举典型甲亢病人的常见临床表现及口服药物治疗要点。
2. 简述甲亢危象病人的主要治疗措施。

论述题

患者女性，24 岁，计算机程序员，近日连续加班后出现乏力、心慌、失眠、怕热、多汗、左眼胀痛而入院，查体：T 37.8℃，P 100 次/分，R 22 次/分，BP 120/70mmHg，身高 170cm，体重 45kg，神志清，左眼突出明显，甲状腺 II 度对称性弥漫性肿大，左上极有轻度震颤及血管杂音，双肺（−），心率 100 次/分，律齐，未闻及杂音。腹（−）。双手、舌细震颤。甲状腺功能检查结果：$FT_3 \uparrow$、$FT_4 \uparrow$、TSH 测不出，血 TSAb（＋）、TRAb（＋）。初步诊断为：甲状腺功能亢进症，Graves 病。

请问：(1) 该患者目前主要的甲亢临床表现有哪些？
  (2) 入院后患者使用丙硫氧嘧啶治疗，药物不良反应有哪些？

（参考答案：略）

4.6.2 糖尿病

定义及发病情况

糖尿病（diabetes mellitus，DM）是一组多种原因引起胰岛素分泌缺陷和（或）胰岛素作用缺陷导致糖、蛋白质、脂肪三大代谢异常。以慢性血糖水平增高为特征的代谢疾病群。临床有多尿、多饮、多食、消瘦、疲乏无力等表现，糖尿病的主要危害在于慢性进行性并发症，重症或应激时可发生急性代谢紊乱，如酮症酸中毒、高渗性昏迷等常威胁生命。

糖尿病是常见、多发病，患病率随着人们生活水平的提高以及生活方式的改变而不断提高。我国患病率 1980 年为 0.61%，至 1996 年已猛增至 3.21%。估计我国现有糖尿病患者约 3000 万，居世界第二位，成为严重威胁人们健康的疾病之一。

根据 1999 年 WHO 糖尿病专家委员会报告分为四类：即 1 型糖尿病、2 型糖尿病、其他特殊类型糖尿病及妊娠期糖尿病（GDM）。

病因、发病机制

糖尿病病因及发病机制至今尚未完全阐明，公认的是遗传因素和环境因素共同参与其发病过程。现阐述如下：

1. **1 型糖尿病**

1 型糖尿病主要是遗传易感性，某些环境因素，尤其是病毒感染可触

> 糖尿病（diabetes mellitus，DM）是一组多种原因引起胰岛素分泌缺陷和（或）胰岛素作用缺陷导致糖、蛋白质、脂肪三大代谢异常。以慢性血糖水平增高为特征的代谢疾病群。

发胰岛 B 细胞的自身免疫，常见柯萨奇 B_4 病毒、腮腺炎病毒等，人体血循环中出现胰岛细胞自身抗体、胰岛素自身抗体等，随着 B 细胞数量减少，胰岛素分泌量也随之下降，血糖逐渐升高，出现糖尿病症状，残存 B 细胞约剩 10%；多数患者胰岛 B 细胞完全破坏，胰岛素水平极低，糖尿病表现明显。

2．2 型糖尿病

2 型糖尿病与遗传和环境因素的关系更为密切，其发病机制与胰岛素抵抗和胰岛素分泌缺陷有关，环境危险因素包括老龄化、西方生活方式、体力活动减少和肥胖等。

病理改变：

（1）**胰岛改变**：1 型糖尿病患者有胰岛 B 细胞数量显著减少及胰腺炎症改变；2 型糖尿病胰岛 B 细胞数量中度减少或无减少。

（2）**大、中血管病变**：主要是动脉粥样硬化。

（3）**微血管病变**：微血管瘤形成和微血管基膜增厚是其典型改变。常见于视网膜、肾、神经、心肌等组织。

临床表现

多数起病缓慢，在应激情况下发病或以急慢性并发症就诊。

1．代谢紊乱症候群

典型的多尿、多饮、多食、体重减轻"三多一少"症状：当葡萄糖经肾大量排泄，尿渗透压升高导致渗透性利尿出现"多尿"；因水分大量丢失刺激口渴中枢出现"多饮"；体内能量不足患者常易饥、多食；体内蛋白质、脂肪分解大于合成，表现为消瘦、乏力、体重减轻。

2．慢性并发症

慢性并发症是糖尿病的主要危害，常在诊断糖尿病之前已经发生，可单独出现也可多种并发症同时并存。

（1）**大血管病变**：主要表现为大、中动脉粥样硬化，常侵犯主动脉、冠状动脉、脑动脉、肾动脉和四肢动脉等，引起冠心病、缺血性或出血性脑血管病、肾动脉硬化、肢体动脉硬化等，其中肢体动脉硬化以下肢动脉常见，表现为下肢疼痛、感觉异常和间歇性跛行，严重供血不足可致肢体坏疽。

（2）**微血管病变**

1）糖尿病肾病：常见于病史超过 10 年的患者，是 1 型糖尿病患者的主要死因，对于 2 型糖尿病患者，其严重性仅次于冠状动脉和脑血管动脉粥样硬化病变。病人肾功能异常早期表现为微量蛋白尿，晚期可发展为尿毒症。

2）糖尿病性视网膜病变：病程超过 10 年者，大部分会合并不同程度的视网膜病变，是病人失明的主要原因之一。另外糖尿病也可引起青光眼、白内障、虹膜睫状体炎等。

3）糖尿病心肌病：心脏微血管病变和心肌代谢紊乱可引起心肌广泛性坏死，可诱发难治性心力衰竭、心律失常等。

（3）神经病变：与微血管病变有关，常累及周围神经。表现为肢体对称性感觉异常，分布如手套或袜子状，伴麻木、烧灼、针刺有时伴痛觉过敏，下肢较上肢严重，晚期可出现运动神经受累。后期可有尿潴留、尿失禁、阳痿等。

（4）糖尿病足：为下肢远端神经异常和下肢血管病变及并发踝关节以下的足部感染、溃疡和（或）深层组织破坏组成。常是截肢、致残的主要原因。

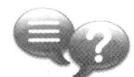 学有所思

糖尿病的典型症状"三多一少"指的是什么？糖尿病有哪些慢性并发症？

3．急性并发症

（1）糖尿病酮症酸中毒：病人体内脂肪分解加速，大量脂肪分解产物，即酮体（包括乙酰乙酸、β-羟丁酸、丙酮）在体内堆积，引起血酮体水平升高及尿酮体出现，临床上称为酮症；若伴有代谢性酸中毒，则称为酮症酸中毒。

常见诱因：①各种应激情况，如感染、手术、外伤、精神刺激等；②摄入过多甜食和脂肪或过度限制糖摄入；③胰岛素治疗中断或不适当减量或停用口服降糖药物等引起。

临床表现早期有多尿、多饮等糖尿病症状加重，逐渐出现精神萎靡，食欲缺乏、恶心、呕吐，伴有头痛、嗜睡或烦躁、呼吸深快，呼出气体有烂苹果味（丙酮的气味）。随着病情进一步恶化，患者出现严重脱水、尿量减少、皮肤干燥无弹性，严重者出现血压下降、休克、昏迷，以至死亡。化验检查尿糖、尿酮体强阳性；血糖多在 16.7～33.3mmol/L（300～600mg/dl），血酮体增高，CO_2CP 降低，pH ＜ 7.35；外周血白细胞数增高。

（2）非酮症高渗性糖尿病昏迷：多见于老年 2 型糖尿病病人，发病前常无糖尿病病史或症状轻微，可因感染等诱发。病人有严重高血糖、严重失水、血浆渗透压增高、脑细胞脱水，意识障碍明显，但无酮症酸中毒。病死率高达 40％。

（3）感染：糖尿病患者易并发感染，以皮肤、胆道、泌尿道部位最易受累。有时发生败血症。结核感染易扩散、易形成空洞，但临床症状常不明显。

 **学有所思**

糖尿病酮症酸中毒的症状有哪些？血pH值将发生什么改变？

辅助检查

1. **血糖测定** 是目前诊断糖尿病、判断病情和糖尿病控制情况的主要指标。空腹血糖正常范围在 3.9~6.0mmol/L（70~108mg/dl）。血糖升高是诊断糖尿病的主要依据。

2. **尿糖测定** 尿糖阳性是诊断糖尿病的重要线索。

3. **口服葡萄糖耐量试验（OGTT）** 适用于怀疑糖尿病而空腹或餐后血糖未达诊断标准者。WHO推荐成人口服葡萄糖75g，溶于250~300ml水中，5分钟内饮完，2小时后测血糖。OGTT应在清晨进行，禁食至少10h。

4. **糖化血红蛋白 A_1（$GHbA_1$）和糖化血浆白蛋白测定** 二者均可作为监测近期病情控制的指标，但不能作为诊断糖尿病的依据。$GHbA_1$可反映取血前8~12周的血糖水平，正常值为8%~10%。糖化血浆白蛋白可反映取血前2~3周内血糖总水平，正常值1.7~2.8mmol/L。

5. **血浆胰岛素和C-肽测定** 血胰岛素水平测定对评价胰岛B细胞功能有重要意义。

6. **其他** 本病多伴有血脂异常，应定期监测血清胆固醇、三酰甘油、高、低密度脂蛋白等；血、尿酮体测定、肾功能、眼底检查等均有助于及时发现并发症。

> 血糖是诊断糖尿病和判断病情的主要指标。

 **学有所思**

哪些辅助检查可以帮助诊断糖尿病？

诊断要点

根据"三多一少"症状及任意时间血浆葡萄糖≥11.1mmol/L（200mg/dl），或空腹血糖≥7.0mmol/L（126mg/dl），或OGTT 2小时血糖≥11.1mmol/L（200mg/dl），即可诊断糖尿病。然后做出分型，并判断有无并发症或伴发疾病。空腹血糖调节受损（IFG）指空腹血糖值为6.1~6.9mmol/L（110~125mg/dl），糖耐量减低（IGT）指OGTT 2小时血糖值为7.8~11.0mmol/L（140~199mg/dl）。

治疗要点

本病治疗目的是控制血糖、纠正代谢紊乱、减少和延缓并发症的发生和发展，改善生活质量。强调早期治疗、终身治疗、治疗措施个体化原则。国际糖尿病联盟提出糖尿病现代治疗的5个要点：饮食控制、运动疗法、血糖监测、药物治疗和糖尿病教育。我国使用亚太地区糖尿病控制目标。

> 糖尿病现代治疗的5个要点是：饮食控制，运动疗法，血糖监测，药物治疗和糖尿病教育。

表 4-6-1　糖尿病控制目标（亚洲-太平洋地区2型糖尿病政策组，2002年第3版）

			理想	尚可	差
血浆葡萄糖	mmol/L	空腹	4.4～6.1	≤ 7.0	> 7.0
		非空腹	4.4～8.0	≤ 10.0	> 10.0
$GHbA_1c$	%		< 6.5	6.5～7.5	> 7.5
血压	mmHg		< 130/80	130～140/80～90	> 140/90

1. **糖尿病教育**　糖尿病教育被公认为是其他治疗成败的关键，可充分调动患者及其家属的主观能动性，积极配合治疗，有效控制血糖，防止、延缓并发症，降低医疗费用。

2. **饮食治疗**　是糖尿病最基本的治疗措施，应严格和长期执行。其目的在于减轻胰岛负担，维持理想体重。对于1型糖尿病患者，饮食治疗配合胰岛素治疗有利于控制高血糖，同时防止低血糖的发生；2型糖尿病患者，尤其是肥胖或超重者，饮食治疗有利于减轻体重，改善高血糖、脂代谢紊乱并可减少降糖药物的剂量。饮食治疗应以控制总热量为原则，实行低糖、低脂、适当蛋白质、高纤维素、高维生素饮食。

(1) 计算每日总热量：①计算病人理想体重，理想体重（kg）= 身高（cm）-105；②以理想体重结合病人的年龄、生理需求、劳动强度、活动量等进行计算：成人卧床休息者每日105～125.5kJ（25～30kcal）/kg，轻体力劳动125.5～146.4kJ（30～35kcal）/kg，中度体力劳动146～167kJ（35～40kcal）/kg，重体力劳动167kJ（40kcal）/kg以上。

(2) 食物营养成分分配：糖占总热量50%～60%，提倡用粗制米、面、杂粮，避免用甜食；脂肪约占总热量的30%，以不饱和脂肪酸为主；蛋白质约占15%（约0.8～1.2g/kg理想体重），根据饮食习惯查看食物成分表，折算出可行食谱。三餐热量分配可根据饮食习惯，选择1/5、2/5、2/5或1/3、1/3、1/3等均可，但要基本固定。

3. **体育锻炼**　运动可以促进肌肉组织对血葡萄糖的摄取和利用，减轻体重，增加机体对胰岛素的敏感性，从而降低血糖。故糖尿病患者应终身坚持适量运动。为避免运动中发生低血糖的危险，其最佳运动时间在餐后 1～2h，宜行中等强度的运动，运动时间为 30～60min。

4. 自我监测血糖　理想情况为每天监测三餐前、三餐后 2h 以及睡前血糖，尤其是调整药物剂量期间。病情稳定可延长监测间隔时间。每 2～3 个月测定 $GHbA_1$ 更有助于了解血糖控制情况。

5. 药物治疗

(1) 口服降糖药

1) 磺脲类：刺激胰岛 B 细胞分泌胰岛素，适用于轻中度 2 型糖尿病患者。第一代药物有甲苯磺丁脲（D-860）等，第二代药物有格列本脲、格列吡嗪、格列齐特、格列喹酮、格列美脲等，目前临床倾向于选用第二代药物。磺脲类药物应在餐前半小时服用，主要不良反应为低血糖，与剂量过大、饮食、运动配合不当等有关。低血糖反应表现为饥饿感、心慌、出汗、手抖、软弱无力，严重步态不稳、躁动甚至昏迷。其他不良反应如恶心、呕吐、肝损害，较少见粒细胞缺乏、皮疹等。

2) 非磺脲类促胰岛素分泌剂：作用原理同磺脲类，但其降糖作用更快更短，主要用于控制餐后高血糖，可在餐前或餐中服用，不进餐不服药。常用瑞格列奈、那格列奈等。

3) 双胍类：不能促进胰岛素分泌，主要通过提高外周组织对葡萄糖的摄取和利用，减轻胰岛素抵抗等发挥降糖作用。常用药：二甲双胍（甲福明、降糖片、格华止、美迪康）500～1500mg/d，餐中或餐后分 2～3 次口服，可有口干、口苦、金属味、腹痛、腹泻等副作用；苯乙双胍（降糖灵）50～150mg/d，分 2～3 次服用，因可引起酮尿、高乳酸血症，现已少用。

4) α 葡萄糖苷酶抑制剂：抑制小肠 α-葡萄糖苷酶活性，延迟食物中糊精、淀粉、蔗糖等的吸收，降低餐后高血糖，是 2 型糖尿病患者的一线用药。常用阿卡波糖（拜糖平），50～100mg，每日 3 次口服；伏格列波糖（倍欣）0.2μg，每日 3 次口服，均与第一口主食同时嚼服，若食物中不含糖可不服。主要不良反应为腹胀、排气增多、腹泻。

5) 噻唑烷二酮类（格列酮类）：为胰岛素增敏剂，主要作用是增强靶组织对胰岛素的敏感性，常用罗格列酮 4～8mg/d，分 1～2 次口服；吡格列酮 15～30mg/d，1 次口服。本类药物主要不良反应为水肿，有心力衰竭倾向或肝病者慎用。

(2) 胰岛素

1) 适应证：a. 1 型糖尿病；b. 酮症酸中毒、非酮症高渗性昏迷、乳酸性酸中毒；c. 饮食控制及口服降糖药无效的 2 型糖尿病；d. 糖尿病合并以下情况者：手术、妊娠、分娩、严重感染、急性心肌梗死、脑卒中、肾病、肝功能不全、结核病等。

2）制剂类型：按起效快慢和维持作用时间分为：a．速效（普通或正规）胰岛素，发生作用快、持续时间短，用于控制 1 餐饭后高血糖，在餐前半小时给药；b．中效胰岛素，发生作用介于速效和长效之间，用于控制 2 餐饭后高血糖，以第 2 餐为主，常在睡前给药；c．长效胰岛素，无明显作用高峰，主要提供基础水平胰岛素，每天注射 1～2 次。

表 4-6-2　各种胰岛素（胰岛素类似物）制剂作用时间

类别	制剂	皮下注射作用时间		
		开始	高峰	持续
超短效	赖脯胰岛素（类似物）	15min	30～60min	4～5h
	门冬胰岛素（类似物）	10～20min	40min	3～5h
速效	胰岛素	0.5h	2～4h	6～8h
中效	低精蛋白胰岛素	1～3h	6～12h	18～26h
	慢胰岛素锌混悬液			
长效	精蛋白锌胰岛素	3～8h	14～24h	28～36h
	特慢胰岛素锌悬液			

3）剂量及其调整：胰岛素使用需严格个体化。一般初始先用速效制剂，小量开始，逐渐增量。开始可按 0.2～1.0U/kg 计算一日总量，早、中、晚餐前或加上睡前分别皮下注射；依据各餐前、后及睡前血尿糖水平，每 3～4 天调整一次剂量，每次可增减 2～4U，至血糖水平达到空腹时 4.4～6.1mmol/L（80～110mg/dl），餐后 ≤ 8.0mmol/L（144mg/dl）为宜。

4）副作用：a．低血糖反应：最常发生，危险性较大。主要与用量过大、进食过少或运动过多有关。b．过敏反应：局部注射部位可发生红肿、瘙痒、皮疹；全身反应包括皮疹、血管神经性水肿，甚至发生过敏性休克。

6．胰腺移植和胰岛细胞移植：因技术原因未能普及。

练习题

名词解释
糖尿病、糖尿病肾病、糖尿病足、糖尿病酮症酸中毒、低血糖反应

简答题
1．简述糖尿病临床表现、治疗要点。
2．简述糖尿病的常见急、慢性并发症各有哪些。
3．列举糖尿病酮症酸中毒的常见诱因。

论述题

患者男性，农民，55岁，诊断2型糖尿病15年，一直未予正规治疗，血糖控制具体不详，1天前在田里插秧时突然昏迷送医院急诊。查体：T 38.9℃，P 109次/分，R 27次/分，BP 90/60mmHg，呼之不应，压眶反射存在，形体消瘦，呼吸深快，有烂苹果味，皮肤黏膜干燥，眼眶凹陷，两侧瞳孔等大正圆，左足跟部红肿、溃烂、有脓性分泌物。心、肺、腹（－）。测血糖30mmol/L，尿糖、尿酮体强阳性，pH 7.2。

请问：该患者目前发生了什么并发症？

（参考答案：略）

4.6.3 高脂血症

定义及发病情况

> 由于脂肪代谢或运转异常使血浆中一种或几种脂质高于正常称为高脂血症。

由于脂肪代谢或运转异常使血浆中一种或几种脂质高于正常称为高脂血症。多表现为高胆固醇血症、高三酰甘油血症或两者兼有（又称混合型高脂血症）。脂质不溶或微溶于水，必须与蛋白质结合以脂蛋白的形式存在，方可在血液循环中运转。临床上可分为两类：

（1）原发性，属遗传性脂代谢紊乱。

（2）继发性，常见于控制不良的糖尿病、甲状腺功能减退症及肾病综合征等。高脂血症与冠心病的发生发展密切相关。我国人群血脂平均水平低于发达国家，但升高幅度很快。我国对不同地区人群，从20世纪80年代~90年代的20年间，进行了3次可比性调查，结果表明血清总胆固醇超过最高界限（＞5.20mmol/L或200mg/dl）者，男性患病率由17%上升为33%，女性患病率由9%连续上升为32%。

 **学有所思**

高脂血症常用的判断指标是什么？

血脂、脂蛋白和载脂蛋白

1. **血脂** 人体内三酰甘油、胆固醇和脂类（主要为磷脂）统称为脂质。脂质主要指三酰甘油和胆固醇，血脂指血浆中的脂质。

2. **脂蛋白** 是由蛋白质、胆固醇、三酰甘油和磷脂所组成的复合体。由于该复合体外壳分子中部分具水溶性，部分为脂溶性，故可介于水、脂的交界面，使脂蛋白溶于血浆，运送到全身组织进行代谢。脂蛋白常用分类法有超速离心法和电泳法。（根据超速离心法）可将血浆脂蛋白分为5

大类：即乳糜微粒（CM）、极低密度脂蛋白（VLDL），中间密度脂蛋白（IDL）、低密度脂蛋白（LDL）和高密度脂蛋白（HDL）。这 5 种脂蛋白的密度依次序增加，而颗粒则依次变小。电泳法是根据不同密度脂蛋白表面电荷不同，将其分离，与上述 5 类大致类同。多数脂蛋白在肝和小肠组织中合成，并主要经肝进行分解代谢。

3. 载脂蛋白　脂蛋白的蛋白质部分承担在血浆运转脂类的功能，故称为载脂蛋白。该物质与脂质结合形成水溶性物质，除转运脂类外，还参与酶活动的调节，以及参与细胞膜受体的识别和结合反应。所有载脂蛋白均在肝内合成，小肠黏膜细胞可合成部分载脂蛋白。

脂蛋白的代谢

1. 脂蛋白的代谢有两条途径：

（1）外源性代谢途径：是指饮食摄入的胆固醇和三酰甘油在小肠中合成 CM。

（2）内源性代谢途径：是指由肝合成的极低密度脂蛋白（VLDL）转变为中密度脂蛋白（IDL）和低密度脂蛋白（LDL），以及 LDL 被肝或其他器官代谢的过程。

2. 脂蛋白的分类

（1）乳糜微粒（CM）：CM 颗粒最大，含三酰甘油。进食脂肪后，在小肠消化吸收经十二指肠和空肠黏膜细胞内合成三酰甘油、胆固醇和磷脂。乳糜微粒形成后，由黏膜细胞吸收，经乳糜管、胸导管进入体循环，且迅速被代谢。由于 CM 颗粒大，不能进入动脉壁内，一般不致动脉粥样硬化。

（2）极低密度脂蛋白（VLDL）VLDL：颗粒较 CM 小。主要在肝合成，其次是小肠，重要功能是将内源性三酰甘油运送至肝外组织。许多因素如饮食品种、肥胖程度及血浆胰岛素水平等均可影响肝内 VLDL 的分泌。血浆 VLDL 水平升高是冠心病的危险因素。

3. 低密度脂蛋白（LDL）　LDL 是 VLDL 的降解产物，颗粒较 VLDL 更小，主要含内源性胆固醇；重要作用是将胆固醇从肝内运转到肝外组织。LDL 分为三种亚类，其中 LDL_3 颗粒小且致密，容易进入动脉壁内，又易被氧化，故具有更强的致动脉粥样硬化作用。

4. 高密度脂蛋白（HDL）　颗粒最小，密度最高，脂肪和蛋白质含量约各占一半。HDL 主要在肝合成，部分来自小肠乳糜微粒的代谢。HDL 主要作用是将肝外组织细胞中的胆固醇转运出来，然后被肝分解代谢，可以阻止游离胆固醇在动脉壁和其他组织积聚，HDL 最终在肝内分解。高糖饮食可引起 VLDL 升高，HDL 降低，盐酸可抑制 VLDL 合成，使 HDL 水平升高。HDL 水平升高，有利于促进外周组织（包含动脉壁）移除胆固醇，防治动脉粥样硬化的发生。

 **学有所思**

根据超速离心法,脂蛋白可以分为哪几类?

血脂及代谢

1. 胆固醇 食物中胆固醇在小肠内与磷脂胆酸结合成微粒,经肠黏膜吸收后形成胆固醇酯。经淋巴系统进入体循环,内源性胆固醇在肝和小肠黏膜由乙酸合成。胆固醇功能是构成细胞膜、生成类固醇激素及维生素D等,未被吸收的胆固醇在小肠下端转化为类固醇随粪便排出。高热量、高脂、高饱和脂肪酸饮食促进胆固醇合成,使血浓度升高;饥饿、低热量饮食或肝吸收胆固醇较多时,可减少胆固醇合成;食物中的纤维素可减少胆固醇吸收。

2. 三酰甘油 来自食物的三酰甘油经消化、吸收后成为乳糜微粒的主要成分;内源性的三酰甘油主要由小肠和肝合成。血浆中的三酰甘油是机体恒定的供给能量来源,任何三酰甘油来源过多,包括进食和自身合成或其分解障碍均可引起高三酰甘油血症。

3. 磷脂 主要由肝及小肠黏膜合成,食物中蛋黄、瘦肉含有磷脂。磷脂是生物膜的重要组成成分,对脂肪吸收、运转、储存也起重要作用,是维持乳糜微粒结构稳定的因素。

4. 游离脂肪酸 由长链脂肪酸与白蛋白结合而成。代谢途径:①供肌细胞利用;②被肝摄取,并再合成为三酰甘油。糖尿病患者游离脂肪酸水平升高,在酮血症时更显著。血浆游离脂肪酸升高表示脂肪动员加强。

 **学有所思**

胆固醇、三酰甘油和磷脂在体内的主要功能各是什么?

血脂异常的分类

1. 高脂蛋白血症表型分类

主要依据各种脂蛋白升高程度不同进行分型,不含病因学。高脂蛋白血症可分为5型。

(1) I型高脂蛋白血症(又称家族性高脂蛋白血症):血脂主要是三酰甘油(TG)升高,而总胆固醇(TC)可正常或轻度增加。临床罕见。

(2) IIa型高脂蛋白血症:血脂TC升高,TG正常,临床上常见。

(3) Ⅱb型高脂蛋白血症，TC、TG均升高，临床上非常常见。

(4) Ⅲ型高脂蛋白血症，(又称家族性异常β脂蛋白血症)，TC、TG均显著升高，临床少见。

(5) Ⅳ型高脂蛋白血症，TG升高，TC正常或偏高。

(6) Ⅴ型高脂蛋白血症，TG、TC均升高，以TG升高为主。

表型分类法有助于高脂蛋白血症的诊断与治疗。

简易分型法可分为高胆固醇血症、高三酰甘油血症和混合型高脂血症，即TC、TG都升高。

2．按原发、继发性分类

继发性是由某些全身性疾病引起血脂异常，如糖尿病、肾病等；原发性是指排除继发性后，可诊断为原发性。已知由先天性基因缺陷所致，如LDL受体基因缺陷引起家族性高胆固醇血症。

常见继发性高脂血症如下：

(1) 糖尿病：控制不良者主要表现血清TG、VLDL水平升高。

(2) 甲状腺功能减退症(称甲减)：甲减患者血TC水平升高，同时有血TG升高。

(3) 肾病：肾病综合征时血脂VLDL和LDL升高；肾衰竭、透析者，肾移植术后者常见TG升高，HDL降低。

(4) 药物：长期大量应用糖皮质激素可使血TC和TG上升；β受体阻断药可升高TG，降低HDL；利尿药可升高TC和TG水平。

诊断要点

1．临床表现　高脂血症可在较长时间无症状。出现症状主要表现皮肤黄色瘤，产生原因是脂质在真皮内沉积所致；另一严重表现是脂质在血管内皮沉积引起动脉粥样硬化，可致冠心病、脑血管病等。了解家族史，药物应用史及饮食习惯，有助于分析血脂增高原因。

 学有所思

高脂血症可以引起哪些临床表现？

2．辅助检查

(1) 血脂：常规测定血浆TC和TG水平。目前认为我国人群血清TC的合适范围是＜5.20mmol/L (200mg/dl)，边缘升高时5.23～5.69mmol/L (201～219mg/dl)，升高为＞5.72mmol/L (220mg/dl)；TG合适范围是＜1.70mmol/L (150mg/dl)，TG升高为＞1.70mmol/L (150mg/dl)。

(2) 脂蛋白：高密度脂蛋白胆固醇（HDL-C）用沉淀法测定，合适范围是 > 1.04mmol/L（40mg/dl），减低为 < 0.91mmol/L（35mg/dl）；低密度脂蛋白胆固醇（LDL-C）测定可用免疫法，LDL-C 的合适范围是 < 3.12mmol/L（120mg/dl），边缘升高为 3.15～3.61 mmol/L（121～139mg/dl），升高为 > 3.64mmol/L（140mg/dl）。若血浆胆固醇和三酰甘油水平异常升高或降低，可作电泳结合血脂进行分析，以确定脂蛋白类型。

治疗要点

高脂血症与冠心病、脑血管疾病患病率密切相关，应进行长期综合治疗。

1．饮食、运动治疗　进食低脂、适量纤维素饮食、肥胖患者需食用低热量食品，以植物油为主，不食动物内脏，七八分饱；坚持每日户外运动，可以散步、慢跑、太极、游泳等。每日活动 30 至 60 分钟，以全身舒适为度。

2．保持心理平衡　学会自我调节心态，戒烟、戒酒。定期复查血脂水平，以调整药物。

3．继发性高脂血症需积极治疗原发病，如糖尿病，控制血糖在正常范围等。

4．药物治疗

（1）用药指征

1）未发现冠心病或其他部位动脉粥样硬化者，若血脂水平达到以下应考虑用调脂药物：a．无冠心病危险因素者：TC > 6.24mmol/L（240mg/dl），LDL-C > 4.16mmol/L（160mg/dl）；b．有冠心病危险因素者：TC > 5.72mmol/L（220mg/dl），LDL-C > 3.64mmol/L（140mg/dl）。

2）已发现冠心病或其他部位动脉粥样硬化者：TC > 5.20mmol/L（200mg/dl），LDL-C > 3.12mmol/L（120mg/dl）。

（2）调节血脂药物

1）他汀类药：该类药属于羟甲基戊二酸单酰辅酶 A 还原酶抑制剂，此药通过抑制该酶，减少细胞内游离胆固醇，加速循环中 VLDL、IDL、LDL 的清除，还可抑制肝内 VLDL 合成。主要适用于高胆固醇血症，对轻、中度高三酰甘油血症有一定疗效。各种他汀类药物剂量：洛伐他汀常用 20mg，辛伐他汀 20mg，普伐他汀 20mg，氟伐他汀 20mg，上述制剂均为晚上一次口服。阿托伐汀 10mg 任何时间服用。主要不良反应有肝功能异常、血清肌酸激酶升高，肌肉疼痛，严重者可引起横纹肌溶解、急性肾衰竭。

2）氯贝丁酯类和纤维酸类（又称贝特类）：该类药增强脂蛋白酶活性，促进三酰甘油成分水解，减少肝中 VLDL 合成和分泌。主要适用于高三酰甘油血症或以三酰甘油升高为主的高脂血症。制剂剂量：氯贝丁酯每次 0.25～0.5g，3 次/日。苯扎贝特缓释片每晚服 1 次，每次 0.4g，苯扎贝特每次 0.2g，3 次/日；非诺贝特每次 0.1g，3 次/日；吉非贝齐每次 0.6g，2 次/日；微粒化非诺贝特每日 0.2g，晚餐时服用。这类药不良反应较轻，可有一过性血清转氨酶升高。有加强抗凝药作用，合用时抗凝药应减量。

3）烟酸及其衍生物：烟酸属 B 族维生素，超过作为维生素作用剂量时，有明显调脂作用，可降低 TC、TG、LDL-C，还可以升高血 HDL-C 的水平。开始口服为每次 0.1g，3 次/日，以后酌情增至每次 1～2g，3 次/日。不良反应有面部潮红，瘙痒，胃肠道症状。严重可使消化性溃疡恶化，偶有肝功能损伤。阿昔莫司为烟酸衍生物，不良反应较烟酸少。

4）胆酸螯合树脂类：通过阻止胆酸或胆固醇从肠道吸收，使其随粪便排出，肝细胞内游离胆固醇含量减少。仅适用于单纯高胆固醇血症。主要制剂有考来烯胺（消胆胺），常用剂量口服每次 4～5g，3～4 次/日，总量不超过 24g/d。服药时从小剂量开始，不良反应有腹胀，恶心，呕吐及便秘。该药可干扰叶酸、地高辛、华法林及甲状腺素等药物吸收，合用时应给予注意。

5）鱼油制剂及其他：有中度降低三酰甘油和升高 HDL-C 的作用，主要适用于轻度高三酰甘油血症，对 TC 和 LDL-C 无影响。其他包括中药制剂、弹性酶，普罗布考等。

(3) 调节血脂药物的选择：按血脂异常进行选药。

1) TC、LDL-C 增高为主的可选用他汀类或烟酸，而糖尿病患者不宜用烟酸。

2) TG 增高为主可选用氯贝丁酯或烟酸、阿昔莫司。

3) 混合型以 TC、LDL-C 增高为主可用他汀类，以 TG 增高为主则用氯贝丁酯类，TC、LDL-C 与 TG 均升高，可选氯贝丁酯类联合胆酸螯合树脂类，或烟酸加胆酸螯合树脂类。注意慎重采用他汀类加氯贝丁酯类；或他汀类加烟酸，由于毒性不良反应会增加，可能出现严重反应如横纹肌溶解症。

 **学有所思**

试列举血脂调节药物的分类和代表性药物。

外科治疗和血浆净化疗法

对少数遗传性高脂血症者可考虑 ①手术治疗：有一定效果，如回肠末端切除术、门腔静脉分流吻合术及肝移植术；②也可从血浆中分离某些高浓度脂蛋白又称为血浆置换术。

基因治疗

可将正常基因导入靶细胞，或用外源性正常基因代替突变的基因等。此方法还未成熟，有待进一步研究。

练习题

名词解释

高脂血症、载脂蛋白

简答题

1. 用超速离心法将脂蛋白分为哪5类？
2. 胆固醇、三酰甘油及磷脂在体内的功能是什么？
3. 高脂蛋白血症表型分类包括哪几型？
4. 高脂血症的临床表现？
5. 高脂血症治疗要点及用降脂药的指征。
6. 扼要说明他汀类、氯贝丁酯类、烟酸及胆酸螯合树脂药物的作用原理。

（参考答案：略）

疾病选读

骨质疏松症

定义及分类

骨质疏松症是指全身骨量减少，骨的显微结构改变，使骨的脆性增加，以致易发生骨折的一种全身性骨骼疾病。

根据病因可分为三类：

1. 原发性骨质疏松症　指女性绝经后的骨质疏松症和老年性骨质疏松症。
2. 继发性骨质疏松症　由于某些疾病或药物引起的骨质疏松。如甲状旁腺功能亢进症的骨质疏松。长期使用糖皮质激素引起的骨质疏松。
3. 特发性骨质疏松症　多见于8～14岁青少年或成人，原因不明，有家庭史。

此处仅介绍原发性骨质疏松症。

病因和发病机制

尚不完全清楚，目前认为与多种因素有关，包括内分泌、营养、运动、日照以及种族遗传等。女性绝经和增龄是重要因素。人的一生中骨不断进行着旧骨吸收随之新骨形成的代谢过程，称骨转换或重建过程。骨转换过程受多种因素调控，在生长期骨形成多于骨吸收，骨得以生长，骨量增加，成人后两者大致平衡。女性绝经后，进入老年期，体内发生一系列生理变化，使骨转换率增高，骨吸收多于骨形成，骨质丢失，发生骨质疏松。

骨质疏松的发生与峰值骨量有关。峰值骨量是指人发育成熟时所达到的最大骨量，一般在20～35岁时达高峰。峰值骨量越大，发生骨质量疏松的几率越小。峰值骨量与饮食、运动、生活环境和生活习惯、性别、种族遗传等有关。

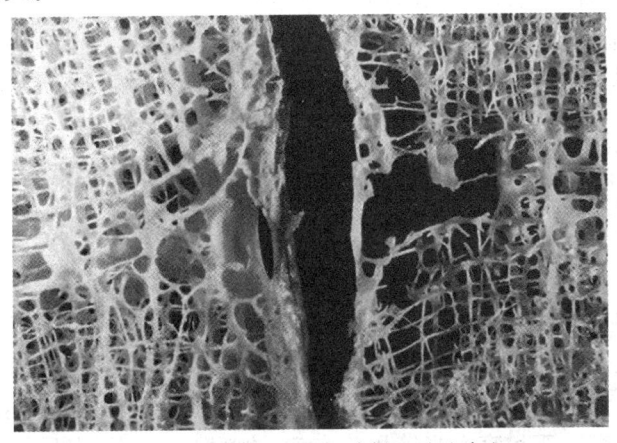

正常骨骼（左），骨质疏松骨骼（右）
图 4-6-3　腰椎骨松质

临床表现

早期无任何症状而不被发现，故有人称之为"无形杀手"。严重时出现骨痛或骨折被发现。主要临床表现为腰背痛、驼背和身材变矮，是疏松的椎体不堪重负被压缩楔形变所致。患者受轻微外力甚至无外力即可发生骨折，好发部位是椎体、髋部（尤其是股骨上端）和桡骨远端，肋骨也可发生骨折。

诊断方法和诊断标准

目前主要用双能力线吸收法（DEXA）测定骨矿含量（BMC）和骨矿密度（BMD）来诊断。WHO的诊断标准是测得的BMD值低于骨峰值2.5个标准差即诊断为骨质疏松症。用T值表示，即T值≤－2.5。T值≤－1为骨量低下。T值也可用来观察药物疗效和预测骨折的危险性。测定部位目前认为腰椎和髋部最适宜。

预防

生长期获及最佳骨峰值是预防骨质疏松的重要环节，预防绝经后和老年的骨质丢失也很重要。具体措施包括加强营养，足量钙摄入（以食补为主要手段)、适当的运动、充足的日照、少吸烟、忌酗酒、勿大量饮用含咖啡因的饮料和碳酸型饮料；绝经后女性根据情况用雌激素替代治疗等。

治疗

确诊为骨质疏松症和骨量低下的患者均应进行治疗。认为骨质疏松症是缺钙引起，中老年人多吃点钙即可防治是错误的。骨质疏松症的治疗目的是缓解症状，减少或减缓骨质丢失，增加或维持骨量，降低骨折发生率和治疗骨折。

目前常见的药有以下几类：

1. 抑制骨吸收和降低骨转换率的药：有雌激素类药，选择性雌激素受体调节剂（雷洛昔酚），二膦酸盐类药（阿仑膦酸盐）、降钙素类药等。
2. 促进骨形成的药：有氟化物、甲状旁腺素、雄激素等。
3. 其他：主要是钙剂和维生素 D 的活性型。与上述药联合用，促进骨的矿化。

肥胖症

定义及发病情况

肥胖症是指体内脂肪堆积过多、体重增加的一种多因素的慢性代谢性疾病。世界卫生组织（WHO）已将肥胖定为一种疾病。肥胖症常易伴有 2 型糖尿病、高血压、高血脂等相关疾病。肥胖症也可作为某些疾病的一种表现，称为继发性肥胖症，如甲状腺功能减退症，Cushing 综合征等，后者有其原发病的临床表现。

近 20 年，肥胖症的患病率上升很快，我国 20 世纪 90 年代数据表明成人超重者为 24.4%，肥胖者占 3.01%。

病因及发病机制

肥胖症的病因未完全清楚，其发生发展的相关因素很多，主要是由遗传因素或主要由环境因素共同作用的结果。遗传因素与染色体遗传有关；环境因素中首位的因素是生活方式。包括高热量、高脂肪饮食；进食次数增多；缺乏体力活动；工作、生活中应用节省体力的工具如开车等。总之，肥胖是机体能量摄入与能量消耗之间出现慢性能量平衡失调的结果。

临床表现

肥胖症症状按脂肪组织分布特点分为中心性与周围性肥胖。中心性肥胖其脂肪主要分布在腹腔和腰部，男性多见。周围性肥胖脂肪主要分布在腰以下、下腹、臀部及大腿，多见于女性。与肥胖症密切相关的疾病有心血管疾病、高血压、糖尿病等。

肥胖症的并发症有睡眠呼吸暂停综合征、静脉血栓等。

诊断要点

2003年4月卫生部疾病控制司公布，中国成人超重和肥胖症预防控制指南中，以体重指数BMI=体重（kg）/身高（m²）作为界定，BMI值"24"为中国成人超重的界限，BMI值"28"为肥胖界限；男性腰围大于等于85cm，女性腰围大于等于80cm为腹部脂肪蓄积的界限。确定肥胖症后，应排除继发性肥胖症。

治疗要点

肥胖症治疗研究表明，适当减重即减轻5%～10%，确实对健康有益，而体重恢复到正常范围是不现实的。控制体重措施如下：

1. 健康教育：让患者了解肥胖对健康的危害，建立节食意识，每餐不过饱，并进行自我检测，书写饮食日记以监督自己。

2. 饮食治疗：合理膳食为低能量、低脂肪、适量优质蛋白质，并摄入足够的新鲜蔬菜和水果，以保证营养素平衡。若每日摄入能量比所需能量少500～600kcal，可每周减轻体重0.5～1kg，这样减重的速度是最适当的。

3. 坚持适度体育运动：在饮食治疗同时配合体育运动，每天走路30～40min，可增加能量消耗100～200kcal。

4. 药物治疗及手术治疗：经过3～6个月饮食及运动治疗不能减重5%，可以考虑增加药物辅助治疗。药物分非中枢性，如奥利司他，为抑制胃肠道脂肪酶，减少能量吸收；中枢性如西布曲明，可降低食欲，增加饱腹感。手术方面有吸脂、去脂等。

痛　风

定义及发病情况

痛风是由于嘌呤代谢紊乱和（或）尿酸排泄障碍所致尿酸增高的一组疾病。临床特点是高尿酸血症、急性痛风关节炎反复发作，痛风石沉积，且常累及肾。痛风可分为原发性和继发性两大类，本文仅介绍原发性痛风。原发性痛风多见于中老年人，大多数在40岁以上发病，男性占95%以上。近些年，痛风发病率有逐年递增趋势。

病因和发病机制

尿酸是嘌呤代谢的终末产物，主要由细胞代谢分解的核酸及嘌呤类化合物，以及食物中的嘌呤经酶的作用分解而来。高尿酸血症的发生，内源性嘌呤代谢紊乱较外源性更重要。

原发性痛风机制未明，可能与遗传因素有关；继发性痛风由于肾疾病致尿酸排泄减少及白血病等骨髓增生性疾病致尿酸生成增多有关。

临床表现

1. 无症状期　男性和绝经后女性血尿酸大于 7.0mg/dl，绝经前女性血尿酸大于 5.8mg/dl 称为高尿酸血症。仅有血尿酸增高而无症状者属于此期，多数患者血尿酸增高数年或数十年可出现症状，也有些可终生不出现症状。

2. 急性关节炎期　是痛风首发症状。常午夜突然发作关节疼痛，最常见足拇指及第一跖趾关节，踝、膝、腕、指等也可见。发作时表现发热、白细胞增高，血沉增快，秋水仙碱治疗后症状可迅速缓解。初发常呈自限性，一般经 1～2 天或几周后自行缓解。大多数患者在一年以内复发。受寒、劳累、饮酒、高蛋白、高嘌呤饮食为常见诱因。急性关节炎是由于尿酸盐结晶沉积于关节腔内引起的炎症反应。

3. 痛风石及慢性关节炎期　痛风石是尿酸盐结晶，成为痛风的特征性表现。可存在于任何关节、肌腱及关节软组织中。常见多关节受累，位于关节远端，且不对称，可使关节肿胀、僵硬及畸形。痛风石向皮肤表面破溃时有豆渣样白色物质排出，一般多见于耳轮、跖趾、指间和掌指等处。

4. 肾病变　痛风肾病早期表现为间歇性蛋白尿，逐渐发展为持续性蛋白尿，晚期发生肾功能不全；另一种表现为尿酸性尿路结石，可表现为血尿，结石大可发生肾绞痛。

5. 高尿酸血症及代谢综合征　高尿酸血症易伴有肥胖、冠心病、高脂血症及 2 型糖尿病等，以上疾病统一称为代谢综合征。

诊断要点

中老年男性，常有家族史及代谢综合征表现。若突然夜间发作典型关节疼痛或尿酸结石肾绞痛发作，应考虑痛风，需进一步做下列检查：

1. 血尿酸增高。
2. 痛风石活检证实为尿酸盐结晶。
3. 或受累关节 X 线检查有痛风特征，以上均可协助确诊。

治疗要点

原发性痛风目前不能根治，可控制高尿酸血症，预防尿酸盐沉积。急性关节炎给予对症消炎，具体措施如下：

1. 健康教育　让病人了解痛风易伴代谢综合征，应控制热量摄入防止肥胖；限制动物心、肝、肾、脑及鱼虾、肉类、豆制品及啤酒等含高嘌呤的食物。适当运动以减轻胰岛素抵抗。多饮水促尿酸排泄，避免诱因以减少发作。

2. 间歇期及慢性期治疗　目的是使血尿酸维持正常水平，肾功能尚好，可服用排尿酸药。如苯溴马隆、丙磺舒等，抑制尿酸生成药物如别嘌呤醇。

3. 急性关节炎期治疗　卧床休息，抬高患肢，迅速口服秋水仙碱，作用机制是抑制局部组织炎症因子,缓解炎症反应。不良反应以恶心、呕吐、腹泻多见;还可应用非甾体抗炎药及糖皮质激素,以达消炎镇痛作用。

(肖菊青 姚景鹏 高淑能)

4.7 风湿性疾病

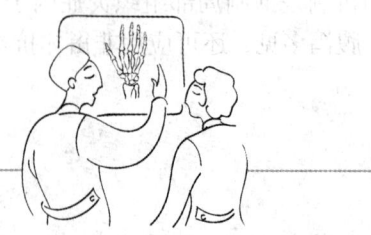

内容导航
4.7.1 系统性红斑狼疮
4.7.2 类风湿关节炎

学习目标
通过对本章节的学习，希望你达到以下学习目标：

1. 简要叙述系统性红斑狼疮的临床表现，解释什么是抗核抗体，理解其在疾病发生和诊断中所具有的意义。

2. 简要叙述类风湿关节炎的临床表现，解释什么是类风湿因子。

4.7.1 系统性红斑狼疮

定义及发病情况

系统性红斑狼疮（systemic lupus erythematosus，SLE）是一累及全身多个系统的自身免疫病，血清出现多种自身抗体，并有明显的免疫紊乱。

SLE 以年轻女性多见，育龄妇女占病人的 90%～95%。临床表现多有典型面部蝶形红斑，多脏器受累，反复发作，常迁延不愈。

病因和发病机制

病因不明，可能与遗传、性激素、环境等多种因素有关。

1. 遗传 SLE 患者的近亲发病率为 5%～12%；据统计异卵孪生的发病率为 2%～9%，同卵孪生则高达 23%～69%。说明遗传和本病的发生有关。

2. 性激素 大部分 SLE 是育龄妇女。在人类无论是男性或女性 SLE 患者，体内的雌酮羟基化产物皆增高，且妊娠可诱发本病。由此可见性激素和本病的发生有关。

3. 环境 影响 SLE 患者的环境因素有感染、日光、食物（如苜蓿）、药物（如普鲁卡因胺、肼苯达嗪、氯丙嗪、甲基多巴、异烟肼等），以上因素可促发本病。

发病机制至今尚未清楚。在内在和外来的因素作用下，机体丧失了正常的免疫耐受性，以致淋巴细胞不能正确地识别其自身组织，出现自身免疫反应，产生多种自身抗体。其中尤以抗核抗体（ANA）为重要，对 SLE 的发病、诊断和病情都起了关键的作用。总之，SLE 主要是由细胞和体液免疫紊乱而导致的组织炎症性的损伤。SLE 的受损组织一般表现为炎症及炎症后病变，以血管炎或血管病变尤为突出。

临床表现

起病可为暴发性、急性或隐匿性。开始或仅有单一器官受累，也可多个系统同时受累。病程迁延，反复发作，阳光照射、感染、妊娠、分娩以及药物常为诱发因素。多数患者有乏力、发热、体重下降等全身症状。现将受累器官、系统表现分述如下：

1. 皮肤与黏膜 80% 患者有皮肤损害，常见于皮肤暴露部位，有对称性皮疹，典型者在双面颊和鼻梁部位呈蝶形红斑。皮损为不规则水肿性红斑，病情缓解时，红斑可消退，留有棕黑色素沉着。在 SLE 患者中也可见到盘状红斑的皮损，常呈不规则圆形。此外在手掌的大小鱼际、指端及指（趾）甲周也可出现红斑，这些都是血管炎的表现。活动期患者可有脱发、口腔溃疡。有部分患者有雷诺现象。

2. 关节与肌肉 80%患者有关节受累，大多数患者表现为关节痛，部分尚伴有关节炎。受累的关节常是近端指间关节、腕、足部、膝、踝等关节，呈对称性分布，而肘及髋关节较少受累。肌痛见于50%患者，有时出现肌炎。

3. 浆膜 1/3患者有单侧或双侧胸膜炎；30%患者有心包炎，可伴有少量或中等量渗出液，偶有血性渗出液。

4. 肾 约半数患者有狼疮性肾炎。表现为轻型肾炎、肾病综合征、急、慢性肾炎、远端肾小管中毒及尿毒症。患者表现为不同程度的水肿、蛋白尿等。病程进展不同，一旦发展为尿毒症常为狼疮性肾炎的结局，是患者死亡的最常见原因。

> 狼疮性肾炎是导致SLE患者死亡的最常见原因。

5. 心与肺 约10%患者累及心与肺。出现心肌炎和急性狼疮性肺炎。

6. 消化系统 少数可发生各种急腹症，如急性腹膜炎、胰腺炎、胃肠炎等有关表现，肝肿大多见。

7. 神经系统 约20%患者有神经系统损伤。大脑损伤以精神障碍、癫痫发作、偏瘫及蛛网膜下腔出血等多见。出现中枢神经损害常预示病变活动、病情危重，预后不良。但如及时治疗，症状可以缓解。

8. 血液系统 最常见的是正常色素细胞性贫血，约半数患者的白细胞数在$(2 \sim 4.5) \times 10^9/L$。极少数患者出现自身免疫性溶血性贫血或严重血小板减少性紫癜。

 学有所思

系统性红斑狼疮可以出现哪几个系统的损害？典型的皮肤损害是什么？

辅助检查

1. 免疫学检查

（1）抗核抗体谱：这是针对细胞核中不同成分的一组抗体，共有十余种，但临床上常用下列试验：

1）抗核抗体：是SLE的标准筛选试验。但其特异性小，因它也出现在其他结缔组织病中。SLE患者约95%阳性，抗体效价与病情活动进展不一定平行。

2）抗双链DNA抗体：对SLE特异性高，阳性率约60%。抗体效价一般随病情缓解而下降。

3）抗Sm抗体：特异性高，SLE患者的阳性率是20%～30%。本抗体与SLE活动性无关。

（2）补体：血补体 C，含量降低可间接反映循环免疫复合物含量的增加，与病情活动有关。

（3）免疫病理检验：肾穿刺活组织检查对治疗狼疮性肾炎和估计预后有价值。皮肤狼疮带试验是用免疫荧光方法观察患者皮肤的表皮与真皮连接处有无免疫球蛋白的沉着，如有则为阳性。SLE 阳性率为 50%～70%。

2．其他　病情活动时血沉多增快，常有贫血，白细胞计数减少，血小板减少。

治疗要点

1．一般治疗　活动期病人应卧床休息，慢性期或病情稳定的患者可以适当活动或工作，并注意劳逸结合；有感染时应积极治疗；手术及创伤性检查前宜用抗生素预防感染；疫苗注射并不诱发 SLE 病情活动；应避免日晒，如夏天戴帽子及穿长袖衣服。

2．药物治疗

（1）非甾体抗炎药：包括阿司匹林、吲哚美辛、布洛芬等。主要用于发热，关节、肌肉酸痛，而无明显血液病变的轻症患者。伴肾炎者应慎用，因能使肾功能恶化。

（2）抗疟药：对于控制皮疹、光敏感及关节症状有一定效果，是治疗盘状狼疮的主药。

可用磷酸氯喹每日 250～500mg，或羟基氯喹每日 200～400mg。氯喹衍生物排泄缓慢，长期应用可在体内蓄积，引起视网膜退行性病变，故需定期检查眼底。

（3）肾上腺糖皮质激素：是目前治疗 SLE 的主要药物。适用于急性暴发性狼疮，脏器受累（肾、中枢神经系统、心、肺等），急性溶血性贫血，血小板减少性紫癜等。通常采用泼尼松，剂量为每日 1mg/kg。根据病情药物剂量可加减。一般治疗 4～6 周，病情明显好转后开始减量。较多病人需要长期用小剂量泼尼松，如 10～15mg/d，以维持病情稳定。对病情突然恶化的狼疮性肾炎和严重中枢神经系统病变者，可用甲泼尼龙，1g/d 静脉滴注。由于用激素剂量很大，应特别注意引起感染、高血压、心律失常、高血糖及药物性肌炎等副作用。

（4）免疫抑制剂：适用于重型及易复发而不能使用激素者。常用的免疫抑制剂有：环磷酰胺、硫唑嘌呤、长春新碱等。本类药物的毒性反应主要为胃肠道不适、头晕、头痛、脱发、口腔溃疡、肝病、骨髓抑制等，应用过程中应定期查血象及肝肾功能。

（5）其他：雷公藤对狼疮肾炎有一定效果。环孢素 A 对上述免疫抑制剂无效的肾炎患者有效。主要的副作用是肾功能减退、高血压、多毛症。

4.7.2 类风湿关节炎

定义及发病情况

类风湿关节炎（rheumatoid arthritis，RA）是一个累及周围关节为主的多系统性、炎症性的自身免疫病。特征性的表现为周围性、对称性的多关节慢性炎性病变，可伴有关节外的系统性损害。其病理改变为关节的慢性滑膜炎，当累及软骨和骨质时出现关节破坏。60%～70%患者活动期血清中出现类风湿因子（RF）。本病是造成我国人群丧失劳动力与致残的主要病因之一。

> 类风湿关节炎（rheumatoid arthritis，RA）是一个累及周围关节为主的多系统性、炎症性的自身免疫病。

病因及发病机制

病因尚未完全明确，一般认为可能与感染因子和遗传倾向等因素有关。感染因子如支原体、分枝杆菌、EB 病毒和其他逆转录病毒等可影响 RA 病情进展。本病的易感性及遗传基础与 II 类 HLA 有关。国内外资料显示具有 HLA-DR4 分子者发生 RA 的相对危险性是正常人群的 3～4 倍，提示 DR4 分子是本病易感的遗传基础。

类风湿关节炎的发生及病程迁延是病原体和遗传基因相互作用的结果。当抗原进入人体后，首先被巨噬细胞或巨噬样细胞吞噬、消化、浓缩后与其细胞膜的 HLA-DR 分子结合形成复合物。若被 T 细胞的受体所识别，则该 T 辅助淋巴细胞被活化，引起一系列的免疫反应：包括激活 B 淋巴细胞，使其分化为浆细胞，分泌大量免疫球蛋白，其中有类风湿因子（RF）。RF 主要沉着于滑膜绒毛等结缔组织内。免疫球蛋白和 RF 形成免疫复合物，经激活补体，导致关节滑膜组织发生炎症，且使软骨和骨质破坏加重。

血管炎可发生在患者关节外的任何组织。它累及中、小动脉和（或）静脉，管壁有淋巴细胞浸润、纤维素沉着，内膜有增生导致血管腔的狭窄或堵塞。类风湿结节是血管炎的一种表现，常见于关节伸侧受压部位的皮下组织。

 **学有所思**

什么是类风湿因子？它在类风湿关节炎的发病中起什么作用？

临床表现

临床表现为受累关节的疼痛、肿胀、功能下降，主要累及小关节尤其是手关节的对称性多关节炎。病变呈持续、慢性反复发作过程。多数患者起病缓慢，在出现明显关节症状前有数周乏力、全身不适、发热、食欲缺乏等症状。

1. 关节表现

（1）晨僵：病变的关节在夜间静止不动后可出现较长时间（至少1小时）的僵硬，如胶粘着样的感觉，即关节运动受限，关节强直明显，活动后方能缓解或消失，出现在95%以上的患者。晨僵持续时间和关节炎症的程度成正比，它常被作为观察本病活动性的指标之一。

（2）痛与压痛：关节痛往往是最早的关节症状。最常出现的部位为腕、掌指关节、近端指间关节。多呈对称性、持续性，但时轻时重。疼痛的关节常伴有压痛。

（3）关节肿：关节肿多因关节腔内积液或关节周围软组织炎症引起。病程长者可因滑膜慢性炎症后的肥厚而引起肿胀，凡受累的关节均可肿胀。

> 类风湿关节炎的关节表现有晨僵、痛与压痛、关节肿、关节畸形和功能障碍。

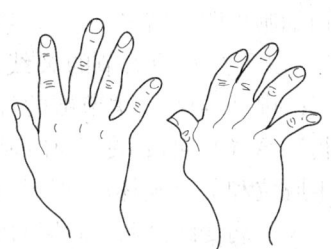

图 4-7-1　类风湿患者典型的手指关节改变

（4）关节畸形和功能障碍

多见于较晚期患者。因滑膜炎的绒毛破坏了软骨和软骨下的骨质造成关节纤维性或骨性强直的畸形；又因关节周围的肌腱、韧带受损使关节不能保持在正常位置，出现手指关节的半脱位如尺侧偏斜等。关节周围肌肉的萎缩、痉挛则使畸形更为加重。关节肿痛和畸形造成了关节的活动障碍。

2．关节外表现

（1）类风湿结节：是本病较特异的皮肤表现，出现在20%～30%患者，多位于关节隆突部及受压部位的皮下，如前臂伸面、肘鹰嘴突附近、跟腱等处。其大小不一、质硬、无压痛、对称性分布。它的存在表示本病的活动。

（2）类风湿血管炎：是关节外损害的基础，可出现在任何系统。皮肤血管炎表现，可有甲床点状或线状出血、皮肤瘀斑等。侵犯肺部可出现胸膜炎、肺间质病变。心脏受累常见心包炎。神经系统损害可有周围神经病变。在眼部可有巩膜炎，严重者因巩膜软化而影响视力。

 **学有所思**

类风湿关节炎的关节症状有哪些特点？类风湿关节炎特异性的皮肤表现是什么？

有关检查

(1) 血象：有轻至中度贫血。白细胞及分类多正常。

(2) 血沉：血沉增快是观察滑膜炎症活动性和严重性的指标。

(3) C反应蛋白：它的增高说明本病的活动性。

(4) 类风湿因子（RF）：是一种自身抗体，在常规临床工作中所测为IgM型RF，其滴度与本病的活动性和严重性成正比。

(5) 免疫复合物和补体：70%患者血清中出现各种类型的免疫复合物，活动期和RF(+)者更显著。在急性期和活动期，血清补体均有升高。

(6) 关节滑液：正常人关节腔内的滑液不超过3.5ml。在关节有炎症时滑液增多，滑液中的白细胞也明显增多。

(7) 关节X线检查：以手指及腕关节的X线片最有价值。X线片中可以见到关节周围软组织的肿胀阴影，关节端的骨质疏松（Ⅰ期）；关节间隙因软骨的破坏而变得狭窄（Ⅱ期）；关节面出现虫凿样破坏性改变（Ⅲ期）；晚期则出现关节半脱位和关节破坏后的纤维性和骨性强直（Ⅳ期）。本项检查对本病的诊断、关节病变的分期、病情的变化均很重要。

(8) 类风湿结节活检：具有典型的病理改变有助于本病的诊断。

诊断要点

美国风湿病学院1987年对本病的诊断标准如下：①晨僵每天持续最少1h，病程至少6周；②有3个或3个以上的关节肿，至少6周；③腕、掌、指、近端指关节肿，至少6周；④对称性关节肿，至少6周；⑤有皮下结节；⑥手X线片改变（至少有骨质疏松和关节间隙的狭窄）；⑦类风湿因子阳性（滴度＞1：20）。符合其中4项即可诊断为RA。在临床工作中多以此作为诊断标准。

治疗要点

早期诊断和尽早地进行合理治疗是本病治疗的关键。治疗措施中以药物治疗最为重要。

1．一般治疗 急性期关节肿痛、发热、内脏受累患者，应卧床休息，给予充足蛋白质及高维生素饮食，有利于疾病的恢复。恢复期进行适当的关节功能锻炼，或借助物理疗法，避免关节畸形。

2．药物治疗 WHO将抗RA的药物根据其作用分为改善症状和控制疾病发展两大类。后一类药物目前尚在探索和实验阶段，下面主要介绍改善症状的一类药物：

(1) 非甾体抗炎药：通过抑制前列腺素合成，达到控制关节肿痛的目的。此类药物在服用后易出现胃肠道不良反应如胃部不适、恶心、反酸、甚至胃黏膜出血。目前常用的几种药物是：阿司匹林（乙酰水杨酸），每日

3～5g 分 4 次口服，选用肠溶阿司匹林可减少胃肠反应。吲哚美辛（消炎痛），25～50 毫克/次，2～4 次/日，可酌情增加。还有布洛芬、萘普生等。

（2）慢作用抗风湿药：本类药物起效时间长于非甾体抗炎药，并有控制病情进展的作用，其中部分属免疫抑制剂。在临床治疗时，多采用本类药物与非甾体抗炎药联合应用的方案。本类常用药物有：①甲氨蝶呤（MTX）：此药能抑制细胞内二氢叶酸还原酶，且有抗炎作用。每周 7.5～20mg，一日内服完；也可静脉滴注或肌内注射，4～6 周起效，疗程至少半年。不良反应有骨髓抑制、肝损害等，停药后多能恢复。②雷公藤：有抑制淋巴、单核细胞及抗炎作用。雷公藤总苷 60mg/d，分 3 次服用。不良反应有性腺毒性，表现月经减少、停经、精子活力及数目降低，肝损害及胃肠道反应等。③青霉胺：不良反应较多，有胃肠道反应、骨髓抑制、皮疹、肝肾损害等。④环孢素：是近年治疗本病的免疫抑制剂。突出的不良反应是血压上升、血肌酐上升，用药期间应严密监测。⑤其他：金制剂、柳氮磺胺吡啶、硫唑嘌呤、环磷酰胺等。

（3）糖皮质激素：本药有强大的抗炎作用，可使关节炎症状得到迅速改善，但停药后病情易复发。本药适用于有关节外症状者或关节炎明显而又不能为非甾体类抗炎药所控制或慢作用药尚未起效的病人。长期使用糖皮质激素易造成停药困难的依赖性和许多不良反应的出现。常用药物有泼尼松，30～40mg/d，症状控制后递减，以每日 10mg 维持。逐渐以非甾体药物代替。

3．外科手术治疗　可作关节置换或滑膜切除手术，前者适用于关节畸形失去功能的病人，后者可使病情得到一定缓解。

练习题

名词解释

1．抗核抗体
2．类风湿因子
3．晨僵

简答题

系统性红斑狼疮的临床表现有哪些？

（参考答案：略）

疾病选读

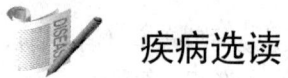

骨关节病

定义及发病情况

骨关节病又称骨关节炎，是常见的慢性关节疾病。多见于中老年人，女性多见于男性，好发于负重较大的膝关节、髋关节、脊柱、手指关节等部位。其主要病理改变是关节软骨退行性变和继发性骨质增生。临床表现主要是关节疼痛、肿胀和功能受限。

骨关节病可分为原发性和继发性两类，前者原因不清，可能与遗传有关。后者在某些原有病变的基础上逐渐发生，常见的有：先天性发育异常，如先天性髋脱位；关节创伤和疾病，如关节内骨折、感染等；关节不稳定，如韧带松弛；关节面对合不良非力线负重，如膝内外翻；还有医源性因素，如长期不恰当使用皮质激素等。

病因及发病机制

尚不完全清楚，与下列因素有关：

1. 年龄 本病患病率随年龄增长而增加，在 65 岁以上人群中，几乎普遍存在。

2. 遗传 目前认为软骨中 II 型胶原蛋白编码基因 COL2A1 的异常与发病有关。

3. 肥胖 肥胖与发病的关系目前尚有争论，但有资料表明，超重者发病率高。

4. 反复过度承载和累积性微小创伤 过度使用某个关节可引起该关节的骨关节炎，如矿工的膝肘关节。关节存在解剖异常、关节承载不均衡，如膝内或外翻，也易发生骨关节炎。

临床表现及诊断要点

主要症状是疼痛，初不重，钝痛，以后逐渐加重，与活动量和气候有关。休息痛为其特点，即在静止后或晨起时痛重，稍事活动可减轻。关节活动不灵活，活动有摩擦感和摩擦声。可有晨僵、一般不超过半小时。滑膜炎时关节肿胀，活动不同程度受限，严重时出现关节畸形半脱位。骨关节炎受累部位常不对称，局限于 1 个或几个关节。

X 线征可见关节间隙变窄，关节边缘骨赘形成，关节面硬化不平，晚期骨端变形出现畸形及脱位。

根据病史体征和 X 线片所见可明确诊断，但应注意临床症状与 X 线片所见不一定相吻合，放射学诊断骨关节炎的患者并非都有临床症状。

治疗要点

一般说来骨关节炎的病理改变是不可逆的,适当的治疗可以达到缓解症状,减缓病变进展,纠正关节畸形,恢复关节功能的目的。应根据病变程度,患者年龄和活动量等来制订治疗方案。

1. 一般治疗 包括教育和咨询,使患者进行适当和适度的体育活动,增强肌力保护关节,避免不适当的活动。必要时可进行理疗缓解症状,使用行走辅助器延缓病变进程。

2. 药物治疗 为缓解症状可适当使用镇痛药和非甾体抗炎止痛药。滑膜炎时可关节内注射皮质激素类药物消除炎症,但应注意此治疗可加重软骨损害。关节内注射透明质酸钠可起到恢复关节滑液黏性,减少摩擦,激活软骨自身修复过程的作用。氨基葡萄糖类药物参与软骨代谢,促进关节软骨修复,减缓病情发展。

3. 外科手术 目的是减轻或消除症状,矫正畸形,改善和恢复关节功能。疾病早期可行关节清理术,有畸形时为改变力线重新分布应力可行截骨术。疼痛畸形严重关节不稳定者可行关节融合术或人工关节置换术。

干燥综合征

定义及发病情况

干燥综合征是一种主要侵犯外分泌腺体为主的,以口、眼干燥为常见表现的慢性炎症性自身免疫病。可分为原发性和继发性两种。前者除有口眼干燥外,多有其他系统损害;后者是指发生在结缔组织所致疾病如类风湿关节炎、系统性红斑狼疮等。本文仅介绍原发性干燥综合征,其患病率在我国为 0.3%~0.7%,在老年人群中患病率为 3%~4%,女性多于男性。

病因及发病机制

病因至今不明,多数学者认为该病是多种病因相互作用的结果,主要病因为感染因素(如病毒),遗传及内分泌因素(性激素)等。免疫功能紊乱为其发病及病变发展的主要基础。

临床表现

多见于女性,男女比例为 1:9~20。发病年龄多在 40~50 岁,起病多缓慢,其表现如下:

口干思饮,严重者进干食困难;由于唾液少,冲洗作用减低,易发生龋齿;约半数患者表现有间歇性腮腺肿痛,累及单侧及双侧,10 天后可以自行消退,也有持续存在或反复发作。

眼干。患者有眼摩擦及异物感,无泪,伴眼干涩,泪腺一般不肿大,或轻度肿大。

皮肤黏膜及关节。皮肤干燥，常见皮疹是紫癜；口腔溃疡、鼻腔及阴道黏膜干燥，多数患者有关节痛，甚至发生关节肿胀，多呈一过性。

其他系统：近半数并发肾损害。少数因肺部腺体分泌减少而出现干咳和反复继发感染；还可见萎缩性胃炎，小肠吸收不良及肝肿大；神经系统多见周围神经炎。本病发生淋巴瘤几率明显高于正常人群。

诊断要点

对原发性干燥综合征的诊断有赖于医生的认识及警觉性，并进行相关检查。包括对口干燥症和干燥性角结膜炎的诊断；自身抗体的测定，如抗干燥综合征 A 或 B 抗体及唇腺活检。自身抗体和唇腺活检有特异性意义。

治疗要点

本病目前尚无根治方法，主要是对症治疗。口干可以适量饮水，保持口腔清洁，勤漱口，减少龋齿及口腔感染。干燥角结膜可以给人工泪液滴眼，眼膏也可保护角膜。非甾体抗炎药对肌肉、关节疼痛有一定疗效。对内脏损害可以使用糖皮质激素及免疫抑制剂，但后者药物对口眼干燥无效。

本病一般预后较好，有内脏损害者经适当治疗大多可控制。若病情发展快，出现严重脏器损害，治疗又不及时，可危及生命。

（李湘萍　姚景鹏　高淑能）

4.8 神经精神疾病

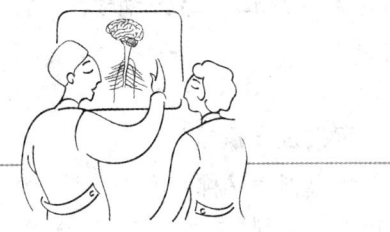

内容导航
4.8.1 脑血管疾病
  概述
  短暂性脑缺血发作（TIA）
  脑梗死
  脑出血
  蛛网膜下腔出血
4.8.2 抑郁症

学习目标
通过对本节的学习，希望你达到以下学习目标：

1．简要叙述短暂性脑缺血发作、脑梗死、脑出血、蛛网膜下腔出血的常见病因和临床表现。

2．简要叙述抑郁症的临床症状、诊断标准和治疗目标。

4.8.1 脑血管疾病

概述

定义及发病情况

脑血管病又称脑卒中，是由各种病因引起脑部血管疾病的总称，是中老年人的常见病、多发病。我国1986—1990年大规模人群调查显示，脑卒中发病率为（109.7～217）/10万，患病率为（719～745.6）/10万，死亡率为（116～141.8）/10万。发病率男性高于女性，（1.3～1.7）：1。

> 脑血管病又称脑卒中，是由各种病因引起脑部血管疾病的总称，是中老年人的常见病、多发病。

病因及发病机制

1. 病因

（1）血管壁病变：包括高血压性动脉硬化和动脉粥样硬化、动脉炎（风湿病、结核病、结缔组织病、钩端螺旋体病、梅毒）、发育异常（动脉瘤、血管畸形）、外伤、中毒和肿瘤。

（2）血流动力学改变：包括高血压、低血压、心脏功能障碍等。

（3）血液成分和血液流变学改变：包括高黏血症、白血病、抗凝药、服用避孕药、DIC等。

（4）其他：大血管邻近病变压迫（颈椎病、肿瘤）、颅外栓子（空气、脂肪、癌细胞）。

2. 危险因素　分为可干预和不可干预两类。

可干预的危险因素有高血压、糖尿病、心脏病、短暂性脑缺血发作和脑卒中史、吸烟和酗酒、高脂血症；还包括超重、体力活动减少、口服避孕药、饮食（如高摄盐量及肉类、含饱和脂肪酸的动物油）、眼底动脉硬化、无症状性颈动脉杂音（狭窄）等。

不可干预的危险因素有高龄、性别、种族、遗传、气候等。

脑血管病的三级预防

1. 一级预防　在发病前控制脑血管病的病因和危险因素。如控制高血压、糖尿病、预防心源性脑卒中（风心病、心房颤动、心肌梗死等）。

2. 二级预防　又称"三早预防"，即早发现、早诊断、早治疗，是发病期防止或减缓疾病发展的重要措施。主要针对已发生过短暂性脑缺血发作、可逆性脑卒中完全恢复者，防止再发卒中。主要药物有阿司匹林、氯吡格雷等。

3. 三级预防　主要为发病后积极治疗，防止病情恶化，减少及防止再复发。

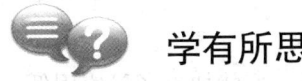 **学有所思**

请解释脑血管疾病的三级预防是什么？

短暂性脑缺血发作（TIA）

短暂性脑缺血发作的定义

短暂性脑缺血发作是指一过性脑缺血导致供血区的神经功能障碍。可反复发作。临床表现为突然起病，几分钟内达高峰，多在1h内缓解。短暂性脑缺血发作是发生脑梗死的重要危险因素之一。

> 短暂性脑缺血发作是指一过性脑缺血导致供血区的神经功能障碍。

病因及发病机制

尚不完全清楚。可能与多种病因及多种途径有关。

1. 微栓塞　主要来自颈内动脉的动脉粥样硬化斑块或心脏附壁血栓的游离，形成微栓子，进入脑内血管，形成微栓塞，引起脑局部循环障碍。微栓子自溶、破碎或远端血管扩张，栓子移向远端，血流恢复，症状消失。

2. 脑血管狭窄、痉挛或受压　脑动脉硬化后的狭窄可形成血流涡流，刺激血管壁发生血管痉挛；供应脑的动脉受压（如颈椎病），可出现TIA。

3. 血流动力学因素　心肌梗死、严重心律失常或血压突然下降可致脑灌注压下降，引起TIA。

4. 血液成分改变　真性红细胞增多症、血小板增多症、白血病、严重贫血，可出现TIA。

5. 其他　盗血、血管炎等。

临床表现及诊断要点

好发于50～70岁，男性多于女性。起病突然，出现局部神经功能缺损，在1h内症状恢复，可反复发作，发作间期完全恢复正常。TIA传统时限定义为24h。但现研究认为，超过1h后，已有脑梗死。

诊断要点：主要依据患者和家属提供的病史。

（1）突然、短暂的局灶性神经功能缺失发作，1h内恢复。

（2）常有反复发作史，临床症状刻板地出现。

（3）发作间期无神经系统体征。

治疗要点

1. 病因治疗　积极治疗高血压、心脏病、糖尿病、动脉粥样硬化、高血脂等。

2. 药物治疗

（1）抗血小板聚集药物：包括肠溶阿司匹林（治疗剂量300mg/d，1～2周；预防剂量75～150mg/d）、噻氯匹啶（250mg/d）、氯吡格雷

（75mg/d）。

（2）抗凝治疗：对频繁发作或持续时间较长、症状加重者可应用低分子肝素，4000IU，腹部皮下注射，12h 一次，10 天。

（3）扩容及扩血管药物：低分子右旋糖酐或羟乙基淀粉，倍他司丁等。

（4）脑保护剂：钙拮抗剂（尼莫地平、盐酸氟桂利嗪胶囊）具有脑保护作用，对怀疑大动脉狭窄或低灌注引起者禁用尼莫地平。

（5）中药治疗：常用活血化淤药，如丹参、川芎、红花、葛根等。

（6）外科治疗：颈动脉严重狭窄（70%以上）可行颈动脉内膜剥除术，或置入血管内支架。

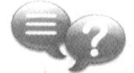

学有所思

短暂性脑出血的诊断要点有哪些？

脑梗死

脑梗死指由于脑供血障碍引起脑缺血、缺氧，导致脑组织坏死。临床常见类型有脑血栓形成、脑栓塞、脑分水岭梗死、腔隙性梗死。

■ 脑血栓形成

定义

脑血栓形成是由于脑动脉粥样硬化所致动脉管腔狭窄、闭塞，进而发生血栓形成，引起急性脑血流中断，脑组织软化坏死。

病因及发病机制

1. 血管病变　最常见的是动脉粥样硬化，以动脉分叉处和弯曲处多见，由于原位狭窄或闭塞，或因斑块性血栓物对远端血管的栓塞。其他原因有动脉炎、血管畸形等。

2. 血液成分的改变　血小板增多症、高纤维蛋白原、高黏血症、真性红细胞增多症可导致血栓形成。

3. 血流动力学改变　血流量过低、血流速度缓慢。

临床表现及诊断要点

1. 一般特点　中老年多见，多在安静状态下起病，部分病例发病前有前驱症状（如头晕、TIA）。神经系统损害症状多在数小时至 1~2 天达高峰。除脑干梗死和大面积脑梗死外，多无意识障碍和头痛、呕吐等高颅压症状。

2. 临床类型　按发病后随时间演变规律分为 3 种类型。

（1）可逆性缺血性神经功能缺损：症状超过 24h，神经功能障碍逐渐好转，多在 3 周内完全消失。

（2）完全性卒中：发病 6h 内症状达高峰，多为完全性瘫痪，严重者昏迷。

（3）进展性卒中：发病后症状逐渐进展或呈阶梯式加重。

3．不同动脉闭塞时的主要临床症状

（1）颈内动脉：病侧单眼黑矇，对侧偏瘫、偏身感觉障碍（可伴偏盲），优势半球病变可有失语。

（2）大脑中动脉：对侧偏瘫、偏身感觉障碍（可伴偏盲），优势半球病变可有失语。

（3）大脑前动脉：以对侧下肢为重的瘫痪和感觉障碍，可伴尿便障碍。

（4）大脑后动脉：对侧同向偏盲或象限盲。

（5）椎 - 基底动脉

1）常出现眩晕、眼球震颤、复视、交叉性瘫痪、构音障碍、吞咽困难、共济失调等。

2）脑桥基底部梗死可出现闭锁综合征，患者四肢瘫痪、双侧面瘫、假性延髓麻痹，意识清楚，眼球可活动，易误认为昏迷。

（6）小脑后下动脉：称延髓背外侧综合征或 Wallenberg 综合征。

1）眩晕、恶心、呕吐、眼球震颤。

2）病侧软腭、声带麻痹（舌咽、迷走神经疑核受损），共济失调（前庭小脑纤维受损），Horner 征（交感神经下行纤维受损）。

3）交叉性感觉障碍（病侧三叉神经脊束核及对侧交叉的脊髓丘脑束受损）。

头颅 CT 在发病 24h 内多无改变，24～48h 后梗死区出现低密度灶，对后颅窝病灶（脑干、小脑）显示不佳。头 MRI 检查可较早发现梗死灶，呈长 T1、长 T2 信号，显示病灶较 CT 清晰。弥散加权 MRI（DWI）发病半小时即可显示病灶（呈高信号），灌注加权 MRI（PWI）可显示缺血范围。彩色多普勒超声检查（TCD）、颈部动脉彩超、磁共振血管造影（MRA）、CT 血管造影（CTA）、数字减影血管造影（DSA）可发现病变动脉狭窄、闭塞情况。

诊断要点

好发于中老年有动脉粥样硬化症及高血压患者，多在安静状态下起病，起病急。临床表现为某一脑血管支配区的神经功能缺损，神经系统损害症状多在数小时至 1～2 天达高峰。头 CT/MRI 检查可发现相应病灶。

治疗要点

脑梗死发病后，其中心区细胞全部死亡，但处于梗死灶周围的脑组织区（缺血半暗带）细胞尚未死亡，通过适当治疗恢复供血，尚有可能使其功能逆转。

1. 一般治疗　早期卧床休息，维持生命功能，防治并发症。

（1）维持呼吸功能：保持呼吸道通畅，低氧血症予吸氧，严重者开放气道及机械辅助通气。

（2）调整血压：急性期患者血压可升高，不能急于积极降压，以免加重脑缺血。可维持血压在略高于患者病前水平。收缩压大于 24.0kPa（180mmHg）、舒张压大于 14.7kPa（110mmHg）、平均动脉压（舒张压+1/3 脉压）大于 17.3kPa（130mmHg）时可平稳降压，高血压脑病时需积极降压。病情稳定后逐渐控制血压。

（3）控制血糖：空腹血糖高于 9.0mmol/L 时，应予控制。低血糖应及时纠正。

（4）防治并发症：肺炎（吸入性、坠积性）、尿路感染、褥疮、深静脉血栓。

（5）维持水、电解质平衡，营养支持，不能进食者鼻饲。

2. 超早期溶栓

（1）rt-PA（重组组织型纤溶酶原激活剂）：为选择性纤维蛋白溶解剂，0.9mg/kg，总量不超过 90mg；10% 先静脉推注，其余溶于 100ml 生理盐水，1h 内静脉滴入。在发病 3h 内应用，我国目前有在 6h 内应用。治疗后 24h 不得使用抗血小板和抗凝药。24h 后，头颅 CT 显示无出血可行抗血小板、抗凝治疗。

（2）尿激酶：非选择性纤维蛋白溶解剂，25 万～100 万 U，溶于 100ml 生理盐水，1h 滴入。

适应证

（1）年龄 75 岁以下。

（2）发病 3h 以内。梗死发作 3～6h 不推荐常规 rt-PA、尿激酶静脉给药，若需要可在特殊影像（PWI > DWI）指导下应用。

（3）无明显意识障碍。

（4）血压低于 24.0/14.7kPa（180/110mmHg）。

（5）头颅 CT 无梗死影像，无出血。

（6）排除 TIA（不超过 1h）。

（7）无出血性疾患。

（8）患者或家属知情同意。

并发症

（1）出血。梗死后出血，或其他脏器出血。

(2) 溶栓后再灌注损伤，脑组织水肿。

(3) 溶栓后再闭塞，发生率 10%～20%。

3．抗血小板、抗凝治疗　见 TIA 治疗。

4．降纤治疗　降解血中纤维蛋白原，增强纤溶系统活性，抑制血栓形成。主要有降纤酶、巴曲酶（东菱迪芙）、安克洛酶（Ancrod）和蚓激酶。

5．降低颅内压　大面积脑梗死有颅内压增高时应用。20% 甘露醇 125～250ml，2～4 次/日，静脉滴注；呋塞米（速尿）20～40mg，2～4 次/日，静脉注射；甘油果糖 500ml/d，静脉滴注。

6．脑保护剂　钙离子通道阻滞剂、镁离子、自由基清除剂（维生素 E 和 C、过氧化物歧化酶）等。

7．扩血管药物　因可导致脑内"盗血"及颅内压增高，对大面积脑梗死、高颅压、低血压者不宜应用。

8．早期康复　患者病情稳定，即可开始康复治疗。

9．外科治疗　大面积脑梗死和小脑梗死致颅内压增高，有脑疝危险者，可行开颅减压术。

10．卒中单元　我国正在进行的"十五"攻关课题，主要指设立卒中病房及专门治疗卒中的小组，共同研究治疗方案，将脑卒中的急救、治疗、护理、康复结为一体。

11．中医中药治疗　一般采用活血化淤、通经活络的组方。

学有所思

脑梗死的溶栓治疗可以应用哪些药物？

■ 脑栓塞

定义

脑栓塞指各种栓子随血流进入脑动脉造成血流阻塞，引起脑梗死导致脑功能障碍。

病因

1．心源性　为脑栓塞最常见病因。风湿性心瓣膜病合并心房颤动、心肌梗死、心肌病的附壁血栓、亚急性感染性心内膜炎在心瓣膜上产生赘生物、心房黏液瘤、二尖瓣脱垂、心脏手术、心脏导管均可成为栓子来源。

2．非心源性　动脉粥样硬化斑块及附壁血栓脱落，骨折或手术时脂肪栓和气栓，败血症、肺部感染的脓栓，寄生虫和瘤栓。

> 脑栓塞指各种栓子随血流进入脑动脉造成血流阻塞，引起脑梗死导致脑功能障碍。

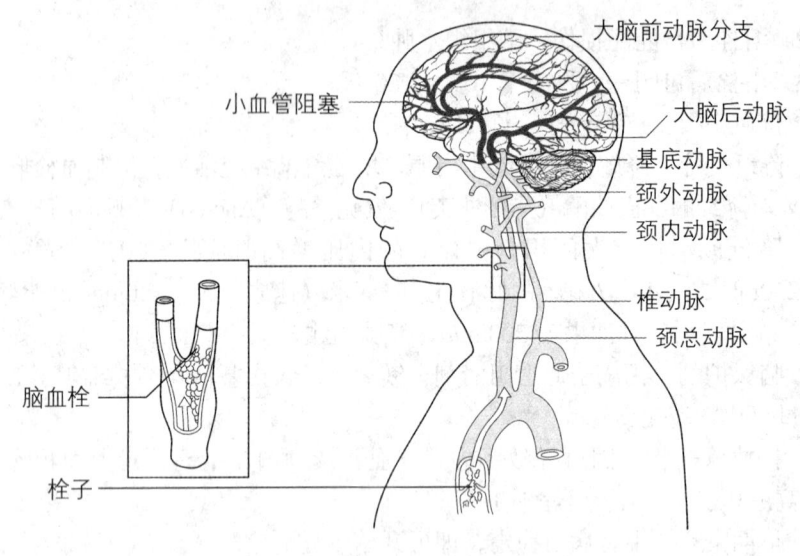

图 4-8-1　脑栓塞示意图

3．来源不明

临床表现

起病年龄不一。风湿性心脏病、先天性心脏病等以中青年为主，冠心病及大动脉病变以老年为主。起病急骤，数秒或数分钟症状达高峰。重者出现意识障碍、抽搐，轻者无明显症状，仅在影像学或尸检发现。临床症状取决于栓塞血管所支配供血区的神经功能。头 CT 和 MRI 检查可发现相应病灶。

治疗要点

1．脑栓塞治疗　与脑血栓形成治疗大致相同。脑栓塞患者中出血性梗死较脑血栓多见，在时间窗内严格掌握适应证，出血性梗死、感染性栓塞禁用抗血小板、抗凝治疗；脂肪栓塞可用 5% 碳酸氢钠 250ml，2 次／日，静脉滴注；气栓应采取头低位、左侧卧位。

2．原发疾病治疗　心源性脑栓塞注意纠正心律失常，防治心力衰竭，或手术治疗；感染性应做血培养，积极抗感染治疗；严重颈动脉粥样硬化可行内膜切除术。

脑出血

定义

脑出血指非外伤性脑实质内出血。

病因及发病机制

最主要病因是高血压脑动脉硬化。长期高血压可使脑动脉发生玻璃样变性，血管壁张力丧失并有纤维素性坏死，产生局部扩张，在血压冲击下

> 脑出血指非外伤性脑实质出血，最主要病因为高血压动脉硬化。

形成微动脉瘤，血液还可侵入管壁形成夹层动脉瘤，血压骤升时易破裂出血。其他原因包括先天性脑动静脉畸形，动脉瘤，动脉粥样硬化，脑动脉淀粉样变性，脑瘤，血液病，抗凝药物等。

临床表现及诊断要点

好发于50岁以上中老年人，多有高血压病史。通常在活动、用力和情绪激动时发生，多数无预兆，少数有头痛、头晕、短暂肢体麻木无力等前驱症状。起病急，多在数分钟至数小时达高峰。常表现为头痛、恶心、呕吐等急性颅内压增高症状，神经系统临床表现与出血部位及出血量有关。重症者发病时突感剧烈头痛、呕吐，转入意识障碍，可出现双侧病理反射，血压增高、脉搏慢而有力，晚期呼吸节律改变，血压下降，中枢性高热。重者可发生脑疝。

相关链接——脑疝

通常是小脑幕上一侧大脑半球占位性病变所引起，颞叶海马钩回疝入小脑幕切迹孔。患者头痛加剧，烦躁，进行性意识障碍加深，病变侧瞳孔起初缩小、随后散大，此时血压升高，呼吸及脉搏变慢。进一步恶化，可见双侧瞳孔散大，去大脑强直，最终呼吸、心跳停止。

枕骨大孔疝 主要见于后颅窝病变，小脑扁桃体疝入枕骨大孔，延髓受压。常表现为突然昏迷，呼吸停止，双侧瞳孔散大，随后心跳停止、死亡。

局灶症状与出血部位有关。

1. 基底节出血 最常见的出血部位，常累及内囊，以内囊损害体征为突出表现，又称内囊出血。

（1）壳出血（内囊外侧型出血）：病灶对侧偏瘫、偏身感觉障碍和同向性偏盲（三偏征），双眼球注视病侧，优势侧半球可有失语。出血量大可有意识障碍。

（2）丘脑出血（内囊内侧型出血）：典型症状是对侧偏身感觉障碍。向外压迫内囊致三偏征。向内破入脑室，可引起瞳孔改变、高热、意识障碍。

2. 脑叶出血 常由脑动静脉畸形、脑血管淀粉样变性、肿瘤所致。

（1）顶叶出血：对侧偏身感觉障碍、空间构像障碍。

（2）额叶出血：对侧偏瘫，双眼凝视病侧，优势侧半球 Broca 失语。

（3）颞叶出血：精神症状，不完全对侧同向偏盲，优势侧半球 Wernicke 失语。

(4) 枕叶出血：视野缺损。

3. 脑干出血

(1) 中脑出血：轻症表现同侧或双侧动眼神经损害，伴对侧或双侧锥体束征。重症昏迷、四肢弛缓性瘫痪，可迅速死亡。

(2) 脑桥出血：轻症表现交叉性瘫痪，双眼向健侧注视或核间性眼肌麻痹。重症昏迷，四肢瘫痪，针尖样瞳孔，中枢性高热，呼吸节律改变，多在48小时内死亡。

4. 小脑出血　突发后枕部头痛、头昏或眩晕、恶心、呕吐、行走不稳、肢体共济失调、眼球震颤。出血量大，可压迫脑干，甚至致枕骨大孔疝而死亡。

5. 脑室出血　少量出血表现为头痛、呕吐、脑膜刺激征。大量出血迅速出现昏迷、呕吐、四肢瘫痪、瞳孔缩小、呼吸不规则、中枢性高热、多迅速死亡。

头颅CT为首选检查，发病即可显示高密度的血肿，以及血肿周围低密度的水肿带。头颅MRI急性期诊断价值不如CT，对亚急性期出血、肿瘤引起出血可提供更准确的信息。脑血管造影（DSA、MRA、CTA）可显示动脉瘤、动静脉畸形等。

治疗要点

治疗原则：保持安静，调整血压，防止再出血，降低颅压，防治并发症。

1. 一般治疗　卧床休息，观察生命体征和瞳孔、意识变化，保持呼吸道通畅，维持水电解质平衡，保持营养，不能进食者鼻饲，保持大便通畅。

2. 控制脑水肿，降低颅内压　脑出血后脑水肿逐渐加重，常在3天左右达高峰，脑水肿可使颅内压增高，致脑疝形成，是影响脑出血死亡率及功能恢复的主要因素。

(1) 甘露醇：高渗性脱水剂，20%甘露醇125～250ml，2～4次/日，静脉滴注。

(2) 呋塞米：利尿剂，20～40mg，2～4次/日，静脉注射。

(3) 甘油果糖：高渗性脱水剂，250～500ml，静脉滴注。

3. 调整血压　脑水肿减轻，血压可能随之下降，一般不需积极降压。收缩压高于26.7kPa（200mmHg），舒张压高于14kPa（105mmHg），可予温和降压药，如卡托普利、美托洛尔（倍他乐克）等。急性期后，血压持续过高时系统降压。

4. 止血药物　多数认为对脑出血无效，对凝血功能障碍者可应用。目前正在进行基因重组凝血因子Ⅶa早期（3h内）治疗脑出血的多中心临床研究。

5. 防治并发症　上消化道出血、肺炎、下肢静脉血栓、肺栓塞、褥疮。
6. 外科治疗　开颅血肿清除术或颅骨钻孔穿刺血肿引流术。
（1）小脑半球血肿＞15ml，蚓部血肿＞6ml。
（2）脑叶或壳血肿＞50ml，颅内压增高明显，或有明确血管病灶（动脉瘤、动静脉畸形）。
（3）脑室大量出血致梗阻性脑积水。
7. 康复治疗　病情平稳，早期康复。

 **学有所思**

1. 基底节出血以内囊损害体征为突出表现，请试着回答三偏征包括什么？病灶（对）侧（偏瘫）、（偏身感觉障碍）和（同向性偏盲），还可出现双眼球注视（病）侧，优势侧半球可有（失语）。
2. 对脑出血的患者是否需要积极降压？

蛛网膜下腔出血

定义
蛛网膜下腔出血指颅内血管破裂后，血液流入蛛网膜下腔。

病因
最常见的病因是先天性动脉瘤，其次是脑血管畸形。其他原因有高血压动脉硬化性化动脉瘤，脑底异常血管网（烟雾病，Moyamoya病），脑动脉炎，肿瘤，血液病，结缔组织病，抗凝药物等。

临床表现
任何年龄均可发病，青壮年多见。
1. 诱因及前驱症状　发病前可有运动、激动、咳嗽、用力等诱因，少数安静状态起病。部分患者可先有少量渗血，称"警告性渗漏"，表现为头痛，可伴恶心、呕吐。
2. 主要症状　起病急骤，症状在数分钟达高峰，突发剧烈头痛，难以忍受，伴恶心、呕吐，头痛可放射致颈背部。有的患者可有短暂意识障碍，烦躁、谵妄等精神症状，头昏或眩晕，癫痫发作等。严重者昏迷，出现去大脑强直，甚至呼吸、心跳骤停。
3. 脑膜刺激征　血液刺激脑膜所致。颈强直，Kernig征和Brudzinski征阳性。
4. 局灶神经系统体征　后交通动脉瘤压迫动眼神经引起动眼神经麻

痹；眼底检查可见玻璃体下片状出血；病情严重者可有视神经乳头水肿。部分患者可有下肢腱反射减弱或消失，严重者上肢腱反射亦可减弱（血液影响神经根）。

5．并发症

（1）脑动脉痉挛：多在2周内出现，表现意识障碍，痉挛血管缺血的相应神经功能障碍，癫痫等。

（2）再出血：多在4周内，第2周更多见。死亡率高。

（3）脑积水：急性期可发生梗阻性脑积水（阻塞脑脊液通道）。病情突然恶化，出现头痛、呕吐、意识障碍加重。2～4周后可发生交通性脑积水（蛛网膜粒被血液阻塞或脑膜局限性粘连影响脑脊液回吸收），表现尿失禁，行走不稳，智能障碍。

头颅CT可见外侧裂、脑沟、脑池有高密度影，少量出血显示不佳。CT正常不能完全排除蛛网膜下腔出血。脑脊液检查见均匀一致的血性脑脊液，压力增高，蛋白含量增高。CTA、MRA、DSA有助于病因检查。血常规、凝血功能、肝功能等检查有助于查找其他病因。

治疗要点

治疗原则：控制继续出血、防治脑血管痉挛；对症及病因治疗。

1．一般治疗

（1）避免继续出血和再出血的诱因：一切可能引起血压或颅内压增高的因素（如用力排便、咳嗽、情绪激动等）均可诱发继续出血或再出血。尽量减少搬动，绝对卧床4～6周，保持安静。对头痛、躁动不安者予镇痛、镇静药物。抽搐者予抗癫痫药物。

（2）营养支持：防治感染、褥疮等并发症。

2．止血治疗　抗纤维蛋白溶解剂可防止血块溶解，防止再度出血。常用6-氨基己酸、氨甲苯酸（止血芳酸）、氨甲环酸（止血环酸）。

3．防治脑血管痉挛　钙通道拮抗剂尼莫地平0.5～1mg/h静脉微量泵注射，5～14天；口服尼莫地平20～40mg，3次/日，3周。

4．降颅压治疗　出血量较大或脑血管痉挛可引起脑水肿，行脱水降颅压治疗（同脑出血），但应注意避免脱水过度诱发再出血。

5．脑脊液置换疗法　腰穿放脑脊液，每次缓慢放出10ml左右，每周2次。有诱发脑疝、再出血、颅内感染的危险。

6．外科治疗　动脉瘤可行手术治疗或血管内介入栓塞术。血管畸形可行手术、血管内介入栓塞术或γ-刀治疗。

 **学有所思**

蛛网膜下腔出血最常见的原因是什么？

练习题

填空题

基底节出血以内囊损害体征为突出表现，其三偏征包括病灶_____侧_____、_____和_____，还可出现双眼球注视_____侧，优势侧半球可有_____。

选择题

1. 下列关于急性脑梗死超早期溶栓的叙述哪项是错误的
   A．时间窗为发病 3h 以内
   B．患者本人或家属知情同意
   C．头 MRI 排除脑出血
   D．溶栓 24h 后排除脑出血才可应用抗血小板及抗凝药物
   E．溶栓后可发生再闭塞

2. 蛛网膜下腔出血最常见的病因是
   A．高血压病
   B．糖尿病
   C．动脉瘤
   D．高血脂
   E．烟雾病

3. 以下哪项不是脑出血的治疗原则
   A．脱水降低颅内压
   B．积极降血压
   C．防治并发症
   D．病情稳定后尽早康复治疗
   E．保证营养，维持水、电解质平衡

问答题

简述脑血管病的三级预防。

参考答案

填空题

对　偏身感觉障碍　同向性偏盲　病灶　失语

选择题

1．C 2．C 3．B

问答题

（1）一级预防：在发病前控制脑血管病的病因和危险因素。如控制高血压、糖尿病、预防心源性脑卒中（风湿性心脏病、心房颤动、心肌梗死等）。

（2）二级预防：又称"三早预防"，即早发现、早诊断、早治疗，是发病期防止或减缓疾病发展的重要措施。主要针对已发生过TIA、可逆性脑卒中完全恢复者，防止再发卒中。主要药物有阿司匹林、氯吡格雷等。

（3）三级预防：主要为发病后积极治疗，防止病情恶化，减少及防止再复发。

4.8.2 抑郁症

定义及发病情况

抑郁症，是一种以持久的（至少二周），情绪低落（抑郁心境）为主要临床表现的精神障碍，又称为心境（情感）障碍。

定义：抑郁是心情不好，忧郁、苦闷及悲哀的心情。抑郁情绪经常是有原因的，如遇上难以应付的事情，无法解决而苦恼，受到不公平的待遇，又无法发泄时，身体生病，经济困难……种种原因都可以引起抑郁情绪，精神科临床把这些有明显原因导致的抑郁，如果持续时间较长的话，称作抑郁状态；而把没有明显心理社会因素以及躯体因素引发的抑郁心境，称之为抑郁症。所以，抑郁症指的是：一种以持久的（至少二周），情绪低落为主要临床症状的精神障碍。

流行病学研究：世界各地区调查的抑郁障碍患病率结果的差别较大，估计与调查方法、人口样本、种族文化以及诊断标准等许多因素有关。国外研究中Blamd Re的研究抑郁障碍的终生患病率为5.2%～16.2%。国内研究中1999年上海某城区终生患病率为0.67%；北京市城区老年抑郁症患病率为1.57%；1993年国内7个地区情感性精神障碍流行病学调查的抑郁症患病率为0.52%。

病因及发病机制

抑郁症是个多种病因的疾病，没有一个确切的病因，目前认为与以下因素有关。

1．遗传因素　根据家系调查，双生子调查以及寄养子的调查研究，认为抑郁症的病因中遗传因素具有重要的作用。

2. 心理社会因素　根据对病人与正常人进行的对生活事件量表进行的回顾性调查证实，病人发病前6个月中经历了更多的难以接受的生活事件与发生抑郁症有一定的关系。在疾病治疗过程中，恶性生活事件可使抑郁症状复燃、复发及慢性化。童年的精神创伤与成年抑郁症的发病有一定的关系，有无良好的社会支持系统也与老年期抑郁症的发病以及治疗转归有着密切的关系。

3. 生化代谢异常　近20多年以来的病因学研究有许多假说：儿茶酚胺假说，五羟色胺（5-HT）假说以及多巴胺（DA）系统的活动抑制假说等。目前在抗抑郁药的研发上，依据上述假说，研制出的具有抗抑郁作用的选择性5-HT再摄取抑制剂（SSRIs）的出现，使5-HT在抑郁症的病因中的作用理论得到了有力的论证。

4. 神经内分泌功能　抑郁症病人的各种躯体症状，认为与甲状腺功能异常、下丘脑-垂体-肾上腺（HPA）轴的异常有关。

5. 神经病理学方面　在老年抑郁症的研究中发现，各种神经系统疾病可伴发抑郁症状，如多发性硬化、帕金森病、脑血管病等。并发现晚发性抑郁症病人头部CT扫描中有脑室扩大的趋势……总之，认为在老年人中，器质性改变在抑郁症的发病及预后等方面有一定的作用。

临床症状

抑郁症的临床症状，主要包括核心症状和附加症状。

1. 核心症状　有情绪低落、愉快感丧失及精力丧失三大症状。

（1）情绪低落：指的是悲伤、沮丧、痛苦、无望、绝望的心情，常毫无原因，却天天都觉得活得没意思，前途无望，甚至只有死路一条，自杀的念头经常会出现脑中。许多抑郁症病人还会认为自己已成了废人，毫无价值，也无人会帮助自己……

（2）愉快感丧失：指没有愉快的心情，对任何事情都体验不到快乐，丧失了享受欢乐的能力。没有兴趣、没有喜悦的心情，什么事情都懒得参加，离群、少动、少语、失去了活着的目标，觉得活得太累、太没意思、生不如死。

（3）精力丧失的症状：指一种无原因的疲乏，无力感，虽然什么活也没干，却疲乏得要命。连平时常干的事情，如起床、梳洗、做饭、散步……都感到困难、疲劳。这是"精神抑制"的表现，由于此症状经常会到各综合医院去进行各项检查，其结果都查不出疾病的现象，非常多见。

2. 附加症状　有躯体症状、思维症状及行为症状。

（1）躯体症状包括

食欲改变　多数是食欲下降，少数有食欲增加者。

> 抑郁症的核心症状有情绪低落，愉快感丧失及精力丧失。

体重改变　多数是体重下降，约10%有体重增加。

睡眠障碍　多数是失眠，有入睡困难、中途浅而多梦及早醒，尤以早醒为重要的症状。抑郁症病人在早醒之后，情绪为最低落的时间，常会有不知这未来的一天将会如何痛苦，度日如年，不如死去的念头，常有自杀行为，必须严加防范！睡眠过多的病人较少见。

(2) 思维症状

思维能力下降　病人自觉思维活动变慢，思考问题困难，办事犹豫不决，反反复复地思考，甚至连回忆都感困难。老年病人会认为自己变笨了，变成痴呆了。

自信心下降　病人对自己的能力和评价下降，缺乏自信心，认为自己成了失败者，不如别人，自己一无是处，是无用的废人。有时会有明显的自责感，认为自己对不起亲人、单位以及国家。

自罪妄想　少数病人会产生严重的思维障碍，具有精神病性特点，自罪妄想就是其中之一。它指的是：病人认为自己犯了罪，有的会把很小的问题说成是罪不可赦，有的会说得脱离实际，认为罪大恶极。在这种思维障碍的基础上，病人会惩罚自己、自伤、自杀或者到公安机关自首等。

疑病与疑病妄想　在老年抑郁症病人中较多出现，怀疑自己得了严重的疾病，而到处求治，这就是疑病症状。极少数重症抑郁症病人坚信自己患上了癌症或其他不治之症等，对各种检查的否定都不相信，已到了疑病妄想的严重程度。其他妄想较少见，如被害、被遗弃、贫穷妄想等。幻觉也较为少见。

(3) 行为异常：主要表现在表情及行为方面。从病人的表情上看，终日愁眉苦脸、黯然落泪、掩面哭泣、无精打采、软弱无力、也有的病人面无表情、或苦笑……行为变得缓慢、笨拙、有的卧床不语、不动、面朝墙、衣冠不整，懒于梳理、不换衣，不洗澡、少数病人少食或者拒食，甚至严重消瘦，脱水（有生命危险！），不与周围人接触。对生活失去了积极性，不能正常学习，工作及生活……有的老年病人变得焦虑不安，为一点小事发脾气、暴躁，对亲人冷漠、不关心等。

 **学有所思**

抑郁症的核心症状和附加症状各有哪些？

诊断要点

在临床上使用的有几种不同版本的诊断标准，下面仅介绍我国中华医学会精神科分会编制的《中国精神障碍分类与诊断标准》简称 CCMD-3（2001 年 4 月）的内容。

抑郁症指的是：心境障碍（情感性精神障碍）。心境障碍是以明显而持久的心境高涨或低落为主的一组精神障碍，并有相应的思维和行为改变。可有精神病性症状，如幻觉妄想。大多数病人有反复发作的倾向，每次发作多可缓解，部分可有残留症状或转为慢性。

抑郁发作：抑郁发作以心境低落为主，与其处境不相称，可以从闷闷不乐到悲痛欲绝，甚至发生木僵。严重者可出现幻觉、妄想等精神病性症状。某些病例的焦虑与运动性激越很显著。

[症状标准] 以心境低落为主，并至少有下列 4 项：
（1）兴趣丧失、无愉快感；
（2）精力减退或疲乏感；
（3）精神运动性迟滞或激越；
（4）自我评价过低、自责或者内疚感；
（5）联想困难或自觉思考能力下降；
（6）反复出现想死念头或有自杀、自伤行为；
（7）睡眠障碍，如失眠、早醒或睡眠过多；
（8）食欲降低或体重明显减轻；
（9）性欲减退。

[严重标准] 社会功能受损，给本人造成痛苦或不良后果。

[病程标准]
（1）符合症状标准和严重标准至少已持续 2 周；
（2）可存在某些分裂性症状，但不符合分裂症的诊断。

[排除标准] 排除器质性精神障碍、或精神活性物质和非成瘾物质所致抑郁。

治疗要点

治疗的目标是治愈。治愈（痊愈）的指标是：抑郁症状完全消失、没有残留症状。病人要恢复到与病前一样的生活功能、社会功能，如进行工作、回归社会等。进行汉米尔顿抑郁量表，测查的得分应该恢复到正常水平（即小于或等于 7 分）。只要达到以上的三个条件就可以认为是达到临床治愈了。

治疗的原则是：坚持进行全程治疗策略。可以把抑郁症的治疗过程分为三个时期，即急性期、巩固期和维持期。

急性期的任务是迅速治疗，提高疗效，达到治愈水平。一般认为是 3 个月。从开始服药治疗起，多数病人从第二周起可见到好转的疗效。如已达 4 周仍无好转，应加大药量观察疗效，如仍旧无效，可再加量至 8 周，或者换用其他药物治疗。如8周后无效,也可以联合应用其他药物治疗。

巩固期的任务是继续用药治疗,巩固治疗效果,防止发生症状的反复(复燃)。一般认为是6个月。从达到治愈之后,要服用和原来同样的药,剂量不变,进行巩固治疗。

第三期为维持治疗期,维持期的目的为预防复发。抑郁症是个高复发率的发作性疾病,要防止复发,首要的方法就是坚持服药,维持治疗。目前中国抑郁症防治指南小组规定:如果是第一次发作(首次发作的话),维持期3~4个月;如果是第二次发作的话,要维持治疗3~5年;如果二次发作以上者,要长期服药治疗,甚至终生治疗。

所以,治疗的原则是要足剂量、足疗程的全程治疗,不可只看病情好转就中断治疗,不可刚刚痊愈就终止治疗,要坚持全程治疗。

 **学有所思**

抑郁症治疗的目标和原则是什么?

药物的种类:临床上常用的抗抑郁药主要有下列几种:

三环类抗抑郁药(TcA):非选择性地增强去甲肾上腺素和5-羟色胺的活性,同时对组胺、胆碱和肾上腺素受体也具有明显拮抗作用的药物。此类药物的不良反应较多,主要药物有:阿米替林、多塞平、氯丙咪嗪等。

单胺氧化酶抑制剂:(MAOI)是最早被发现的抗抑郁剂。因为严重的毒副作用,已被三环类药物所替代。近年来,吗氯贝胺被研制出来,是新的可逆性、选择性单胺氧化酶抑制剂,具有高度特异性,毒副作用较小,已在临床应用。

> 当前首选的抗抑郁剂为5-羟色胺再摄取抑制剂。

5-羟色胺再摄取抑制剂(SSRIs):对5-羟色胺具有选择性,在疗效上与TcA相似,其不良反应较轻,安全性及耐受性均有较大的改进。是当前首选的抗抑郁剂,主要药物有:氟西汀、帕罗西汀、盐酸舍曲林、氟伏沙明和西酞普兰以及近期刚上市的左旋西酞普兰。

5-羟色胺和去甲肾上腺素再摄取抑制剂(SNRI):具有对5-HT和NE的双重抑制作用。在疗效上及快速起效上均有一定的优势,目前临床应用的药物是文拉法辛。

去甲肾上腺素和特异性5-羟色胺能抗抑郁药(NaSSA):该药有目的地加强了去甲肾上腺素(NE)和5-HT的神经传导,而不激活5-HT2和5-HT3受体。避免了SSRIs等药常见的不良反应,对焦虑症状有效,而且起效较快，目前临床应用的药物是米氮平。

其他的抗抑郁药还有很多，如米安舍林、盐酸曲唑酮片、麦普替林以及草药研制的圣·约翰草提取物片（路优泰）等。

合理地、恰当地、针对病人的个体特点，如抑郁程度不同，有无躯体疾病、体质情况等方面的差别，以及病人是否在服用其他药物，有无家属照料用药等各方面的情况加以分析，进行选择、制定出系统的用药计划是非常重要的。

对于抑郁症的治疗来说，值得提出的是：许多药物在用药的早期（二周左右），常是无效的；而不良的反应会使病人加重痛苦。会使病人失去治疗信心，甚至加重自杀念头。

因此，必须进行治疗前的心理治疗，讲明治疗的过程，不良反应等问题，让病人树立治愈的理念。而且在整个诊治过程中，无论是急性期、还是巩固期、维持期，密切观察病情变化严防自杀都是最重要的！

练习题

填空题

1. 抑郁症的核心症状是_____，_____，_____。
2. 抑郁症病人的躯体症状有：_____，_____，_____和_____。
3. 当前把抑郁症的治疗分为 3 期，它们是_____、_____和_____。
4. 抑郁症的临床治愈标准是_____。

选择题

1. 抑郁症的核心症状是下列哪个症状（请选一项）

    A．紧张、焦虑不安

    B．幻觉及妄想

    C．神志不清，胡言乱语

    D．无原因的至少二周以上的情绪低落

    E．情绪不稳定

2. 抑郁症治疗的原则应该是下列的哪一个方法

    A．坚持用药半年

    B．坚持用药 2～3 年

    C．如果好得快，3 个月一个疗程就够了

    D．应该坚持全程治疗策略

    E．最多用药 3～5 年

3. 抑郁症的病因是下列哪一种
A．是遗传因素
B．是躯体疾病引起的
C．是多种因素的，目前尚未确定是哪种因素为主
D．是受精神刺激引起的
E．是大脑内的器质性结构改变引起的

简答题

1. 抑郁症的临床症状中的核心症状是什么？
2. 抑郁症病人有什么躯体症状？

参考答案

填空题

1. 情绪低落　愉快感消失　精力丧失
2. 食欲改变　体重改变　睡眠改变　性欲下降
3. 急性期　巩固期　维持治疗期
4. 抑郁症状完全消失，恢复病前社会功能及汉密顿量表≤7分

选择题

1．D　2．D　3．C

简答题

1. 情绪低落；愉快感消失；精力丧失
2. 食欲改变；体重改变；睡眠障碍；性欲下降。

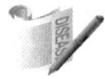

疾病选读

帕金森病

帕金森病的定义及发病情况

帕金森病（Parkinson's disease，PD）又称震颤麻痹，是一种常见的中老年人神经系统变性疾病。60岁以上人群中患病率为1000/10万，随年龄增长发病率增高，男性略多于女性。病因未明。

临床表现及诊断要点

起病隐袭、进展缓慢、逐渐加剧。

1. 静止性震颤　随意运动时减轻，紧张时加剧，睡眠后消失。手指呈"搓丸样"动作，逐渐扩展到同侧下肢及对侧肢体，头部通常最后受累。

2. 肌强直 肌张力增高，被动运动关节时始终保持增高的阻力，称"铅管样强直"；伴有震颤者，在均匀阻力同时感到有节律的断续停顿，称"齿轮样强直"。

3. 运动迟缓 随意运动减少，动作缓慢。面部表情运动少，常双眼凝视、瞬目减少，呈"面具脸"。难以完成精细动作，书写时字越写越小，称"小写症"。

4. 姿势和步态异常

站立时呈屈曲体姿。走路时下肢启动困难，步伐变小变慢，上肢前后协同摆动减少，碎步前冲，难以及时止步和转弯，称"慌张步态"。

5. 其他 自主神经功能紊乱的症状。如皮脂腺、汗腺分泌增多，直立性低血压，便秘。口、咽、腭肌运动障碍，语言缓慢、低沉，流涎，吞咽困难。

根据典型的震颤、强直、运动迟缓、"面具脸"、"慌张步态"诊断。

治疗要点

1. 药物治疗 改善症状，不能改变病程，随应用时间延长作用衰减。

(1) 抗胆碱能药物：通过对乙酰胆碱的抑制使多巴胺的效应相对增高，对震颤、肌强直有一定作用，适用于震颤明显且年龄较轻的患者。常用苯海索（安坦），其他有丙环定（开马君）、苯甲托品、比哌立登（安克痉）、环戊丙醇。

(2) 金刚烷胺：使突触前多巴胺的合成和释放增加并减少再摄取，有部分抗胆碱作用。对震颤、强直、少动有轻度改善作用。

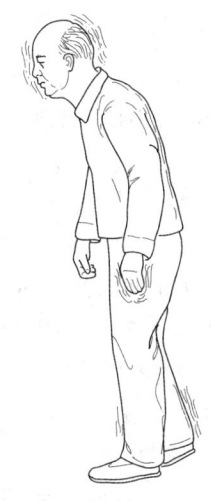

图 4-8-2 帕金森患者步态

(3) 左旋多巴：左旋多巴作为多巴胺合成前体可提高脑内多巴胺含量。对震颤、强直、少动有较好疗效。常用左旋多巴与外周多巴脱羧酶抑制剂制成复方制剂，如美多巴（左旋多巴与苄丝肼 4∶1 混合）、卡左双多巴控释片（左旋多巴与卡比多巴 4∶1 混合）。

(4) 多巴胺受体激动剂：对震颤疗效较好。包括溴隐亭、培高利特（协良行）、麦角乙脲、吡贝地尔（泰舒达）、阿扑吗啡等。

(5) 单胺氧化酶抑制剂：减少多巴胺降解，与左旋多巴合用有协同作用，可减少左旋多巴用量。常用司来吉兰。

(6) 儿茶酚-氧位-甲基转移酶（COMT）抑制剂：Tolcapone（tasmar，托卡朋片）和 Entacapone（comtan，柯丹），抑制左旋多巴在外周的代谢，使血浆左旋多巴浓度保持稳定，并能增加左旋多巴进脑量。单用无效，与左旋多巴合用。

2. 外科治疗　立体定向手术包括苍白球毁损术、丘脑毁损术、深部脑刺激术、胎儿脑组织移植术。术后仍需服药。

癫痫

癫痫的定义及病因

癫痫是一组大脑神经元异常放电所引起的短暂性中枢神经系统功能失调为特征的慢性脑部疾病，具有突然发生（发作性）和反复发作（重复性）的特点。多数为原发性癫痫（找不到明确病因）。继发性癫痫的病因包括脑部发育异常、外伤、肿瘤、感染、脑血管病以及代谢性疾病、中毒等。发病率（50～70）/10万。

癫痫的临床表现及诊断要点

癫痫发作分为部分性发作、全面性发作、未分类发作。根据病变部位不同，临床可表现为运动、感觉、意识、行为和自主神经功能障碍。

1. 部分性发作　发作起始症状和脑电图特点均提示痫性放电源于一侧大脑半球，向周围正常脑区扩散，可扩展为全面性发作。

2. 全面性发作　临床变化提示双侧大脑半球自开始即同时受累，意识障碍可以是最早现象，脑电图变化双侧性。常见有失神发作（以意识障碍为主）和全面性强直-阵挛发作（以意识丧失和全身强直-抽搐为特征）。

癫痫持续状态　癫痫发作持续30分钟以上，或连续多次发作、发作间期意识或神经功能未恢复至通常水平。不规范的抗癫痫治疗是最常见的原因。

诊断要点：癫痫的临床诊断主要依据患者发作的病史确定，特别是可靠目击者提供的详细发作过程。脑电图是最常用的一种辅助检查方法。临床怀疑为继发性癫痫者应进行病因检查。

治疗

1. 预防已知的致病因素及相应病因治疗。

2. 根据发作类型用药　部分性发作首选卡马西平；典型失神发作首选乙琥胺；不典型失神发作首选丙戊酸钠。余原发性全面性发作首选丙戊酸钠，继发性首选卡马西平。新型抗癫痫药包括拉莫三嗪、托吡酯、加巴喷丁（对部分性及全面性发作均有效）、奥卡西平（与卡马西平化学结构相似，适应证相同）。

3. 控制癫痫持续状态的药物治疗。

首选地西泮（安定）静脉注射，成人10～20mg，儿童0.1～1mg/kg，每分钟不超过2mg。其他包括氯硝西泮、劳拉西泮、苯妥英钠、异戊巴比妥钠、德巴金（丙戊酸钠的注射剂型）、咪哒唑胺。发作控制后应用苯巴比妥钠（鲁米那）0.2g 肌内注射，间隔8～12小时一次，清醒后改口服抗癫痫药。

4．癫痫发作时的治疗　防止外伤，平卧，解开衣领、腰带，以利呼吸通畅；将毛巾、手帕或外裹纱布的压舌板塞入齿间，防止舌咬伤。但应避免在牙关紧闭时硬撬患者牙齿；不可硬按患者肢体，以免骨折或脱臼。惊厥停止后，将头偏向一侧，避免分泌物误吸。如惊厥时程偏长或当日已有过发作，可予苯巴比妥钠0.2g，肌内注射，否则不需特殊处理。

（李　坚　赵友文）

第 5 章
儿科疾病与用药特点

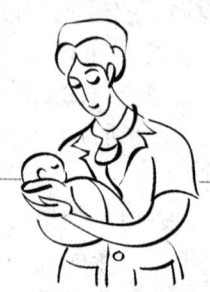

内容导航

5.1 基础医学特点
    5.1.1 解剖学特点
    5.1.2 生理生化特点
    5.1.3 免疫学特点
    5.1.4 病理学特点
5.2 临床医学特点
    5.2.1 疾病种类
    5.2.2 临床表现
    5.2.3 年龄与诊断的关系
    5.2.4 治疗的特点
    5.2.5 预后
    5.2.6 儿科疾病的预防
    5.2.7 成人疾病与儿科的关系
5.3 儿科用药特点
    5.3.1 药物选择原则
    5.3.2 给药方法
    5.3.3 药量计算

学习目标

通过对本章的学习，希望你能达到以下学习目标：
1．试举三例说明小儿在基础医学方面的特点。
2．试举两例说明小儿在临床医学方面的特点。
3．举例说明肾上腺皮质激素在儿科的应用。
4．简要叙述儿科药量计算的三种方法。

儿科学研究和服务的对象是小儿,包含从生命开始直到长大成人的整个阶段。由于这个阶段机体在进行着生长发育,因此不论是在解剖、生理、生化、营养、代谢、免疫、病理等方面,还是在疾病发生、发展、临床表现、诊断、治疗、预后、预防等方面,儿童都与成人有许多不同之处,而且不同年龄小儿之间也不尽相同。

5.1 基础医学特点

5.1.1 解剖学特点

小儿在生长发育过程中,体重、身长(高)、头围、胸围、腹围等在不断地增长,身体各部的比例也在改变。骨骼发育如颅骨缝、囟门闭合、骨化中心的出现、出牙换牙等均有其一定规律;心、肾、肝、脾等脏器的大小、位置,以及皮肤、肌肉、神经、淋巴系统等均与成人有明显不同。熟悉小儿的正常解剖特点,才能判断是否存在异常,及时发现偏差,追索发生原因,做好医疗保健工作。

小儿的体重、身长、头围及心率、呼吸、血压、周围血象等指标随年龄的变化而变化。

相关链接——囟门

新生儿颅骨尚在发育中,在1~2岁以前,颅盖各骨之间的间隙很大,为膜充填,称为囟门。当婴儿患有中枢神经系统感染和脑积水等疾患时,颅内压增高,囟门将发生膨隆或张力增高,为临床医生的诊断提供重要提示。

5.1.2 生理生化特点

不同年龄的小儿有不同的生理生化正常值,如心率、血压、呼吸频率、周围血象、体液成分等,这些值又与成人有不少区别。例如,患儿每天体内的水交换量约等于细胞外液的1/2,成人每天水的交换量只有1/7。因此同样是发生腹泻,小儿比成人更容易出现脱水。婴儿代谢旺盛,对营养物质需求相对较高,但胃肠吸收功能相对不成熟,很容易发生腹泻。熟悉这些生理生化与营养代谢特点才能正确地做出诊断和处理。

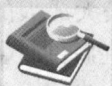 **相关链接——小儿的呼吸和脉搏**

小儿年龄越小,呼吸和脉搏越快。出生 28 天以内的新生儿,呼吸频率为 40～45 次/分,脉搏为 120～140 次/分。与成年人的 18～20 次/分和 60～100 次/分相比,是不是快多了?小儿的正常血压也与成人有一定区别,计算公式是这样的:收缩压(mmHg)=80+(年龄 ×2),舒张压 = 收缩压 ×2/3。

5.1.3 免疫学特点

小儿皮肤、黏膜娇嫩,淋巴系统发育未成熟,防御能力差,体液免疫及细胞免疫也都不如成人健全。新生儿可从母体获得抗体 IgG(被动免疫),但 3～5 个月后渐消失。母体的 IgM 不能通过胎盘,故新生儿时 IgM 最低,易患革兰阴性细菌感染。小儿的主动免疫力随年龄增长而逐渐增强,免疫球蛋白 IgM 一般要到 6～7 岁时才达到成人水平。婴幼儿期因局部分泌 IgA(SIgA)缺乏,易患呼吸道及消化道感染。其他体液因子如补体、趋化因子、调理素等的活性及白细胞吞噬能力等也较低。

5.1.4 病理学特点

由于小儿各系统发育不够成熟,对不同病因引起的反应往往与成人不同,甚至相同致病因素也可在不同年龄的机体导致不同的病理改变。如同为肺炎球菌所致的肺部感染,在婴儿常发生支气管肺炎,而在年长儿与成人则发生大叶性肺炎;维生素 D 缺乏时婴儿患佝偻病,而成人则表现为骨软化症。

 **学有所思**

小儿有哪些生理生化指标的正常范围与成人不同?

5.2 临床医学特点

5.2.1 疾病种类

小儿的疾病种类与成人有很大区别。在婴幼儿,先天性遗传性疾病和感染性疾病患者较成人多。在儿科门诊,约 80% 为呼吸道感染和消化不良及感染性腹泻的患者,而且具有较强的季节性。冬季为呼吸道感染疾病的高发季节；晚秋季节为轮状病毒性肠炎的高发时期。在心血管系统疾病中，小儿以先天性心脏病为多，成人则以冠状动脉硬化性心脏病为多；神经系统疾病中，小儿以癫痫、中枢神经系统感染等疾病多见，成人则以脑血管疾病等多见；在肿瘤方面，小儿多见急性白血病、淋巴瘤等，而成人则以肺癌、鼻咽癌、食管癌等为多。

5.2.2 临床表现

小儿病情变化快、易反复，故需要密切观察才能及时处理。年幼儿患急性传染病或感染性疾病，常起病急、来势凶，缺乏局限能力，故易发生败血症，并常伴发呼吸、循环衰竭，水、电解质紊乱或中毒性脑病。在另一方面，早产儿及体弱儿患严重感染往往表现为各方面反应低下，如体温不升、拒食、神情呆滞、外周血白细胞降低或不增，并常无定位性症状和体征，需要医生对病情进行反复入微的观察，利用丰富的临床经验去及时地发现问题。此外，年幼的患者不能自己陈述病情，医生只能通过详细向家长询问病史，加上自己对患者严密的观察，结合细心的体格检查，去发现线索，避免误诊。

> 小儿的疾病种类和临床表现均有不同于成人的特点。

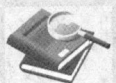

相关链接——中毒性细菌性痢疾

细菌性痢疾的诊断和治疗在成人并不困难。但在儿童，有部分患者可以发生中毒性痢疾，起病急骤，病情凶险，表现为高热、惊厥、昏迷，在腹泻出现前即可发生中毒性休克和呼吸衰竭，病死率很高。需要医生及时诊断、果断治疗。

5.2.3 年龄与诊断的关系

各年龄阶段小儿的患病种类、临床表现等都有其独特之处，故在儿科考虑临床诊断时应特别重视年龄因素。如小儿惊厥，当发生于新生儿期时应多考虑与产伤、窒息、颅内出血或先天异常有关；6个月以内应考虑有无婴儿手足搐搦症或中枢神经系统感染；当发生于6个月至3岁小儿则要考虑高热惊厥、中枢神经系统感染的可能性；当发生于3岁以上年长儿如为无热惊厥则以癫痫为多见。

5.2.4 治疗的特点

小儿疾病在临床治疗时，用药剂量与成人明显不同。有些治疗方法也为小儿所特有，如蓝光与换血为治疗新生儿母婴血型不合溶血病的特有方法。小儿缺乏免疫力，调节和适应能力也差，因此患病过程中易发生其他并发症，有时几种疾病同时存在。因此除针对主要疾病加以治疗外，尚应注意处理并发症和并存疾病。此外细致的护理和一般支持疗法也非常重要，对病儿的治疗常起到很大的作用。

5.2.5 预后

由于小儿各脏器组织修复能力较强，后遗症一般较少。虽然起病急、来势猛、变化多，但若诊治及时、恰当，好转恢复也快。但年幼、体弱、危重病儿的病情变化迅速，恶化也快，易造成突然死亡。

5.2.6 儿科疾病的预防

前面我们曾经讲过，先天性疾病、感染性疾病及与营养有关的疾病在儿科所有疾病中占有重要地位，所以针对这些疾病的预防显得十分重要。

由于有计划地开展了预防接种工作，并加强了传染病的管理，许多小儿传染病如麻疹、脊髓灰质炎、白喉、破伤风、伤寒、乙型脑炎等的发病率和病死率已较从前大大下降。

胎儿、围生期和新生儿保健工作越来越受到重视，已经广泛开展了对某些先天性遗传疾病及视、听觉和智力的筛查，使部分先天性疾病的早期诊断、预防和治疗成为可能。

5.2.7 成人疾病与儿科的关系

一些成年后出现的疾病常起源于儿童时期，如原发性高血压、冠心病和2型糖尿病等。现在青春期前儿童发生高血压、高脂血症和肥胖症的情况较前增加，即"小孩儿患成人病"，这种现象已经引起儿科医生的高度重视。再例如，小儿尿路感染若未及时得到诊治，迁延至成人时常发展为晚期肾盂肾炎而致肾衰竭等。因此做好小儿时期的预防工作，不仅可增强小儿体质，使其不生病、少生病，而且有助于及早发现潜在的疾病，早期将其控制，以保证成年时的健康。

 **学有所思**

儿科疾病在病种、临床表现方面有哪些特点？文中提到了何种儿科特有的治疗方法？

5.3 儿科用药特点

在小儿时期进行药物治疗，与成人有明显的不同。为了使药物在发挥治疗作用的同时避免或减少不良反应的产生，必须对所使用的药物全面了解，掌握它的性能、作用机制、毒副作用以及精确地计算剂量和适当的用药方法；另一方面还应考虑病人的个体特点，如年龄的大小、身体的强弱、疾病的轻重、肝肾等脏器功能是否正常、既往用药经过、对药物的耐受能力以及有无过敏史等，以便做到合理用药，获得理想的治疗效果。

> 儿科在药物选择和药量计算方面均有自身特点。

5.3.1 药物选择原则

要根据小儿年龄、病种、病情和一般情况慎重选择，不可滥用。合并使用的药物不宜过多，避免由于药物在体内的相互作用而产生的毒副反应或药效相抵消问题。

1. 镇咳止喘药　咳嗽有清除呼吸道分泌物的作用。小儿呼吸道较窄，发炎时黏膜肿胀，渗出物较多，较易有呼吸道梗阻而出现呼吸困难。因此在呼吸道感染（尤其是肺炎）时，应多用祛痰药或雾化吸入，少用镇咳药，尤其要慎用作用较强的镇咳药（如可待因），一般只有在咳嗽严重、引起小儿精神紧张或影响休息时才用镇咳药。氨茶碱为常用的止喘药，但对神经系统有兴奋作用，在新生儿和小婴儿应慎用。

2. 抗感染药物　小儿易患感染性疾病，且多为急性感染，病情变化较快，故抗感染药物较常应用。应根据不同病种、病情轻重、年龄大小等选择用药。如临床已肯定诊断为病毒性感染（如麻疹、风疹、流感等），可试用某些中草药制剂，而不轻易使用抗生素。滥用抗生素可因各种毒副作用给患儿造成不良后果，例如抗生素容易引起肠道菌群失衡，使微生态紊乱，甚至引起真菌或耐药菌感染；卡那霉素、新霉素、庆大霉素等还可引起听神经损害和肾损害。氯霉素不仅可抑制骨髓造血功能，使白细胞降低，在新生儿、早产儿还可导致氯霉素急性中毒，表现为"灰婴综合征"。鉴于上述种种问题，小儿应用抗生素必须慎重考虑适应证，应有针对性地选用。一般感染以一种抗生素为宜，重症可考虑联合用药。

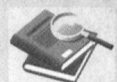 **相关链接——灰婴综合征**

氯霉素是一种广谱抗生素，曾被广泛应用于伤寒、脑膜炎、肺炎等疾病的抗菌治疗。由于新生儿肝内某些酶系统发育不完全，氯霉素与葡萄糖醛酸结合能力较差，氯霉素无法转变为无活力的物质从肾排出，在体内蓄积，导致患儿出现呕吐、呼吸急促或不规则、皮肤发灰、低体温、软弱无力等症状，甚至造成死亡，称为灰婴综合征。

3. **镇静药** 小儿有高热、过度兴奋、烦躁不安、频繁呕吐等情况时常用镇静药使之得到休息，发生惊厥时则应用止惊药，以利病情恢复。常用的药物有苯巴比妥、异丙嗪、安定等。婴幼儿一般禁用吗啡，因其耐受性差，较易出现呼吸抑制现象，故一般不用或必要时慎用。

4. **泻药和止泻药** 对腹泻患儿不宜首选止泻药，因用药后腹泻虽可减轻，但因肠道毒素吸收增加可使全身中毒症状加重。腹泻时除以口服补液疗法防治脱水及电解质紊乱外，可辅以调整微生态的活菌制剂（含双歧杆菌、乳酸杆菌等）。小儿便秘应先调整饮食，如奶内多加些糖，或喂些蜂蜜，膳食中增加蔬菜、水果等。也可偶用些栓剂，如甘油栓、开塞露、肥皂条等。仅在十分必要时才考虑用些缓泻剂。

5. **肾上腺皮质激素** 糖皮质激素类药物在儿科应用较为广泛。用药可局部（如治疗婴儿湿疹），也可全身，既可短期应用，也可长期应用。短疗程口服多用于哮喘发作、严重感染（与抗生素合用）及过敏性疾病。重症病例需用大量静脉给药。中疗程用药（几周至几个月）多用于白血病、肾病综合征及免疫性疾病。此类药亦应避免滥用，因用药后可使机体免疫力、反应性降低，往往会掩盖了原发疾病的性质，虽自觉症状好转而病情却在发展因而可延误诊断、治疗。较长期地用药，对水、盐、蛋白质、脂肪代谢均有影响，还能抑制骨骼增长，影响体格发育，并可引起骨质疏松、肌肉萎缩，患儿的肾上腺皮质可发生萎缩。应特别强调的是患水痘的小儿禁用肾上腺皮质激素，因用药后可使病情急剧变化，甚至引起死亡。如在激素治疗过程中发生水痘，应视情况停用或减量。

6. **其他药物的选用** 小儿对影响水盐代谢、酸碱平衡的药物较敏感，在应用利尿药后较易发生低钠或低钾血症；早产儿、新生儿应用维生素K，磺胺类等可引起高胆红素血症，甚至引起核黄疸，故上述药物应慎用。阿司匹林为儿科常用的退热药，亦为治疗风湿热、类风湿关节炎的常用药。但近年来国外有报道小儿发生瑞氏综合征可能与应用此药有关，因而主张不用此药退热，而以对乙酰氨基酚代替。又因阿司匹林可致出血倾向，故在有毛细血管或血小板功能缺陷时禁用。此外，有些药物可通过母乳作用于小儿，如吗啡、阿托品、水杨酸盐及一些催眠药等，因此哺乳的母亲应用上述药物时要考虑到对小儿的影响。

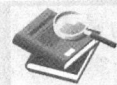 **相关链接——瑞氏综合征**

瑞氏综合征往往发生于前驱的病毒感染后，阿司匹林被怀疑是诱发因素之一。该病又被称为脑病合并内脏脂肪变性，是急性进行性脑病，患者常出现呕吐、意识障碍、惊厥等脑症状和肝功能异常、代谢紊乱等内脏病变，死亡率较高。

5.3.2 给药方法

应根据患儿年龄、疾病种类、病情轻重选用合适的剂型及给药途径。给药种类及次数不宜过多，以免影响患儿休息。

1. 口服法　是最常用的给药方法。能口服者尽量口服，以减少注射给患儿带来的不良刺激。婴幼儿及不会吞咽药片的小儿，最好用水剂（糖浆剂）、冲剂，或临时将药片压碎加糖水溶化后再喂。给小婴儿喂药时应将小儿抱起，使之半卧位，用小勺慢慢将药液从嘴角灌入，使药达舌根部后即可咽下。对较大小儿应首先鼓励自己吃药。必要时需强制喂药，但要动作迅速，防止小儿将药吐出或呛咳。可用拇指及示指紧按两颊，使上下颌分开，将匙留在上下牙之间，直到将药咽下为止。有味的药物不可和食物放在一起喂，以免引起拒食，造成喂养上的困难。不应将药发给患儿让其自己掌握，以免发生误服或不服等情况。

2. 注射法　注射法比口服法奏效，但对小儿刺激大。重症、急症或有呕吐者多用此法。注射法可造成一定的局部损伤，静脉注射还较易出现反应，故应尽量减少不必要的注射用药。需要根据病情、药物特点选择合适的注射途径。

3. 灌肠法　因药物不易吸收，小婴儿又难以保留药液，故一般较少应用。用此法时先予等渗盐水作清洗灌肠，或在小儿一次自然排便后给药。药物应加水稀释 10～30ml，用灌肠器轻轻灌入后用手捏紧肛门，以防即刻排出。

4. 其他　只能口服的药物（如中药），在昏迷患儿可用胃管鼻饲法灌入。舌下、含漱、吸入等给药方法只用于能合作的较大患儿。用外用药时应注意避免患儿用手抓摸药物，避免药物误入眼中或吃入口内。

5.3.3 药量计算

小儿用药比成人更需要剂量准确。可按以下方法计算：

1. 按体重计算　为最基本的计算方法，较适于临床应用。计算公式为：小儿剂量＝体重（kg）× 每日（或每次）每公斤体重所需药量。

需连续应用的药物如抗生素、维生素等多按每日剂量计算，再分 2～3 次服用；而临时对症药物如苯巴比妥钠等多按每次每公斤体重计算。小儿体重应以实际测得值为准。年长儿按体重计算如已超过成人量则以成人量为限。用此法计算剂量时还应同时考虑年龄因素，年龄愈小，剂量愈相对稍大，即常以高限数值计算。例如地高辛的饱和量 2 个月～2 岁为 0.04mg/kg，2 岁以上为 0.03mg/kg。这是因为药物代谢与体表面积有关，年龄愈小，体表面积相对愈大，则用药量相对愈多。

2. 按体表面积计算　按体表面积比按体重、年龄更为准确，故近年来多主张按每平方米体表面积给药，小儿体表面积可按体重或年龄计算。

＜30kg 小儿体表面积（m^2）＝体重（kg）×0.035+0.1

＞30kg 体表面积（m^2）＝[体重（kg）–30]×0.02+1.05

3. 按年龄计算　有些药物剂量不需十分精确，为了应用方便可按年龄计算，如止咳合剂可按每次每岁 1ml 计算，最多每次 10ml。

4. 从成人剂量折算　公式如下：

$$小儿剂量 = \frac{成人剂量 \times 小儿体重（kg）}{50}$$

按成人剂量折量所得的剂量，一般多偏小，与临床实际应用量出入较大，故此法少用，仅于必要时作参考。

无论用何法计算所得的剂量都有其局限性，在具体应用时还须结合患儿的具体情况。

1. 生理特点　如新生儿、早产儿肝肾功能较差，一般用药剂量要小些，基本只给半量。一般小儿对巴比妥类药耐受性较强，可适当增大药量。

2. 疾病种类与病情　重症剂量要大些。如磺胺类治疗一般感染应用 150～100mg/(kg·d) 即可，但治疗流行性脑膜炎则需 150～200mg/(kg·d)。再如青霉素治疗一般感染用 3～5U/(kg·d) 即可，而治疗化脓性脑膜炎时剂量甚至需大几十倍。当肝肾功能受损时，应用某些药物的剂量应减少。

3. 用药目的　同一药物因用药目的不同而剂量不同。如苯巴比妥用于抗惊厥剂量要大，用于镇静则剂量较小；阿托品用于抢救有机磷中毒或中毒性休克时剂量要大几倍至几十倍。

4. 用药途径　同一药物，保留灌肠用药量较口服为大，静脉注射法比口服量要小。

 **学有所思**

1. 文中提到了哪些新生儿不宜使用的药物？
2. 小儿药量的计算方法有哪几种？

练习题

选择题

1. 以下哪种药物被认为与瑞氏综合征的发生有关
   A．阿司匹林
   B．氯霉素
   C．对乙酰氨基酚
   D．苯巴比妥
2. "灰婴综合征"的发生与哪种药物有关
   A．阿司匹林
   B．氯霉素
   C．对乙酰氨基酚
   D．苯巴比妥
3. 儿童药量有哪些计算方法
   A．按体重
   B．按体表面积
   C．按年龄
   D．从成人剂量折算
   E．按身高计算
4. 以下有哪些生理生化指标随小儿的年龄而变化
   A．呼吸
   B．心率
   C．血压
   D．血色素
   E．免疫球蛋白
5. 关于儿科疾病特点的说法，正确的是
   A．就同一人体系统而言，儿科疾病的种类与成人无明显区别

B．儿科的感染性疾病往往起病急、来势猛、缺乏局限能力
C．儿科疾病的诊断重视年龄特征
D．儿科的治疗方法与成人相同，不同的只是药物剂量
E．早产儿和体弱儿对感染的反应常不明显

参考答案

选择题

1．A　2．B　3．ABCD　4．ABCDE　5．BCE

（杜军保　刘　虹）

第6章
传染性疾病

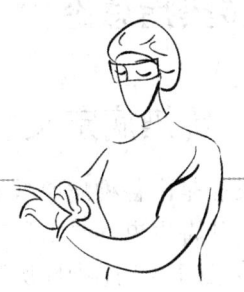

内容导航

6.1 传染病总论
  6.1.1 传染病定义
  6.1.2 传染病的流行过程及影响因素
  6.1.3 传染病的特征
  6.1.4 传染病的诊断
  6.1.5 传染病的治疗原则
  6.1.6 传染病的预防
6.2 病毒性肝炎
6.3 艾滋病
6.4 狂犬病

学习目标

通过对本章的学习,希望你达到以下学习目的:
1. 简要解释传染病流行过程的三个基本条件。
2. 简要叙述传染病预防的措施。
3. 简要叙述急性肝炎的临床表现。
4. 简要叙述艾滋病的传播途径和临床表现。

6.1 传染病总论

6.1.1 传染病定义

传染病是由各种病原微生物(如细菌、病毒、朊病毒、立克次体及螺旋体等)和寄生虫(原虫和蠕虫)感染人体后所引起的一组具有传染性的疾病。传染病属于感染性疾病,但并非所有感染性疾病均具有传染性,其中有传染性的疾病才称为传染病。

6.1.2 传染病的流行过程及影响因素

传染病流行过程的基本条件

传染病的流行过程就是传染病在人群中的发生、发展和转归的过程。决定流行过程的三个基本条件是传染源、传播途径和易感人群。在预防、控制和消除传染病的发生与流行时,采取管理传染源、切断传播途径、保护易感人群等三项措施中的一项或两项,即可杜绝传染病的发生和流行。

1. 传染源 是指病原体已在体内生长、繁殖并能将其排出体外的人和动物。传染源包括以下几方面:

(1) 病人:是重要传染源,包括急性期及慢性期病人。尤其是轻型病人数量较多、症状轻而不易被发现,故作为传染源意义更大。

(2) 隐性感染者:在某些传染病中,隐性感染者是重要传染源,如脊髓灰质炎等。

(3) 病原携带者:慢性病原携带者不显出症状而长期排出病原体,在某些传染病(如伤寒、细菌性痢疾等)中具有重要的流行病学意义。

(4) 受感染的动物:某些动物间的传染病,如狂犬病等,也可传给人类,引起严重疾病,称为动物源性传染病。

2. 传播途径 是指病原体由传染源排出后,经过一定的方式或渠道到达另一个易感染者体内,这种方式或渠道称为传播途径。主要有:呼吸道传播,消化道传播,虫媒传播,血液、体液、血制品传播,母婴传播;接触传播等。

3. 人群易感性 对某种传染病缺乏特异性免疫力的人称为易感者,易感者在某一特定人群中的比例决定该人群的易感性。易感者在人群中达到一定数量时,则传染病的流行很容易发生。普遍进行自动免疫可降低人群易感性,对控制传染病的流行起一定作用。

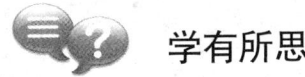 **学有所思**

传染源包括哪些？传播途径包括哪些？

影响流行过程的因素

1. 自然因素　主要是地理、气候和生态等条件，对传染病流行过程的发生、发展有重要影响。如长江流域某些湖沼地区有适合于钉螺生长的地理、气候环境，这就形成了血吸虫病的地区性分布特点。自然因素还可通过降低机体的非特异性免疫力而促进流行过程的发展，如寒冷可减弱呼吸道抵抗力，使呼吸道传染病多发生于冬春季节。炎热的夏季使人的胃酸分泌减少，而有利于消化道传染病的发生和流行。

2. 社会因素　包括社会制度、经济和生活条件，以及文化水平等，对传染病的流行过程有决定性的影响。

6.1.3　传染病的特征

基本特征

传染病与其他疾病的主要区别在于其具有下列基本特征：

1. 有病原体　每一种传染病都是由特异性的病原体所引起的，在诊断上检查病原体具有重要意义。

2. 有传染性　这是传染病与其他感染性疾病的主要区别，但传染性大小不同。排出病原体的时期就是传染期，不同传染病其传染期长短不一，了解各种传染病的传染期是决定病人隔离期的重要依据。

3. 有流行病学的特征　传染病的流行过程，在自然因素和社会因素影响下表现出各种特征：①有流行性：传染病可在人群中流行，依据发生病例数的多少不同可分为散发、流行、大流行、暴发流行。②有地方性：由于自然因素与社会因素的不同，某些传染病仅局限在一定的地区内发生，表现有地方性的特点，如血吸虫病仅发生在长江以南地区。③有季节性：有的传染病的发生与流行受季节的影响，如流行性乙型脑炎，在北方地区只发生在夏秋季的7、8、9三个月内，有明确的季节性，与蚊虫的孳生活动有关。

4. 有感染后免疫　人体感染病原体后，无论是显性或隐性感染，均能产生针对该病原体及其产物（如毒素）的特异性免疫，从而阻止病原体的侵入或限制其在体内生长繁殖或消灭病原体。感染后免疫属主动免疫。由于病原体的种类不同，感染后所获免疫的持续时间长短和强弱也不同。

> 传染病有4个基本特征：有病原体，有传染性，有流行病学特征，有感染后免疫。

临床特点

1. 病程发展的阶段性　急性传染病的发生、发展和转归多有一定的阶段性，一般可分为以下几个时期：

(1) 潜伏期：从病原体侵入人体起至受感染者开始出现临床症状止的时期，称为潜伏期。通常相当于病原体在体内繁殖、转移、定位、引起组织损伤和功能改变，导致临床症状出现之前的整个过程。各种传染病潜伏期的长短不一，但一般都有一个相对不变的限定时间（最长、最短）。

(2) 前驱期：从患者开始感到不适至出现该病的明显症状时为止的一段时间，称为前驱期。该期症状多无特异性，为许多传染病所共有，可表现为发热、头痛、乏力、食欲缺乏及肌肉酸痛等，一般持续1～3日。

(3) 症状明显期：不同种传染病各自出现该病具有特征性的症状、体征及实验室检查所见。病情由轻转重，到达顶峰，然后随机体免疫力的产生，病原体被抑制并被逐渐清除，病情减轻进入恢复期。

(4) 恢复期：病人机体免疫力增长至一定程度，体内病理生理过程基本终止，症状及体征基本消失，临床上称为恢复期。在此期间体内可能还有残余病理改变或生化改变，病原体还未完全消除，许多病人的传染性还要持续一段时间。

2. 常见症状及体征

(1) 发热：发热是许多急性传染病共有的最常见症状，每一种传染病的热型、热程及发热程度不尽相同。常见热型有稽留热、弛张热、间歇热、波状热等。热程也不同，如流行性脑脊髓膜炎、急性细菌性痢疾，治疗后可迅速退热，故热程较短，而伤寒热程为2～3周，故热程较长。

(2) 皮疹：许多传染病在发热的同时出现皮疹，称为发疹性感染。传染病皮疹的形态、出现时间、分布部位及出现先后次序因病种不同而异，对传染病诊断和鉴别诊断有重要参考价值。皮疹的常见形态有：①斑丘疹：见于麻疹、猩红热等；②出血疹：见于流行性脑脊髓膜炎等；③疱疹或脓疱疹：多见于水痘等病毒性传染病；④麻疹：多见于急性血吸虫病等。皮疹可出现在发热的不同时期，如水痘在发热第1日出疹，猩红热在发热第2日出疹，麻疹在发热第4日出疹，而伤寒在发热第6日出疹。皮疹分布部位及出现顺序也不同，如麻疹自耳后出疹，后达面部、躯干及四肢，并伴有黏膜疹；伤寒的玫瑰疹分布在胸腹部。

(3) 毒血症症状：病原体的各种代谢产物可引起除发热以外的毒血症症状如头痛、全身不适、疲乏、关节肌肉疼痛、食欲减退及恶心等，严重者可出现意识障碍、呼吸衰竭及感染性休克等，有时还可引起肝、肾损害。

(4) 单核-巨噬细胞系统反应：由于病原体及其代谢产物的作用，

也可出现单核-巨噬细胞系统增生性反应，临床上表现为肝、脾和淋巴结肿大。

 学有所思

传染病可以出现哪些症状？

6.1.4 传染病的诊断

对传染病作出早期、正确诊断，不仅能使病人得到及时、有效的治疗，而且还有利于早期采取隔离、消毒、预防等措施，防止传染病的传播。传染病的诊断应综合分析下列三方面的资料：

1．临床资料　全面、准确、详尽地询问病史，进行系统、细致的体格检查，对确定临床诊断极为重要。特别应注意有诊断价值的体征，如玫瑰疹等。

2．流行病学资料　在传染病的诊断中占有重要地位，包括年龄、职业、籍贯、发病季节、居住与旅游地点、个人及周围卫生情况、密切接触史及预防接种史等。

3．实验室检查　实验室检查对某些传染病和寄生虫病的诊断具有非常重要的意义，尤其是病原学检查可为诊断提供直接依据，血清免疫学检查亦是确诊某些传染病的重要条件。

（1）一般实验室检查：包括血常规、尿常规、便常规、血生化检查等。

（2）病原学检查

1）直接检出病原体：许多传染病可通过显微镜或肉眼检出病原体而确诊，如从血液和骨髓涂片检出疟原虫、皮肤及脑脊液涂片检出脑膜炎球菌、粪便中检出阿米巴原虫等，均可迅速确诊。

2）病原体分离：细菌、螺旋体、真菌等通常可用人工培养基分离培养，如伤寒杆菌、痢疾志贺菌等，是临床常用的诊断方法。用以分离病原体的检测标本有血液、尿液、粪便、脑脊液、痰等。

（3）分子生物学检测：利用放射性核素或生物素标记核酸探针检测特异性核酸或毒素，如可检测血中乙肝病毒 DNA 或大肠埃希菌肠毒素。用多聚酶链反应（PCR）能把标本中的 DNA 分子扩增到 100 万倍以上，用于乙肝病毒核酸检测。

（4）免疫学检测：应用已知的病原体抗原或抗体检测血清或体液中的相应抗体或抗原，是最常用的免疫学检测方法。

1）特异性抗体检测：又称血清学检查。在传染病早期，特异性抗体在血清中往往尚未出现或滴度很低，而在后期或恢复期则抗体滴度显著升高，故用急性期及恢复期双份血清检测其抗体由阴性转为阳性或滴度升高4倍以上往往有重要的意义。特异性抗体检测的方法很多，常用的有凝集试验、补体结合试验、中和反应、酶联免疫吸附试验（ELASA）等。

2）特异性抗原检测：病原体特异性抗原的检测，有助于在病原体直接分离培养不成功的情况下提供病原体存在的直接证据。其诊断意义往往较抗体检测更为可靠，如乙型肝炎表面抗原（HBsAg）、e 抗原（HBeAg）的检测，可为诊断提供明确根据。目前常用方法为 ELISA 法及 RIA 法。

3）其他：如酶标记技术、免疫荧光技术、印迹术、皮肤试验等，均可为传染病的诊断提供依据。

（5）其他检查：如影像学检查、B 型超声波检查、内窥镜检查、活体组织检查等对某些传染病确定诊断也有重要的意义。

6.1.5 传染病的治疗原则

传染病治疗的目的不仅在于治愈病人，还应注意控制传染源，防止传染病进一步传播。应采取综合治疗原则，同时应做好隔离、消毒工作。治疗包括：

1. 一般治疗　根据不同的疾病过程给以适当的营养物质，保证足够的热量。维持水、电解质平衡，以提高机体防御能力和免疫功能。

2. 病原治疗　病原治疗既可清除病原体，控制病情发展，治愈病人，又有控制与消除传染源的作用，是治疗传染病的关键措施。常用的治疗有：

（1）抗生素：抗生素在传染病治疗中应用最为广泛，主要对细菌性传染病有显著疗效。

（2）化学制剂：可用于治疗细菌性感染及寄生虫病，如诺氟沙星治疗肠道细菌感染。

（3）抗毒素：抗毒素是应用细菌毒素免疫动物而获得的。注射后可中和病人血液和组织液内毒素，达到治疗的目的，如白喉和破伤风抗毒素。

3. 对症治疗　对症治疗不但可减轻病人痛苦，而且通过调整病人各系统的功能，达到减少机体消耗、保护重要器官功能、使损伤减少到最低限度的目的。例如高热时采取降温措施，抽搐时采取镇静治疗等，都可帮助病人渡过危险期，促进早日康复。

4. 中医中药及针灸治疗　有些中药有抗微生物、调节免疫功能及对症治疗等作用，对某些疾病有较好疗效。针灸在治疗瘫痪等后遗症方面也有较好的作用。

6.1.6 传染病的预防

传染病的预防是一项非常重要的工作,做好此项工作可以减少传染病的发生及流行,甚至可以达到控制和消灭传染病的目的。

管理传染源

1．对传染病人的管理　对传染病人应尽量做到早期发现、早期诊断、早期隔离、早期治疗,并应注意彻底治疗病人(包括病原学检查阴转),做好消毒隔离工作。

严格执行传染病报告制度,对疑似及确诊的传染病病人,应按 2004 年 12 月 1 日起施行的"中华人民共和国传染病防治法"的规定及时上报,这是每位医疗、防疫人员必须做到的。按此法规定将法定传染病分为三类:甲类 2 种;乙类 25 种;丙类 10 种。

2．对传染病接触者的管理　与传染源密切接触过的健康人,在该病的最长潜伏期内称接触者。接触者可能受到感染而处于疾病的潜伏期,有可能是传染源。对接触者应根据具体情况采取检疫措施、医学观察、预防接种或药物预防。

3．对病原携带者的管理　在人群中发现病原携带者,应对其采取管理、治疗、随访观察、调整工作岗位等措施,特别是对于服务行业及托幼机构工作人员应定期检查,及时发现病原携带者。

4．对动物传染源的管理　如属有经济价值的家禽、家畜,应尽可能加以治疗,必要时宰杀后加以消毒处理;如无经济价值的则应予以杀灭。

切断传播途径

1．一般卫生措施　应根据不同传播途径采取不同措施,对消化道传染病,应着重保护水源、加强饮食卫生、个人卫生及粪便管理,消灭苍蝇、蟑螂等。对呼吸道传染病,应着重保持室内空气流通;必要和可能时进行空气消毒;提倡呼吸道传染病流行季节戴口罩等。另外,大力开展杀虫(蚊子、苍蝇、跳蚤、虱子等)、灭鼠的群众运动,也为重要的切断传播途径的一般卫生措施,特别是对虫媒传染病来说。

2．消毒　狭义的消毒是指消灭污染环境的病原体而言。做好消毒工作,是切断传播途径的重要措施。

保护易感人群

1．提高非特异性免疫力　平时养成良好的卫生习惯、规律的生活制度、改善营养、加强体育锻炼等均可增强人群的非特异性免疫力。

2．提高特异性免疫力　是预防传染病非常重要的措施。

(1)自动免疫:接种疫苗、菌苗及类毒素之后,可使机体产生对病毒、

> 传染病的预防措施原则为管理传染源,切断传播途径,保护易感人群。

细菌和毒素的主动特异性免疫，免疫力可保持数月或数年。

（2）被动免疫：接种抗毒素、特异性高价免疫球蛋白、丙种球蛋白后，可使机体产生被动特异性免疫。常用于治疗及对接触者的紧急预防，免疫力仅持续2～3周。

3．预防服药　有些传染病可通过预防服药进行预防，如对流行性脑脊髓膜炎密切接触者可口服磺胺药进行预防。

6.2　病毒性肝炎

> 病毒性肝炎已确定的类型有甲型肝炎、乙型肝炎、丙型肝炎、丁型肝炎及戊型肝炎。

病毒性肝炎是由多种肝炎病毒引起的以肝损害为主要表现的全身性疾病。按病原学分类，目前已确定的有甲型肝炎、乙型肝炎、丙型肝炎、丁型肝炎及戊型肝炎。各型肝炎临床上均以乏力、食欲减退、肝大、肝功能异常为主要表现，部分病例可出现黄疸。

病原学

病毒性肝炎的病原分别是甲型肝炎病毒、乙型肝炎病毒、丙型肝炎病毒、丁型肝炎病毒及戊型肝炎病毒。

流行病学

1．传染源

（1）甲型和戊型肝炎：传染源是急性病人和隐性感染者。

（2）乙型、丙型、丁型肝炎：传染源分别是急性、慢性（含肝炎后肝硬化）肝炎病人和病毒携带者。

2．传播途径

（1）甲型、戊型肝炎：以粪-口传播为主。

（2）乙型肝炎：以血液传播为主，另外还有母婴传播、日常生活接触传播及性接触传播。

（3）丙型肝炎、丁型肝炎：主要通过血液传播。

3．易感人群　人类对各型肝炎普遍易感。

 学有所思

病毒性肝炎分为哪几类？经粪-口途径传播的是哪类？以血液传播为主的有哪些？

临床表现

1．症状和体征　各型肝炎潜伏期不同，如甲型肝炎平均3周，乙型肝炎平均3个月。按临床经过分为以下5型：

(1) 急性肝炎：各型肝炎病毒均可引起急性肝炎。

1) 急性黄疸型肝炎

a. 黄疸前期：症状有畏寒、发热、显著乏力、食欲缺乏、厌油、恶心、呕吐、腹胀、右季肋部疼痛等。有时有腹泻或便秘，尿色逐渐加深，至本期末呈浓茶色。本期平均持续 5～7 日。

b. 黄疸期：自觉症状可有所好转，发热减退，但尿色加深，巩膜、皮肤出现黄染，约于 2 周内达高峰。肝多肿大，脾也可有轻度肿大。肝功能检查 ALT 和胆红素升高，尿胆红素阳性。此期持续 2～6 周。

c. 恢复期：黄疸逐渐消退，症状减轻以至消失，肝、脾缩小，肝功能逐渐恢复正常。此期持续 2 周至 4 个月，平均 1 个月。

2) 急性无黄疸型肝炎：整个病程不出现黄疸，症状较轻，常不易被发现，恢复较快。

(2) 慢性肝炎：乙型、丙型、丁型肝炎可迁延不愈变成慢性肝炎。根据症状、体征及肝功能检查可分为轻度、中度及重度 3 种。

(3) 重型肝炎：所有肝炎病毒均可导致重型肝炎，其病死率较高。

1) 急性重型肝炎：发病初类似急性黄疸型肝炎，但病情发展迅猛，起病 2 周内出现极度乏力、严重消化道症状及肝性脑病症状。还有黄疸迅速加深、肝进行性缩小、有出血倾向、中毒性鼓肠或少量腹水。病程不超过 3 周。

2) 亚急性重型肝炎：亦称亚急性肝坏死。急性黄疸型肝炎起病 15 日至 24 日出现上述症状者属于此型。肝性脑病症状多出现于疾病的后期。病程可长达数月，存活者易发展为坏死后肝硬化。

3) 慢性重型肝炎：临床表现同亚急性重型肝炎，但有慢性活动性肝炎、肝硬化或慢性 HBV 携带史等基础。预后差，病死率高。

(4) 胆汁淤积型肝炎：亦称毛细胆管型肝炎。

(5) 肝炎后肝硬化：根据肝的炎症情况分为活动性肝硬化、静止性肝硬化。

2．并发症　甲型与戊型肝炎仅引起急性肝炎，少数发展为重型肝炎而不转为慢性，并发症少见。部分乙型、丙型、丁型肝炎可转为慢性肝炎。肝内并发症主要有肝硬化、肝细胞癌等。肝外并发症有胆道炎症、糖尿病、肾小球肾炎等。

有关检查

1．肝功能检查　主要检查血清丙氨酸转氨酶（ALT）、天门冬氨酸转氨酶（AST）；血清胆红素；人血白蛋白等。

2．病原学检查　有助于对病毒性肝炎进行病原学分类。如甲型肝炎常检测血清抗-HAV IgM；乙型肝炎常检测HBsAg与抗-HBs、HBeAg与抗-HBe、抗-HBc及HBV DNA；戊型肝炎检测抗-HEV IgM等。

 **学有所思**

病毒性肝炎可以有哪些临床症状？体格检查可以发现哪些异常？肝功能检查可以有什么异常？

诊断要点

根据临床表现、肝功能检查、参考流行病学资料进行临床诊断。根据肝炎病毒标记物检测进行病原学分型。

治疗要点

病毒性肝炎目前缺乏可靠的特效治疗，各型肝炎的治疗原则均以足够的休息、适当营养为主，辅以适当药物，并忌酒、忌用损害肝的药物。各类型肝炎的治疗重点不同。

1. 急性肝炎 急性期应进行隔离。强调早期卧床休息，恢复期可逐渐增加活动量。给予清淡易消化饮食，适当补充维生素，进食量过少时可由静脉补充葡萄糖。对于急性丙型肝炎宜早期应用干扰素或长效干扰素进行抗病毒治疗，并可同时加用利巴韦林。

2. 慢性肝炎 ①合理休息和营养，补充维生素，应用促进能量代谢及蛋白合成等药物，输注人血白蛋白及血浆等。②应用联苯双酯、垂盆草冲剂等降转氨酶药。③应用抗病毒药：如α-干扰素、长效干扰素；核苷类药如拉米夫定、泛昔洛韦等。④应用胸腺肽、转移因子等免疫调节药。

3. 重型肝炎 采取以支持和对症治疗为基础的综合性治疗，应用肝细胞生长因子或胰高血糖素-胰岛素疗法等促进肝细胞再生，防治并发症。

4. 胆汁淤积型肝炎 治疗同急性肝炎，黄疸持续不退时可加用糖皮质激素。

5. 肝炎后肝硬化 有脾功能亢进或门静脉高压明显时，可适当选用手术或介入治疗。

预防

1. 管理传染源 对甲型、戊型肝炎病人进行隔离。与甲型肝炎病人密切接触者进行检疫。乙型及丙型肝炎病毒携带者禁止献血和从事饮食、托幼等工作。

2. 切断传播途径 加强水源和粪便管理，做好饮水消毒和食品卫生工作，搞好环境和个人卫生，以切断甲型和戊型肝炎的传播途径。防止血液和体液的传播以切断乙型、丙型、丁型肝炎的传播途径。

3. 保护易感人群 针对甲型肝炎主动免疫接种甲型肝炎减毒活疫苗；被动免疫可肌注丙种球蛋白。针对乙型肝炎主动免疫接种乙肝疫苗；被动免疫肌注乙肝免疫球蛋白。

6.3 艾滋病

艾滋病是获得性免疫缺陷综合征的简称，是由人免疫缺陷病毒（HIV）所引起的慢性传染病。临床上有明显的后天获得性免疫缺陷表现，以发生各种机会性感染及恶性肿瘤为特征，病死率极高。

流行病学

病人及无症状病毒携带者（抗-HIV 阳性者）是本病传染源。可通过性接触、注射途径及母婴传播等途径传播。多发生于青壮年。

发病机制

艾滋病的发病机制主要是在 HIV 作用下，使 CD_4^+ T 淋巴细胞受到破坏，数量大为减少，导致细胞免疫功能受损，从而引起各种严重机会性感染及恶性肿瘤的发生。

临床表现

潜伏期为 2～10 年。感染人体后的进展过程可分为 4 期：

1．Ⅰ期（急性感染期） HIV 感染后小部分病人出现发热、头痛、厌食、关节肌肉痛和全身淋巴结肿大等。此时血液中可检出 HIV。一般症状持续 3～14 日后自然消失。

2．Ⅱ期（无症状感染期） 本期由原发 HIV 感染或急性感染症状消失后延伸而来。临床上没有任何症状，但血清中能检出 HIV 以及 HIV 抗体，具有传染性。此期可持续 2～10 年或更长。

3．Ⅲ期（持续性全身淋巴结肿大综合征） 主要表现为除腹股沟淋巴结以外全身其他部位两处或两处以上淋巴结肿大，还可伴有全身症状，如长期低热、乏力、慢性腹泻、体重减轻等全身体质性疾病。

4．Ⅳ期（艾滋病期） 本期主要有：①机会性感染：可出现多种机会性病原体感染，其中以卡氏肺孢子菌肺炎最常见。②卡氏肉瘤。除此之外还可有发热、乏力、盗汗、食欲缺乏、消瘦、慢性腹泻、全身淋巴结肿大、肝脾大等。

诊断要点

根据流行病学资料为艾滋病高危人群；临床表现在急性感染期有类似血清病样表现，慢性感染期有严重机会性感染或肿瘤，以及 CD_4^+/CD_8^+ 比例倒置等，应考虑本病的可能；并进一步作抗-HIV、HIV 抗原或 HIV

RNA 检测，如为阳性可确诊。

治疗要点

抗病毒治疗是关键，药物可分为三大类：①核苷类逆转录酶抑制剂如齐多夫定、双脱氧胞苷等；②非核苷类逆转录酶抑制剂如奈非雷平等；③蛋白酶抑制剂如沙奎那韦等。其他还有支持及对症治疗、免疫疗法及并发症治疗。

预防

采取以切断传播途径为主的预防措施。

1. 管理传染源 建立艾滋病监测网络，及时发现病人及无症状带毒者。对病人及无症状带毒者应注意隔离。

2. 切断传播途径 应加强性道德教育，严禁卖淫、嫖娼等杂乱性交活动，以切断性接触传播。采取严禁注射毒品、加强血制品管理等措施切断注射传播途径。女性 HIV 感染者尽量避免妊娠及母乳喂养，预防母婴传播。

3. 保护易感人群 艾滋病疫苗正在研制中。

6.4 狂犬病

狂犬病又称恐水病，是以侵犯中枢神经系统为主的急性人兽共患传染病，人因被病兽咬伤而感染。临床表现以特有的恐水、怕风、恐惧不安、咽肌痉挛、进行性瘫痪为特征。病死率几乎达 100%。本病病原体为狂犬病毒。

流行病学

带狂犬病毒的动物是本病传染源，家畜中以犬为主。狂犬病毒主要通过病兽咬伤随唾液进入人体内。

发病机制

病毒主要使迷走神经核、舌咽神经核等受损，致吞咽肌及呼吸肌痉挛，从而出现恐水、呼吸困难、吞咽困难等症状。交感神经节、迷走神经节和心脏神经节受损，可引起病人心血管功能紊乱或猝死。

临床表现

潜伏期一般为 1～3 个月。

1. 前驱期 常有低热、头痛、恶心、烦躁，继而对声、风、光等刺激敏感，并有咽喉紧缩感。已愈合的伤口、伤口附近及其神经通路处有麻木、痒、痛及蚁走等异常感觉。

2. 兴奋期 病人逐渐进入高度兴奋状态，突出表现为表情极度恐怖、恐水、怕风、发作性咽肌痉挛和呼吸困难，并可有体温升高（38～40℃）。因呼吸肌痉挛可导致呼吸困难和发绀。还可出现大汗、流涎、瞳孔散大、

> 狂犬病的临床表现有恐水、怕风、恐惧不安，咽肌痉挛，进行性瘫痪。

心率增快、血压升高等。

3．麻痹期　痉挛发作停止，进入全身弛缓性瘫痪，病人由安静进入昏迷状态，最后因呼吸、循环衰竭而死亡。

诊断要点

有被狂犬或可疑动物咬伤或抓伤史；有伤口感觉异常及有恐水、怕风、咽肌痉挛或怕光、怕声、多汗、流涎等典型症状，即可做出狂犬病的临床诊断。从病人体内检出病毒抗原、病毒核酸或尸检发现脑组织中的内基小体可确诊。

治疗要点

目前尚无特效疗法，以对症综合治疗为主，包括：①减少刺激，有兴奋不安、痉挛发作时可用镇静剂。②加强监护、给氧，必要时做气管切开。③维持水、电解质平衡。④有心血管系统功能障碍时，应采取相应的措施。

预防

加强犬的管理；做好伤口处理；用狂犬病疫苗接种进行主动免疫及用人抗狂犬病球蛋白或抗狂犬病血清进行被动免疫，可降低发病率。

练习题

填空题

引起艾滋病的病毒是_____，它使_____淋巴细胞受到破坏，数量大为减少，导致细胞免疫功能受损，从而引起各种_____及恶性肿瘤的发生。

简答题

1．传染病的传染源包括哪些？

2．传染病的传播途径包括哪些？

3．传染病的预防措施有哪些？

4．病毒性肝炎包括哪几型？各型的传播方式是什么？典型的临床表现是什么？

5．狂犬病有哪些临床表现？

参考答案

填空题

人免疫缺陷病毒（HIV）　CD_4^+T　严重机会性感染

简答题（答案略）

（吴光煜）